Katty
Salié

DAS
ANDERE
GESICHT

Katty
Salié

DAS

ANDERE

GESICHT

Depressionen
im Rampenlicht

Kiepenheuer & Witsch

Für M.,
den hellsten Stern
in meinem Universum

Hey, hey, hey
Du schreist hurra in mein Gesicht (hey, hey, hey)
Hurra, hurra und dann kommt Licht
In all mein Schwarz, dein grellstes Blinken
Dein Hurra gegen das Versinken
Hey, hey, hey

BOSSE, DEIN HURRA[1]

INHALT

VORWORT

»Also ich finde die Idee an sich natürlich gut, aber du weißt schon, was das alles nach sich ziehen könnte, oder? Also, dass das dann auf ewig mit dir verbunden ist ...?!«, fragt meine Agentin besorgt, und ich nicke und denke: »Ja, weiß ich.« Und es ändert nichts. Denn verbunden wird »DAS« wohl ohnehin auf ewig mit mir sein.

»DAS« ist das Thema Depression. Als Journalistin habe ich es mehrfach beackert, als Mensch schon mehrfach durchlitten. Wie oft, weiß ich nicht. Denn es ist nicht so ganz klar, wo eine Depression anfängt und das ganz normale Leben mit dem ganz normalen Seelenstress aufhört. Nicht ohne Grund heißt das Buch von Till Raether, aus dem ich auf den nächsten knapp 350 Seiten – neben anderen – zitieren werde: »Bin ich schon depressiv oder ist das noch das Leben?« Raether, den ich lange als Kolumnist bei der *Brigitte* und als Romanautor zu schätzen wusste, hatte ich vor dem Mikrofon und der Kamera, als wir uns in einer Folge von *aspekte* um die Volkskrankheit Depression gekümmert haben. Unterschiedlichen Studien zufolge leiden aktuell circa 5,3 Millionen Bundesbürger*innen zwischen 18 und 79 Jahren an Depressionen. Jeder fünfte Arbeitnehmer in Deutschland hat laut einer repräsentativen Umfrage der *Stiftung Deutsche Depressionshilfe* von 2021 schon einmal die Diagnose Depression bekommen. Weitere 19 Prozent glauben, schon einmal im Leben ohne entsprechenden Arztbefund daran erkrankt gewesen zu sein.[2] Depressionen kosten das deutsche Gesundheitssystem im Jahr 8,7 Milliarden Euro, die indirekten Kosten sind wesentlich höher. Die Erkrankung ist einer der häufigsten Gründe für eine Frühverrentung.[3]

Weltweit sind es nach Schätzung der WHO an die 300 Millionen Menschen, die erkrankt sind. Und die Dunkelziffer? Die ist vermutlich immens. Immer noch. Unsere *aspekte*-Sendung aus dem Juli 2021 hatten wir mit dem Untertitel versehen: »Der neue Umgang mit der verschwiegenen Volkskrankheit«. Denn ja, noch immer schweigen viele Betroffene und noch immer liegt ein Stigma auf dieser Krankheit – weil sie die Psyche betrifft, und das finden immer noch viel zu viele unheimlich und unbegreiflich, und setzen das mit »irre«, mit »verrückt«, mit »übersensibel«, mit »mimimi« gleich.

»Der neue Umgang« war im Sommer 2021 allerdings auch zu bemerken. Dass manch Erkrankte*r keine Lust mehr hatte, zu schweigen und diese andere Seite vor anderen und vor sich selbst geheim zu halten.
Etliche Prominente gingen an die Öffentlichkeit, immer mehr Leidensgeschichten kamen in Buchform auf den Markt, die *Mental Health Community* ließ Instagram und die übrige Social-Media-Welt heißlaufen, die traditionellen Medien schlossen sich an und berichteten.

Ich fand das großartig, bin von einem Medium und einem Kanal zum nächsten gesurft und habe alles aufgesogen, wie eine Verdurstende in der Wüste.

Im Sommer 2021 lag mein Aufenthalt in der Klinik gerade ein Jahr hinter mir. Damals im Sommer 2020, als es mir richtig mies gegangen war, als die depressive Episode ihren Höhepunkt genommen hatte, hatte ich mit letzter Kraft den Blick schweifen lassen und gesucht: Wem geht es noch so? Wer kämpft ebenfalls mit *Dementoren* (was ich damit meine, wird demnächst erläutert, aber sicher haben Sie schon eine Ahnung ...)? Wie genau läuft diese Krankheit bei anderen ab, was tun sie dagegen, wie kommen sie da wieder raus – kommen sie da wieder raus?!?

Natürlich gab es einen wohltuenden Austausch in der Klinik. Und doch hat es mich und auch jene, die ich dort traf, verblüfft, fasziniert und auch getröstet, wie viele Menschen, die auf Bühnen und im Scheinwerferlicht stehen, ebenfalls betroffen sind. Jene Menschen also, die vordergründig strahlen, denen man leichtfertig nachsagt, sie hätten doch alles, ihnen scheine ja wohl die Sonne aus dem Allerwertesten, jene, die einen Erfolg nach dem anderen feierten, im Außen. Und nun wurde deutlich: Das taten sie mit und trotz Depression.

Auf mich wirkten diese Menschen wie blinkende Leuchttürme in stockdusterer Nacht. Als ich im Schlick steckte. Und weil ich mich mittlerweile mit vielen Betroffenen ausgetauscht habe und der Aha-Effekt à la »Nein, nicht auch die?!!! Nein, SOGAR der??!!« flächendeckend war, will ich das hier schreiben. Ein Buch, das sie versammelt: die Stimmen derer, die an Depressionen litten oder leiden. Stimmen, die ausgerechnet in oder gerade wegen der zwei ersten harten Jahre der Pandemie laut wurden. Die

Stimmen von Menschen, die es auch haben: das andere Gesicht. Und die wissen: So ist es eben. Und auch, dass sie krank sind. Nicht im Sinne von »irre«, sondern im Sinne von: erkrankt. Mit der guten Chance auf Genesung. Es kann jeden und jede erwischen und jeder und jede kann lernen, damit zu sein und zu leben und zu gesunden.

Dies ist ein Kaleidoskop von Lebensgeschichten, die alle mit dieser Krankheit verbunden sind – ohne Anspruch auf Vollständigkeit. Es sind Menschen, die mir auf meinem eigenen Weg durch die Krankheit begegnet sind und mich beeindruckt haben. Es gibt noch viele weitere da draußen, doch nicht alle passen in ein Buch, das Betroffene nicht überfordern soll.

Als ich vom Treffen mit meiner Agentin nach Hause radele, fühle ich mich bestärkt. Und doch geht mir ein Satz nicht aus dem Kopf. Sie hatte mich noch gefragt, ob meine Tochter eigentlich wisse, dass ich nun ganz ehrlich und offen mit der Krankheit sein wolle. Als ich erkrankte, im Jahr 2020, war meine Tochter zehn Jahre alt. Wir sind damals zu Hause und im engsten Freundeskreis offen mit dem Thema umgegangen, und sind es heute noch. Und doch gerate ich durch diesen Einwurf meiner Agentin ins Schlingern.

Zu Hause, beim Mittagessen, fasse ich mir also ein Herz und frage meine Tochter, ob sie es doof fänd', wenn ich darüber schreiben würde, über »DAS«. Ich benutze sogar die Formulierung »mich outen« und ärgere mich im selben Moment darüber. »Outing« halte ich generell nicht für den besten Begriff, um klarzumachen, dass man nicht nach der Norm lebt, liebt oder eben fühlt. Das hat direkt etwas von »Ich stelle mich ins Aus mit meinem Sein«. Dabei geht es doch um Akzeptanz, um ein Miteinander – egal wie ich bin. Um Diversität – die doch mit Fug und Recht gelebt werden soll. Ich ärgere mich also. Und meine Tochter ärgert sich auch. Wie aus der Pistole geschossen, mit hochgezogener Augenbraue, kommt ein: »Häh, wieso sollte ich das doof finden?« Und weiter: »Das ist doch super, Mama, das kann doch auch für dich ein echter Gewinn sein.« Originalzitat einer mittlerweile 12-Jährigen. Und ich bin stolz wie Bolle auf dieses schlaue Geschöpf. Und gebe ihr recht. Ja, das kann ein Gewinn sein.

Im allerbesten Fall auch für Sie, die Sie dieses Buch lesen. Vielleicht, weil Sie schlichtweg Interesse an all diesen facettenreichen Persönlichkeiten haben. Vielleicht, weil Sie selbst feststecken und Ausschau halten nach Leuchttürmen, aber keine Kraft haben, sich ganz allein durch den Schlick zu kämpfen und auf eigene Faust zu suchen. Weil Sie das Licht gebündelt haben wollen. Oder weil Sie jemanden lieben, mit dem Sie großes Mitgefühl haben, dem Sie aber nicht zu helfen wissen. Was Sie schmerzt. Und Sie suchen Trost.

Ich hoffe, dass Sie all das auf den nächsten Seiten finden werden, das auch ich gesucht habe und hin und wieder suche. Ich hoffe, es wird Sie unterstützen, wer auch immer Sie sind und wo auch immer Sie stehen. Oder stecken.

MEINE DEPRESSION UND ICH | AUFMARSCH DER DEMENTOREN

Ich sehne mich nach Noten und den Sätzen von Sonaten
Warum muss bei mir alles in Freejazz ausarten?
Seit ich denken kann, spielt mein Orchester schief
Mein ganzes Leben lang lief eine krumme Symphonie

BOSSE, KRUMME SYMPHONIE[4]

1 Ich beginne mit dem Schreiben dieses Buches im Dezember 2022.

Zu einer Zeit, in der die Pandemie gerade noch einmal Schwung holt und trotzdem nur noch die wenigsten Menschen Gesichtsmasken tragen oder sich in den eigenen vier Wänden verschanzen. Fast drei Jahre lang hat es uns in Schach gehalten, das Coronavirus, hat uns verängstigt, geschwächt, manche – viele! – getötet. Selbst wenn nun die soundsovielte Variante im Anmarsch sein sollte, die Leute haben die Nase voll – sie können schlicht nicht mehr. Und so gehen sie wieder zu Konzerten, ins Theater, ins Kino und in Restaurants. Wohl auch, weil sie dringend Zerstreuung brauchen, um all die anderen Krisen auszuhalten.

Die Klimakrise.
Der Krieg in der Ukraine – mitten in Europa.
Die Energiekrise, die unglücklich mit der Inflation zusammenfällt.

Die Krisen aufzuzählen, hat einen Holzhammereffekt. Mit jeder Krise gibt's einen weiteren Schlag auf den Kopf, sodass man tiefer sinkt in den Boden, in den Treibsand der Ohnmacht, bis sich die Fläche über einem schließt.

So geht es nicht nur mir. In den letzten zwei Jahren hat sich die kollektive psychische Gesundheit der Deutschen verschlechtert. Laut Robert-Koch-Institut ist die Zahl der

Bürger*innen, die unter depressiven Symptomen leiden, von Pandemiejahr zu Pandemiejahr angestiegen: von 9 Prozent im Sommer 2020 auf bis zu 17 Prozent in 2022. Auch Angstsymptome treten häufiger auf: Während im Zeitraum von März bis September 2021 noch 7 Prozent der Bevölkerung bei repräsentativen Befragungen eine Belastung durch Angst angegeben haben, stieg dieser Anteil im Frühjahr 2022 auf 11 Prozent.[5]

Gleichzeitig fehlt es in Deutschland an Therapieangeboten, was zu irre langen Wartezeiten auf die wenigen freien Plätze führt. Besonders desaströs scheint die Lage laut des Deutschen Ethikrates in der Kinder- und Jugendhilfe zu sein – ausgerechnet in dem Bereich also, in dem sich pandemiebedingt die Zahl der Essstörungen, Süchte, Angsterkrankungen und Depressionen enorm erhöht hat.

Noch so ein Holzhammerschlag.

Aber ich will nicht versinken. Ich will schreiben. Also grabe ich mich wieder aus und schaue mich um.
Ich sitze am Wohnzimmertisch vor dem Laptop, der Hund liegt mir zu Füßen, die Weihnachtssterne baumeln im Fenster, der Ofen bollert. Und ich schreibe ein Buch über Depressionen.
Ich also auch.
Und das fühlt sich ...
Hm ...

Wie fühlt sich das an? Um das zu formulieren, hänge ich mindestens fünfzig Buchstaben lang in der Luft und starre ins Ofenfeuer. Dann kann ich die Lücke schließen:

Richtigbefreiendnötigeigenartigunheimlichanmaßendgefährlich.

Ich fasse zusammen: eigentlich gut – und doch wieder nicht.

Im Übrigen ist *eigentlich* ein Wort, das ich eigentlich aus meinem Wortschatz streichen möchte. Ein Wort, das man nicht braucht, wenn man klar ist. Wenn man weiß, wer man ist und was man will, wenn man seine Wahrheit lebt. *Eigentlich* ist ein Wort, das Unsicherheit markiert. Ein Wort, das relativiert wie ein *Aber* – und abschwächt, an einem Punkt, an dem Stärke gebraucht wird.

Wenn jemand fragt: »Geht es dir gut?« und ich antworte: »Eigentlich schon«, dann meine ich natürlich nicht: »Ja, mir geht es richtig gut.« Ich umschreibe mit dem »eigentlich«, dass es mir nicht durchweg gut geht. Sondern nur so semigut. Dass ich in dieser Frage unentschieden bin. Dass ich ambivalent fühle. Mir geht es gut, und doch gibt es da etwas, das dieses Empfinden trübt.

In unserer Gesellschaft, in der alle keine Zeit haben, auch wenn sie sich nach dem Befinden des Gegenübers erkundigen, ist das keine gute Antwort.
In unserer Gesellschaft, in der alle funktionieren, weil sie müssen oder zumindest denken, sie müssten UNBE-

DINGT funktionieren, in unserer Gesellschaft, in der sich alle vergleichen und sehen: Bei allen anderen läuft es – wenn man Instagram, Facebook, Twitter glauben mag – durchweg rund – in dieser Gesellschaft ist es gefährlich, das Fass der Ambivalenz zu öffnen. Fast schon wie die Büchse der Pandora.

Denn: Wenn ich mit meinem »*Eigentlich* geht es mir gut« um die Ecke biege, könnte das Gegenüber durchaus erschrecken und denken: »Au weia! Sie hat *eigentlich* gesagt – nun muss ich nachfragen, mich empathisch zeigen und noch mehr Minuten meiner kostbaren Zeit investieren – da wird mir glatt der Coffee to go kalt ...«

Das Gegenüber könnte sich fürchten, vor thematischen Ungeheuern, die sich anschicken, ins Gespräch zu poltern: »*Eigentlich* geht es mir gut. Und trotzdem fühle ich mich hin und wieder beschissen. Und schäme mich dafür, denn ich will nicht als Mimose gelten, nicht als leistungsunfähig oder unsozial. Zumal ich weiß, anderen geht es wesentlich schlechter, es gibt Krieg und Hungersnöte auf der Welt, und ich heule hier rum, dabei habe ich gar keinen echten Grund und deshalb fühle ich mich schuldig, schuldig im Sinne der Anklage, eine selbstbezogene privilegierte Mimose zu sein. Deshalb: doch, eigentlich geht es mir gut ... Also echt ... Also super! Also ganz, ganz toll!!«
Breites falsches Grinsen, das Wasser in den Augen schnell weggeblinzelt.

Und das Gegenüber könnte dann dastehen, mit dem kalten Kaffee in der Hand und Ratlosigkeit im Blick. Und beim nächsten Mal einen Bogen um mich machen.

Ambivalenz ist anstrengend.

Das spüre ich auch jetzt, wo ich in den Startlöchern stehe, dieses Buch hier zu schreiben. Einerseits und andererseits.

Einerseits: möchte ich das gern machen. Weil es mich interessiert als Journalistin. Weil ich Themen gerne ordentlich durcharbeite. Weil ich *meine* Themen gern ordentlich durcharbeite. Weil es mir hilft als Mensch. Und anderen vielleicht auch. Das ist gut.

Andererseits: zucke ich zurück. Abgesehen von der Scham, die ich immer noch empfinde, wenn ich über die Krankheit spreche, über MEINE Krankheit, abgesehen von den generellen Versagensängsten, die immer mal wieder an der Tür meines Oberstübchens dauerklingeln und Sachen grölen wie: »Kannst du überhaupt schreiben? Kannst du überhaupt irgendetwas??«, weiß ich, dass es schon viele getan haben: über Depressionen sprechen, über Depressionen schreiben – von einigen will ich schließlich erzählen. Es gibt bereits großartige, emotionale und auch wissenschaftlich akribisch fundierte Bücher. Ich finde sie toll, ich finde sie hilfreich, ich gehe in die Knie vor all dem Fachwissen und all dem Mut. Und ich bin mir sicher, dass vielleicht gerade jetzt, wo ich loslege, noch ein paar mehr Menschen Bücher über Depressionen schreiben. Es ist Zeitgeist. Ein unheimlicher, monströser Geist.

Da schleicht sich die Frage an: Braucht es dann ausgerechnet dieses, MEIN Buch? Müssen sich womöglich alle, die nach Krömer noch mit dem Thema um die Ecke biegen, von Kritiker*innen den Vorwurf gefallen lassen, Mitläufer*in zu sein? Nur auf den Zug aufspringen zu wollen, um Kasse zu machen? Depressionen: Der letzte Schrei! Und zwar einer, der immer lauter wird. Und jetzt schreie ich mit.

Und da passiert es: Während Fragen und Zweifel sich im Oberstübchen breitmachen, kommt von hinten – wie ein kerniger Türsteher – die Bockigkeit angewalzt und kehrt den ganzen Mist entschlossen aus den Hirnwindungen.

Nix da! Ich will mich auf eine Seite der Ambivalenz schlagen und entscheide: Es kann gar nicht genug Bücher über Depressionen geben! Eben weil so viele Menschen diesen Gedankenterror kennen und tagtäglich aushalten. Sich klein fühlen. Sich falsch fühlen. Das alles für sich behalten und damit immer schwerer werden. Die sich mit vielen *Eigentlichs* durchs Leben und durch Gespräche lavieren, nur um nicht ehrlich sagen zu müssen: »Mir geht es heute schlecht – richtig übel sogar, das ist Symptom meiner Krankheit.«
Der Comedian Maxi Gstettenbauer hat im November 2022 ein Buch über seine Depression veröffentlicht.

Vor dem Erscheinen hat ihn der *Tagesspiegel* gefragt: »Sehen Sie die Gefahr der Vereinnahmung?«, und der *Kölner Stadt-Anzeiger* bohrte nach, ob er wohl nur Aufmerksamkeit wolle. Nein, wolle er nicht – jedenfalls nicht für sich, gerne aber für die Tatsache, dass die Krankheit immer noch nicht ernst genommen werde. Was sich in der Kritik widerspiegele. Dem *Tagesspiegel* erwiderte Gstettenbauer ganz konkret:

Ich habe nach wie vor das Gefühl, dass die Krankheit mich instrumentalisiert. Und will etwas dazu beitragen, dass Menschen sich nicht für ihre Depression verurteilen. Nicht denken, dass sie was falsch machen. Eines der stärksten Symptome ist das Gefühl von Isolation. Das Nicht-darüber-Sprechen trägt dazu bei.[6]

Die Krankheit instrumentalisiert ihn – nicht umgekehrt. I feel him. Und verdammt noch mal: Es IST zum Schreien! Und ich WILL aufspringen auf diesen Zug! Weil ich überzeugt bin, dass er in die richtige Richtung fährt – hin zu mehr Transparenz, zu mehr Toleranz und Empathie – hin zu mehr Menschlichkeit.

2 »Uns wird der Arsch noch platzen, wegen all der Depressionen, die immer noch für eine von Aliens eingeschleppte Krankheit gehalten werden, die angeblich nichts damit zu tun hat, was wir sonst so machen ...«[7]

Das waren die Worte von Schauspielerin Nora Tschirner im März 2019, im Interview-Podcast von Matze Hielscher

»Hotel Matze«, die noch lange in meinen Ohren klingeln sollten. Ich habe den Podcast damals im Zug gehört, auf der Fahrt von einem Job zum nächsten. Vielleicht auch zwischen Job und Zuhause. Womöglich auch zwischen Job und todkrankem Vater. Ich weiß es nicht mehr genau. In jedem Fall aber zwischen zwei Orten. Und so habe ich mich damals oft gefühlt, auch ohne Zug zu fahren: Dazwischen. Mit dem einen Fuß im Sonnenschein (oder vielleicht war es auch nur das Scheinwerferlicht), mit dem anderen im Stockdunkeln. In immer extremerem Spagat, sodass es schon langsam in den Muskeln brannte. Nora Tschirner zuzuhören war, wie einen Stoß vor die Brust zu bekommen, das Gleichgewicht zu verlieren und umzufallen. Um dann verwundert zu blinzeln und sich zu fragen: Wie bin ich denn bitte überhaupt in diese unbequeme, wackelige Position geraten?

In dem Podcast berichtet Tschirner, dass sie es mittlerweile ziemlich gut raushabe einzuschätzen, wie viel Energie ein Job fresse, und sie sich deshalb nicht so schnell übernähme. Hielscher konstatiert daraufhin, dass das bei ihr doch irgendwie schon immer so gewesen sei – »oder?« Da wird Tschirner sehr deutlich: »Nö, überhaupt nicht – ich hab vor zehn Jahren einen Burn-out gehabt – ich musste das richtig krass lernen ...« Sie erzählt, dass sie sich früher oft vergaloppiert habe, weil sie gedacht hätte, sie müsse zuverlässig abliefern – im Job, aber auch im Zusammensein mit anderen. Und dass sie keinerlei Rücksprache mehr mit sich selbst und ihren tatsächlichen Bedürfnissen gehalten habe. Selbstfürsorge sei für sie nicht drin gewesen.

Ich hörte das im Zug und sah mich galoppieren – rastlos, getrieben und mit Federpuschel auf dem Kopf. Ein Zirkuspferd, das Show macht. Nicht nur im Job.

3 Den Puschel trage ich schon lange. Zu Hause war ich immer das Strahlemädchen. Und spielte damit keine Sonderrolle. Meine ganze Familie strahlte um die Wette, nur die Rama-Familie wirkte noch fröhlicher. Zumal es uns doch so gut ging und den anderen oft sooo viel schlechter.

Meine Mutter liebte Klatsch und Tratsch. Bevorzugt beim Mittagessen erzählte sie, welch schreckliche Vorfälle sich in anderen Familien ereignet hatten. Wer wo von der Leiter gefallen war, wen welche Krankheit ereilt und wer sich von wem getrennt hatte. All die Katastrophengeschichten sickerten über Jahre in meinen Organismus ein, unbemerkt. Zudem stand bei uns ein weiteres Tor zum Übel dieser Welt sperrangelweit offen, denn bei uns lief stets der Fernseher. Hungersnöte, Krieg, Tschernobyl, Aktenzeichen XY und die Horrorfilme meines viel älteren Bruders gab's frei Haus. Hinzu kamen Dokumentationen der Öffentlich-Rechtlichen, die für Erwachsene gedacht waren, die ich aber mitschaute. Mit sechs oder sieben Jahren etwa eine Doku über einen Tanklasterunfall in Spanien. Über eine Frau, die damals schwerste Verbrennungen erlitt. Sie wurde mehrfach operiert, die Dokumentation zeigte ihre zähe Genesung. Samt des verbrannten Fleischs und sämtlicher OP-Narben. Und ich hatte fortan Angst vor Feuer. Ich hatte auch Angst vor der Nacht. Und vor dem Tod.

Als ich sechs war, starb mein Opa mütterlicherseits. Er war alt und krank gewesen, ich war nicht übermäßig traurig. Wohl aber, als vielleicht ein Jahr später eine Schulfreundin von mir verstarb. »Krebs«, flüsterte man hinter vorgehaltener Hand. Ich hatte ihr noch Briefe ins Krankenhaus geschrieben bzw. gemalt. Zwei Mal schrieb sie zurück. Dann kam keine Post mehr. Sie wurde direkt neben meinem Opa begraben. Zur Beerdigung durfte ich nicht gehen. Das war nichts für Kinder. So die Überzeugung meiner Eltern.

Ich besuchte die beiden Toten fortan gern auf einen Plausch an den Grabsteinen. Ich weiß nicht, ob meine Eltern das mitbekamen. Und auch nicht, ob sie mein wachsendes Interesse an der Unberechenbarkeit und Willkürlichkeit des Lebens bemerkten.

Seit dem Tod meiner Freundin malte ich am liebsten Engel, die von den Wolken auf mich heruntersahen. Und spielte vornehmlich Krankenhaus mit meinen Puppen. Diverse Barbies hatten schnell keine Haare mehr: Krebs. Später fehlten manchen auch die Beine: Autounfall. Amputation. In meinem Zimmer lag ein Autoatlas. Mir waren die Straßenkarten egal. Hinten im Atlas gab es gelb eingefärbte Seiten, auf denen Erste-Hilfe-Maßnahmen erklärt wurden. Besonders fasziniert war ich von verunfallten Motorradfahrern, denen »gallertartige, graue Masse« am Kopf austrat. »Nicht anfassen!« stand da und: »Auf den Rettungsdienst warten«. Schon als Kind wollte ich mich unbedingt für alle Eventualitäten wappnen. Schon als Kind ahnte ich: Mist, das geht nicht.

Ich war immer auf der Hut und hatte immer Angst, dass trotzdem irgendwann alles schieflaufen könnte. Und ich fand das normal. Immer ängstlich zu sein – so war denn wohl mein Gemüt gestrickt. Auch wenn ich es gerne anders gehabt hätte. Weil das nicht ins Rama-Bild passte und meine Eltern mir immer wieder versicherten: »Du musst doch keine Angst haben.«
Und forderten: »Nun stell dich mal nicht so an.«
Und genervt abwinkten: »Nun mach doch kein Theater.«

Na gut. Also kein Theater. Dann eben Zirkus. Und ich im Galopp. Mit wippendem Puschel.

Als die treibend-fröhliche Musik in der Manege zu leiern anfing – mein Bruder wurde alkoholkrank und meine Eltern wollten das nicht wirklich wahrhaben –, suchte ich mir den ersten Therapeuten, Herrn L. Da war ich Mitte 20. Von ihm bekam ich meine erste Psycho-Diagnose gestellt: eine generalisierte Angststörung, schrieb er mir in die Akte. Zitat: »Irgendetwas muss ich ja schreiben, um abzurechnen.« Ich denke, er sagte das so lapidar, weil er mir nicht noch mehr Angst machen wollte. Und weil man mit mir in den Therapiestündchen problemlos Spaß haben konnte. Wir hatten tolle Gespräche, wir lachten oft. Meine Diagnose habe ich nie ernst genommen. Mir kam es so vor, als habe er das auch nicht. Er half mir in vielerlei Hinsicht, es tat gut zu reden – den Puschel trug ich auch während der gemeinsamen Stunden. Als die Therapie ihren Abschluss fand, fühlte ich mich gestärkt.

Ein paar Jahre später starb mein Bruder viel zu früh an Alkohol- und Medikamentensucht. Mein Vater erkrankte an Parkinson, dann an Krebs, dann an Demenz. Ich war und bin zu 100 % Papakind. Und der Puschel saß nur noch suboptimal auf dem Kopf. Hilfe suchte ich mir nicht. Keine Zeit. Ich war ja mitten im Galopp.

Und dann wurde mein Nachbarsjunge von einem Laster überfahren. Er war sieben Jahre alt, und als es passierte, war ich dabei. Alle, die ebenfalls eine posttraumatische Belastungsstörung (PTBS) erlitten haben (meine Psycho-Diagnose Nummer zwei), überspringen bitte den nächsten Abschnitt. Allen anderen muss ich es erzählen, denn so kam eines zum anderen.

4 An einem sehr schönen, blau behimmelten Frühlings-morgen im Mai 2018 starb M. Zehn Meter von meiner Haustür entfernt. Meine Tochter war nur Minuten vorher mit dem Tretroller durch unsere Straße zur Schule gefahren. M. war der Nächste, der sich auf den Weg machte. Als der Lastwagen in Schrittgeschwindigkeit rechts abbog und ihn überfuhr, war er sofort tot. Sein Vater, der mit ihm gemeinsam aufgebrochen war, hat den Unfall mit angesehen und nicht verhindern können. Ich hörte seine Schreie und lief zu ihm, mein Mann wenig später hinterher. Wir blieben bei ihm auf dem Bürgersteig sitzen,

unweit des Leichnams seines Sohnes, bis Freunde der Familie am Unfallort eintrafen, vielleicht eine halbe Stunde später, und seine Betreuung übernahmen. Derweil hatte ein Hubschrauber über unserer Straße gekreist, hatten Sanitäter das Kind abgedeckt und andere Nachbarn sich um den Lastwagenfahrer gekümmert, waren Notfallseelsorger von Haustür zu Haustür gegangen, hatte die Polizei den Unfallort abgesperrt und die Mutter des Kleinen benachrichtigt.

Sämtliche zerrütteten, weinenden Nachbarn, die an diesem Morgen zu Hause und in unmittelbarer Nähe des Unfalls gewesen waren, versammelten sich bei uns im Garten, fassungs- und hilflos. Ich goss ihnen Grappa ein, kochte Kaffee und servierte Kekse. Die Sonne schien noch immer unbeirrbar. Ich bediente die Nachbarsrunde, als hätten wir ein nettes Get-together. Einen Job, den ich am Nachmittag gehabt hätte, sagte ich ab. Auf schräge Art und Weise, wie man mir später beschrieb. Ich sollte das Hörbuch zu einem Buch über Stressbewältigung einlesen – eine Freundin hatte den Text geschrieben. Ich rief im Tonstudio an und erklärte: »Tschuldigung, ich kann heute doch nicht – ich weiß, das ist jetzt doof. Aber mein Nachbarsjunge ist gerade von einem Laster totgefahren worden, und ich muss mich jetzt erst mal darum kümmern.« Am anderen Ende der Leitung wurde gestammelt, der Termin wurde verschoben, und niemand war mir böse ...

Am Abend schaute ich auf mein Handy, und da war eine Nachricht, die ich bis heute gespeichert habe: eine Freundin, die mich mit all meinen Ängsten gut kennt, schrieb mir, kurz nachdem der WDR den Unfall in meinem Stadtviertel vermeldet hatte: Ich hoffe so sehr, dass es weit, weit von euch entfernt passiert ist. Im Bett liegend, am Abend dieses langen Tages, antwortete ich: Leider nicht. Es war mein Nachbarsjunge von gegenüber. Und ich war dabei.

Während sich mein Mann hin und her wälzte, konnte ich in dieser Nacht gut schlafen. Ich wunderte mich darüber.

Der Unfall war an einem Montag geschehen, am Freitag stand ich wieder vor der Kamera. Ich kann mich noch gut an die Reaktion von Kolleg*innen erinnern, als ich in die Redaktion kam. Der Unfall war deutschlandweit in den Schlagzeilen gewesen. Und still wurde ich von meinem Team in die Arme geschlossen, weil die Worte fehlten. Wir sparten sie uns für schöne Moderationen auf, und ich fühlte mich im Scheinwerferlicht sicher.

Samstags war die Beerdigung. Niemals werde ich den kleinen Kindersarg vergessen und dieses Gefühl großer Liebe und noch größerer Trauer im Saal und später am Grab. Und auch nicht den Lieblingssong des Kleinen, der die Trauerfeier eröffnete. Ein Rocksong, den wohl niemand zum Auftakt erwartet hatte, einer meiner Alltime-Favourite-Songs – satt, laut und vor Leben strotzend – einer der Songs, der mich bislang immer auf die Tanzfläche gezogen hatte, bei jedem Geburtstag, jedem Partyevent – nun erfüllte er die Trauerhalle, und sein letzter Ton, eine jaulende Gitarre, hing seltsam entrückt über all den weinenden Menschen, bevor die eigentliche Trauerfeier begann und schließlich zu den Klängen von

Rolf Zukowskis »Weihnachtsbäckerei« endete. Ein weiteres Lieblingslied des Jungen. Beide Lieder konnte ich jahrelang nicht mehr hören.

5 Und weiter ging's. Das Leben. Der ADFC wollte eines der weißen Mahnmal-Räder an die Laterne in unserer Straße ketten. Das wollte aber die Familie des Kindes nicht. Auch die Blumen und Kuscheltiere, die sich am Unfallort stapelten, sollten schnellstmöglich weggeräumt werden. Das wünschten sie sich. Wenn M's Vater später im Sommer den Vorgarten wässerte, sagte ich freundlich »Hallo«, und es wurde freundlich zurückgegrüßt. Mehr Austausch gab es nicht, ich wusste nicht, was ich sagen sollte. Viel später zog die Familie in ein anderes Viertel.

Und ich machte weiter wie bisher. Konzentrierte mich auf meine Familie. Ging arbeiten. Ging viel arbeiten. Etwa in München, wo wir eine Sondersendung zum Kulturland Bayern drehten. Unter anderem an der sehr lauten, stark befahrenen Maximilianstraße, nur ein paar Wochen nach dem Unfall. Während ein Lastwagen nach dem anderen vorbeirauschte, sollte ich eine einfache Moderation von vielleicht drei Sätzen in die Kamera sprechen. Und mir rauschte ein Schweißausbruch nach dem anderen über den Rücken. Immer wieder rutschten meine Augen von der Kameralinse hinunter zur Straße und zu den großen Reifen, die da an mir vorbeirollten. Und ich vergaß die Sätze. Passiert mir sonst eher selten. Und das machte mich motzig. »Warum müssen wir die Moderation denn ausgerechnet hier drehen?!!!«, wütete ich in Richtung Redakteurin. Die ein schlagendes Argument hatte: Ich sollte über die Münchner Kammerspiele reden. Und stand passenderweise vor den Münchner Kammerspielen. Mit Herzklopfen bis zum Hals brachte ich das Ding irgendwie in den Kasten. Und war froh, als wir weiterziehen konnten.

Fortan klopfte mir das Herz ziemlich oft an Stellen im Körper, an denen ich es bisher nie wahrgenommen hatte, oft in unpassenden Momenten. Und verlässlich immer dann, wenn Lastwagen brummten oder beim Rückwärtsfahren piepten. Das war anstrengend, körperlich wie seelisch. Es ging mir auf die Nerven. Und an die Nerven.

»Ein Anschlag ist wie ein Schuss auf ein Fenster: Die Kugel trifft nur eine kleine Stelle, aber die ganze Scheibe hat Risse.« Dieser Satz steht in einem Artikel aus dem *Zeit-Magazin* vom Dezember 2019.[8] Der Berliner Psychologe Rainer Rothe hat dieses Bild geprägt – ein Therapeut, der den Betroffenen der Anschläge von Berlin und Nizza 2016 zur Seite stand. Rothe erklärt in dem Artikel, dass ein Anschlag immer mehr Opfer habe, als in den Nachrichten verkündet werde. Es kämen immer noch diejenigen dazu, die in zweiter Reihe traumatisiert worden seien. Passant*innen, Ersthelfer*innen, Feuerwehrleute, Sanitäter*innen. Rothe spricht davon, dass ein Trauma jede Zelle verwandle, sich tief einschreibe, er spricht vom sogenannten »Kindling«, von der zunehmenden Sensibilisierung eines Areals im Gehirn, die dazu führt, dass irgendwann auch bei geringen Reizen starke Reaktionen

entstehen können. Von »Survivours-Guilt«, den Schuldgefühlen der Überlebenden und davon, dass viele Trau-
matisierte das Gefühl haben, beweisen zu müssen, dass
sie Opfer sind.

Leider habe ich den Artikel erst viel später gelesen.
Sonst hätte ich einen Zusammenhang herstellen können, hätte »Anschlag« durch »Unfall mit Todesfolge«
ersetzen können – denn das ist legitim, wie mir später
von Fachleuten erklärt wurde. Der tödliche Unfall auf
meiner Straße war ein Anschlag auf mein Vertrauen ins
Leben gewesen.

6 Und dann starb mein Vater.

Im September 2019 atmete er zum letzten Mal aus. Ich
war nicht dabei. Frühmorgens kam der Anruf aus dem
Pflegewohnheim, anderthalb Stunden später waren Mann,
Kind, Hund und ich auf dem Weg zu ihm. Ich rief in der
Redaktion an, denn an dem Tag war Sendung. Der Ort, an
dem mein Vater tot in seinem Pflegeheimbett lag, lag ungefähr in der Mitte zwischen meinem Wohn- und meinem
Arbeitsort. Ich bot an, später noch mit der Bahn vorbeizu-
kommen und zu moderieren. Dankenswerterweise lehn-
ten Chef und Bester-Kollege-der-Welt ab und absolvierten
die Sendung ohne mich. Durcheinander wie ich war, wäre
ich wohl wirklich zur Arbeit gefahren. Stattdessen blieb
ich den Tag über bei meinem Vater, bis der Bestatter ihn
verlud und davonfuhr.

Am übernächsten Tag stand vormittags eine Preisverleihung in Nürnberg an. Freitags war mein Vater gestorben, Samstagsmittag fuhr ich zur Veranstaltung. Nie wäre ich auf die Idee gekommen, spontan abzusagen. Mann, Kind und Hund luden mich am nächsten Bahnhof ab, ein paar Stunden und eine Oberleitungsstörung später war ich in Bayern. Und fühlte mich schlecht. Trauer – logisch, so fühlt sie sich an. Das wusste ich, praktisch wie theoretisch, denn im Herbst 2018 hatte ich mich zur ehrenamtlichen Trauerbegleiterin ausbilden lassen – um meine Beziehung zum Tod neu zu definieren, mit mehr Sinn aufzuladen. Angemeldet zu dieser Ausbildung hatte ich mich wohlbemerkt einige Monate vor dem tödlichen Unfall in meiner Straße. Nun konnte ich meine Trauer also einordnen, wusste, dass es gut wäre, sich Zeit für sie zu nehmen, glaubte aber gleichzeitig zu wissen, dass ich diese Zeit gerade nicht hatte. Rückblickend weiß ich: Für mich selbst war ich nicht die beste Begleiterin ...

In Nürnberg stand ich vormittags drauf auf der Bühne, mein schönstes Strahlelächeln im Gesicht, die Trauer hatte ich in der Garderobe gelassen. Ich sollte zum Auftakt einen kleinen Plausch mit dem Oberbürgermeister halten. Ich hatte ihn kurz vorher getroffen, er war freundlich gewesen, hatte aber – Vokabel meines Vaters – leicht »bedröppelt« gewirkt. Wie es sich gehört, hatte ich – floskelfloskel – gefragt, wie es ihm denn so ginge. Und er hatte ohne ein *eigentlich* geantwortet: »Schlecht«. Denn seine Mutter sei gestern gestorben. Und ich entgegnete: »Na so was, bei mir war es der Vater.« Und dann drückten wir uns kurz, wir beiden Fremde. Hielten uns kurz im

Arm, der Oberbürgermeister und ich. Und standen dann als Halbwaisen in unserer jeweiligen Rolle auf der Bühne, *very professional.*

Hopp, hopp, hopp, Pferdchen lauf Galopp.

Nach der Veranstaltung fuhr ich zurück nach Köln. Und moderierte am Abend noch flott die Preisverleihung des Krimifestivals »Crime Cologne«. Auch das lief glatt. Davon abgesehen, dass kein einziges Mikrofon funktionierte und ich sämtliche Ansagen brüllen musste. Ich bekam ein paar Tage später ein herzliches Dankeschön per E-Mail vom Veranstalter. Er schrieb, er wolle sich bei mir »für die Leichtigkeit bedanken«, mit der ich das Ganze durch verschiedene Untiefen gesteuert hätte, und für die »professionelle Bravour, die ihm eine ungewöhnliche Erfahrung« gewesen sei. Ich erwiderte sein Schreiben mit den Worten: »Eigenartig, dass man manchmal leichtfüßig unterwegs ist, obwohl das Herz schwer wiegt. Am letzten Freitag ist mein Vater verstorben. Ich wollte trotzdem gern das Festival eröffnen – und gerade, weil alles nicht ganz glattlief, war auch ich selbst bestens unterhalten und abgelenkt.« Nochmals schrieb er überaus herzlich und erstaunt zurück, bekundete nachträglich sein Beileid. Und dann wurden mir die Füße immer schwerer und ich begann zu stolpern.

7 Zum Jahreswechsel 2019/20 mieteten wir – Mann,
Kind, Hund und ich – uns in eine Ferienwohnung an
der Ostsee ein. Bis kurz vor Weihnachten hatte ich wie
selten zuvor durchgearbeitet. Der Akku war leer, und als
uns als Silvester-Amüsement eine fette Party bei Freunden, ein stundenlanger Flug nach »Irgendwowodiesonne-
scheint« oder Nichtstun in unaufgeregter Umgebung zur
Wahl standen, nahmen wir dankbar Letzteres: ein Ört-
chen in der entspannten Pampa der Flensburger Förde.
Verwaiste Strandkörbe an winddurchtosten Promenaden,
Backsteinhäuschen mit massig Weihnachtsschmuck in
den Butzenfenstern und eine Ferienwohnung mit Blick
auf den Wald. Pure Entspannung war das Ziel. Mit dem
donnernden Aufmarsch der »Dementoren« rechnete ich
in keiner Weise.

Für den Silvesterabend hatten wir Sekt und Zutaten
für einen roten Heringssalat gekauft, das Sofa zur *Lümmelwiese* (noch so eine Lieblingsvokabel meines Vaters)
ausgeklappt, den Fernseher vors Sofa gerückt und wie
in alten Zeiten die Highlights des Fernsehprogramms
mit Textmarkern umkreist – »Dinner for one« inklu-
sive. Alle freuten sich auf einen schönen Abend – und
ich war freudlos. Ich wollte mich freuen, denn hey: Es
war Silvester und die Tröten lagen bereit. Aber da war
kein Gefühl, das zum Setting passte. Wir saßen in dieser
heimeligen Ferienwohnung – ich, mit meiner gesunden
Familie, ich, mit meinem tollen Job, der genug Geld für
Weihnachtsgeschenke und diesen einwöchigen Ausflug

in die Kasse gespült hatte, ich, der es verdammt gut ging und die sich verdammt schlecht fühlte. Bzw. überhaupt nur noch schlecht fühlen konnte in letzter Zeit. In mir war alles seltsam wattig, Gefühle waren auf ein Minimum heruntergedimmt – der einzige Regler, der auf meinem emotionalen Schaltpult ganz oben stand, war der mit dem Schuldgefühl. Klar, mein Vater war tot, aber das war ja nun schon ein paar Monate her. Der Tod meines Bruders noch viel länger. Und der Kleine von gegenüber war immerhin nicht mein Kleiner gewesen. Meine Kleine tobte durch die Bude, und ich konnte mich nicht darüber freuen.

Ich undankbares Stück.

Ich stand still in der Küche und schnibbelte die Zutaten für den Salat. Früher, in meinem ersten Zuhause, hatte das immer mein Vater gemacht. Ich schnibbelte und dachte: Achtung: Erinnerungen! Jetzt werde ich richtig traurig. Aber das wurde ich nicht. Auf die Watte war Verlass. Allerdings steckte sie mir auch in den Ohren, was unangenehm war.

Im Hintergrund wurde auf der Lümmelwiese getobt und gejauchzt. Der Fernseher lief bereits, und meine Tochter kündigte an, sie wolle nun bitte gleich »Uno« spielen. Und da regte sich ein weiteres Gefühl neben der Schuld und der Scham: Panik. Was ich maximal albern fand. Und doch: Die Ankündigung, dass ich gleich mitmachen sollte, bei der Party à trois, empfand ich als Bedrohung. Ich suchte einen dezenten Ausweg. Setzte ein Lächeln auf und sagte: »Och, spielt ihr mal ruhig allein – ich mach' später mit, jetzt gerade rühre ich noch den Salat.« Und meine Tochter nörgelte: »Nee, komm Mama, ist doch egal ...« Und auch mein Mann setzte nach: »Ja, lass mal das Zeug stehen – komm einfach rüber ...«

Hey: Partyspaß! Und in meinem Hals machte sich ein Kloß breit, als hätte ich eine der bunten Tröten verschluckt, die schon auf dem Esstisch bereitlagen. Ehe ich es mich versah, sagte ich unverhältnismäßig scharf: »Ich will jetzt nicht!« Und rührte hektisch im Salat.

Da kam die Tochter und legte mir die Hand auf den Arm. Bevor sie auch nur »Pieps« sagen konnte, schüttelte ich sie ab, sagte viel zu barsch »Jetzt lass mal« und rauschte ins Schlafzimmer. Ich knallte die Tür zu, doch der Mann kam hinterher, riss sie wieder auf und sagte: »Sag mal, geht's noch?«

Nein. Augenscheinlich nicht. Schon wieder nicht. Denn diese heftigen Reaktionen auf Nichtigkeiten, die häuften sich in letzter Zeit. Ich fand das doof, hatte mich aber null im Griff. Sowenig Gefühl ich auch über weite Strecken meines Alltags empfand – komplette Nulllinie –, so massiv waren die plötzlichen Ausschläge der Wut auf der Richterskala. Explosionsartig.

»Mach die Tür zu, ich gehe nicht ohne Grund in ein anderes Zimmer – macht euren Kram alleine ...«, schnauzte ich vom Bett aus. Mann und Kind standen nun beide im Türrahmen, Fragezeichen in den Gesichtern, kamen meinem Wunsch aber nach. »Was hat die Mama?«, hörte ich die

Tochter durch die Tür gedämpft fragen. Und der Mann antwortete: »Die Mama hat ein Problem, lass sie mal in Ruhe.«

Ich hatte ein Problem – wohl wahr. Eins, das ich nicht greifen, nicht erklären, nicht in Worte fassen konnte. Ich fing an, ein bisschen ins Kissen zu weinen.

Als es draußen vor dem Fenster schon dunkel war, klopfte meine Tochter an die Tür. Ich musste eingeschlafen sein. »Mama? Wollen wir ein bisschen Harry Potter lesen?«, fragte sie. Seit einem halben Jahr lasen wir die Zauberer-Geschichten zusammen. »Papa ist mit dem Hund draußen und in zwei Stunden wird ja schon geböllert.« Ich, peinlich berührt, weil ich den Silvesterabend fast verpennt hätte, rief: »Klar, komm rein, machen wir!« Und sie kam, kletterte ins Bett, und wir kuschelten uns unter die Decke für ein paar Seiten Harry. Ich griff zum Buch auf dem Nachttisch: *Band III, »Harry Potter und der Gefangene von Askaban«.*

Und während die Watte in den Ohren raschelte, las ich vor:

> »Am Eingang, erhellt von den flackernden Flammen in Lupins Hand, stand eine vermummte Gestalt, die bis zur Decke ragte. Das Gesicht war unter einer Kapuze vollständig verborgen. (...) Dann holte das Kapuzenwesen, was immer es war, lange und tief rasselnd Atem, als ob es versuchte, mehr als nur Luft aus seiner Umgebung zu saugen. Eine bittere Kälte legte sich über

sie. Harry spürte seinen Atem in der Brust stocken. Die
Kälte drang ihm unter die Haut. Sie drang in seine
Brust, ins Innere seines Herzens ... Harrys Augäpfel
drehten sich nach innen. Er konnte nichts mehr sehen.
Die Kälte ertränkte ihn. In seinen Ohren rauschte
es, wie von Wasser. Etwas zog ihn in die Tiefe, das
Rauschen wurde lauter ... und dann, aus weiter Ferne,
hörte er Schreie, schreckliche, grauenerfüllte, flehende
Schreie – er wollte helfen, wer auch immer es war, er
versuchte die Arme zu bewegen, doch er konnte nicht –
ein dichter weißer Nebel wirbelte um ihn auf, drang in
sein Inneres – ...«[9]

Meine Tochter klammerte sich an mich, draußen im Dunkeln rüttelte der Wind an den Bäumen, und ich fühlte mich gesehen – zum ersten Mal seit Wochen. Ich stockte und starrte auf die Zeilen, die ich gerade vorgelesen hatte. Diese Kälte, das Nichts-mehr-sehen-Können, die Tiefe, das Ohrenrauschen, das Gelähmtsein und der Nebel – das kannte ich alles. Genauso hatte ich mich in den letzten Monaten immer wieder gefühlt – und auch gerade erst vorhin wieder. »Ist was?«, fragte meine Tochter, und mir wurde bewusst, dass ich eine überlange Pause eingelegt hatte. Ich las also weiter. Und in der Ecke des Zimmers stand, ganz deutlich, ein Dementor. Die knorrige Hand nach mir ausgestreckt.

Später, nachdem ich das Silvesterabend-Programm ohne weitere Ausfälle absolviert hatte (essen, fernsehen, böllern, anstoßen, aufstoßen, ins Bett gehen), googelte ich unter der Bettdecke: »J. K. Rowling und Dementoren«.

Und Google erklärte mir, dass die Autorin in der Figur der Dementoren ihre langjährige Krankheit beschrieben und verarbeitet habe: ihre Depression.

Den Rest der Ostseeferien verbrachte ich dick eingemummelt in Strandkörben – außen kalt und innen kalt. Ich googelte »Trauer«, »Mentale Erkrankungen« und auch »Burn-out«, weil ich mich an Nora Tschirners Ausführungen erinnerte. Nebenbei ploppten Nachrichten auf, dass ein neuartiges Virus in China für Aufregung sorgte – ich klickte sie weg und recherchierte weiter. Nach außen hatte ich mich wieder »im Griff«, doch in mir schwelte die Erkenntnis: Da ist etwas, das ich nicht unter Kontrolle habe. Wobei und woraus ich mir selbst nicht helfen kann. Dementoren-Alarm. An das andere Wort mit »D« traute ich mich noch nicht ran.

8 »Du hast einfach zu viel gearbeitet, ist doch logisch, dass du jetzt k.o. bist. Und ganz sicher hast du den Tod deines Vaters noch nicht wirklich verwunden ...« So lautete im Januar 2020 die Einschätzung etlicher Freund*innen zu meinem desolaten Zustand. Zu viel *ge*arbeitet, zu wenig *ver*arbeitet. Konnte sein. Es war ja ein bekanntes Muster. Nach Schicksalsschlägen stürzen sich viele Menschen in die Arbeit, um nicht fühlen zu müssen. Und weil es so viele machen, fällt es nicht weiter auf. Thema abgehakt. »Wird schon wieder.« Schultertätscheln.
Aber wann denn, bitte?!

Mir kam die Idee, einen Fachmann zu fragen. Den einzigen, den ich kannte und von dem ich ad hoc die Nummer hatte: Dr. Bert te Wildt, seines Zeichens Psychiater, Fachmann zum Thema Internetsucht, über die er gerade erst als Studiogast in *aspekte* gesprochen hatte. Ich hatte ihn Jahre zuvor im Dunstkreis meines Cousins kennengelernt. Dann hatte er mir unverhofft in der Sendung gegenübergesessen und mir später erzählt, dass er nun die Leitung einer neuen psychosomatischen Klinik am Ammersee übernehmen würde. Eine Klinik, in der unter anderem auch Burn-out behandelt würde. Wir hatten Nummern getauscht. Seine kramte ich nun raus und rief ihn an. Klopfenden Herzens. Ich war mir nicht sicher, ob dieser Anruf hier überhaupt Sinn hatte. Er hob ab, ich floskelte höflich vor mich hin, dann ging's ans Eingemachte, und ich kam ins Erzählen.

Sagte ihm, dass ich mich irgendwie neben der Spur fühlte. Berichtete ihm von all der Arbeit und all dem Tod. Und musste plötzlich heulen. Ich schreibe »heulen«, obwohl ich mittlerweile nur noch »weinen« sage. Der Begriff »Heulen« nimmt Kummer nicht ernst genug. Und inkludiert Scham. Mir war es damals wirklich sehr peinlich, zu weinen. Te Wildt hörte lange still zu und sagte dann – mit Verweis auf die Unmöglichkeit einer Ferndiagnose –, dass ich mich durchaus so anhören würde wie viele seiner Klinikpatient*innen: ausgebrannt, erschöpft und ja, mindestens *depressiv verstimmt*. Ob ich denn in Therapie sei, fragte er, und ich verneinte. Er empfahl mir, vor Ort jemanden zu suchen, der mich diagnostizieren konnte. Und stellte mir einen stationä-

ren Platz in der Klinik in Aussicht, falls ich tiefer schür-
fen wollen würde. Da die Klinik gerade erst eröffnet
hatte, war das sozusagen perfektes Timing, denn bislang
hatten sich kaum Patient*innen angemeldet – und die
Klinik war und ist sogar für Kassenpatient*innen, wie
ich es bin, nutzbar.

Ich wurde bei der Therapeutin einer Freundin in einem
»Notfalltermin« vorstellig, einen regelmäßigen Termin
konnte mir Frau L. aufgrund fehlender Kapazitäten nicht
anbieten, aber auch sie erlebte mich derart derangiert,
dass sie mir einen Platz auf der Warteliste zuwies und sich
für einen stationären Aufenthalt in einer Klinik aussprach.
Ebenso wie meine Hausärztin verbuchte sie eine Diagnose
in meiner Krankenakte nach Vorgaben des ICD-10. ICD
ist das englische Akronym für »Internationale statistische
Klassifikation der Krankheiten und verwandter Gesund-
heitsprobleme«, ein von der Weltgesundheitsorganisation
herausgegebenes Verzeichnis für anerkannte Krankheiten, das weltweit Verwendung findet. In Deutschland sind
Kassenärzt*innen gesetzlich dazu verpflichtet, ihre Diag-
nosen nach ICD-10 (mittlerweile – Stand 2022 – ICD-11)
zu verschlüsseln. Mir schrieb die Therapeutin eine F43
und F32.1. in die Akte. Hiermit entschlüsselt: eine posttraumatische Belastungsstörung und eine mittelgradige
depressive Episode.

Ich rief also wieder bei Bert te Wildt an und bekam kurze
Zeit später die Zusage: Ich könnte direkt Ende Januar an
den Ammersee kommen. Ich winkte ab. Es war schließlich
eine Sendung zu produzieren, die Berlinale stand an, da

konnte ich ja nicht einfach fehlen – und als ginge es um einen Urlaub, den ich buchen wollte, fragte ich, wie es denn in den Osterferien aussähe. Am anderen Ende der Leitung war es kurz still, dann erinnerte mich te Wildt daran, dass es mir ja JETZT schlecht gehe. Doch ich sagte, genau JETZT könne ich mir unmöglich frei nehmen – da müsste ich dann eben noch ein bisschen durchhalten. Wir einigten uns auf eine stationäre Aufnahme Ende März 2020, und der Arzt und Psychotherapeut ließ den Satz nachhallen: »Manchmal hilft ja auch der Ausblick auf Hilfe ...«

Ich meldete bei meinem Arbeitgeber an, dass ich nach den ohnehin zwei freien Osterwochen zwei weitere Wochen fehlen würde. Als Grund bemühte ich die PTBS, die ich dringend bearbeiten müsse. Ich stieß auf viel Verständnis und war erleichtert. Das Wort mit »D« sprach ich nicht aus. Zeugin bei einem Unfall mit Todesfolge zu sein, das war etwas, in das sich jeder einfühlen konnte, etwas, das in seiner Monstrosität für jeden nachvollziehbar war. Die »D« wiederum war noch nicht mal für mich, die sie angeblich hatte, nachvollziehbar. Und irgendwie dachte ich auch: Da stelle ich mich nun aber ganz schön an. Und forderte von mir selbst: Nun mach mal nicht so ein Theater ...

Ich verkniff mir also das andere Gesicht. Und zeigte das, was jeder von mir kannte (sehr enge Freund*innen ausgenommen).
Sich zu verstecken, funktioniert gerade im Februar in meiner Wahlheimat Köln bestens. Maske auf, im wahrsten

Sinne des Wortes. So zog ich von einer Karnevalssause zur nächsten – und später mit dunklem Gefühl zurück nach Hause und ins Bett. Noch so viel Konfetti konnte die Welt nicht bunt färben.

Bei der Berlinale interviewte ich Helen Mirren und hatte Spaß mit meinem Team. Ging zu Verabredungen und großen Essen, riss Witze und war laut. Und hatte die ganze Zeit das Wattegefühl im Körper und in den Ohren. Und Angst aufzufliegen: als eine, die sich anstellt, als Dramakönigin. Zirkuspferde sind viel beliebter.

Und dann, wenige Wochen vor meinem geplanten Aufbruch an den Ammersee, mitten im Galopp, tat sich der Boden der Manege auf: Das Coronavirus hatte sich seit Januar rasant in der Welt verbreitet, und weil auch in Deutschland immer mehr Menschen starben, kam der erste Lockdown. Und mir mein Klinikplatz abhanden. Denn die Klinik am Ammersee wurde vom Land Bayern in eines der ersten Krankenhäuser umfunktioniert, die sich auf die Behandlung von Covid-19 spezialisierten.

Den Nachmittag, als die Absage kam, habe ich noch gut in Erinnerung. Erst rief te Wildt an und entschuldigte sich zerknirscht. Ich legte auf und Sekunden später klingelte wieder das Telefon. Die Redaktion war dran und wollte besprechen, wie wir nun mit den geplanten Drehs umgehen. Ob ich nicht doch wann anders drehen könnte als geplant und auch woanders und auch zu einem neuen Thema und überhaupt. Und die Watte im Ohr wuchs wie ein Schwamm und die Stimme am anderen Ende wurde leiser, bla, bla, bla, und ich konnte kaum mehr folgen und mir war alles egal und alles war kalt und grau und der Dementor drückte mir mit beiden knochigen Händen die Kehle zu. Ich weiß noch, dass ich einsilbig zu allem »Ja« und »hm« gesagt, aufgelegt habe und dann ganz ruhig auf dem Stuhl in der Küche sitzen geblieben bin. Und dass mir dann das passierte, was mir seitdem zum Glück nie mehr widerfahren ist: Ich saß da und konnte nichts tun. Nichts sagen. Mich nicht regen. Noch nicht einmal den Kopf drehen oder das Telefon aus der Hand legen. Und in mir war so viel Lärm, so laut, mehrstimmig, dass es ein einziger, schwerer Schrei-Brei war, der mir das Hirn füllte wie Beton. So saß ich da. Und mein Mann fand mich so. Sprach mich an. Bekam es mit der Angst zu tun, weil ich nicht reagierte. Holte eine Freundin von gegenüber, die sich vor mich hinkniete und ebenfalls versuchte, mit mir zu kommunizieren.

Wie ich heute weiß, kommt dieses Symptom auch bei Harry Potter vor. »Stupor!« Das ist der Zauberspruch, der das Gegenüber erstarren lässt. Im medizinischen Fachvokabular bezeichnet es einen Zustand stärkster Antriebsminderung, eine Erstarrung aufgrund von traumatischen Erlebnissen oder starker persönlicher Belastungen.

Ich war also einige Minuten lang verzaubert, im sehr negativen Sinn. Irgendwann fing ich an zu weinen. Und fühlte mich wie ein lebendiges Klischee: Ich konnte kaum mehr aufhören.

DIE DEPRESSIONEN DER ANDEREN | AUGENÖFFNER

Dann hinab in die Tiefe, in den dunklen Schacht
Wo die Kerze erstickt und ich doch weiter mach'
Auch wenn hier unten der Vogel kein Lied mehr singt
Werd' ich tonnenweise Schutt nach oben bringen

Und dann hock ich im Geröll, grab mit beiden Händen
Was wär, wenn meine Hände plötzlich deine fänden?
Was wär, wenn meine Hände plötzlich deine fänden?
Was wär, wenn wir uns zwischen Steinen fänden?

BOSSE, STEINE[10]

BENJAMIN MAACK, DIE ERSTE

1 »Ich versuche immer eine Depression so zu erklären wie eine Autoimmunerkrankung, nur dass nicht die Zellen einen angreifen, sondern die eigenen Gedanken, und zwar, um einen fertigzumachen. Und wenn die nur etwas Kleines finden, ein leises schlechtes Gewissen, dann geht direkt diese Feedback-Schleife los, diese Abwärtsspirale, und man ist von ›Da war doch was komisch‹ zu ›Man ist der schlechteste Mensch der Welt und müsste am besten gar nicht existieren‹ nicht weit entfernt.«[11] Sagte Benjamin Maack, rechts im Splitscreen unserer Zoom-Schalte, während ich auf der linken Bildseite versuchte, mir nicht anmerken zu lassen, dass ich mich gerade wie der schlechteste Mensch fühlte. Denn ich konnte sehr gut nachvollziehen, was Maack meinte. So gut, dass ich am liebsten wild genickt hätte. Ich musste meinen Kopf aber stillhalten, in professioneller Contenance – schließlich wurde ich gefilmt.

Anfang April 2020 war das, und ich saß mit aufgeklapptem Laptop auf einem Klappstuhl mitten im Belgischen Viertel in Köln – der Stuhl gehörte zu einem Lokal, das wie alle anderen aufgrund des Lockdowns geschlossen und verrammelt war. Und in diesem Ambiente der Geisterstadt Köln interviewte ich Benjamin Maack. Er ist Autor beim *Spiegel,* preisgekrönter Schriftsteller und hatte im März 2020 ein Buch über seine Depressionserfahrung veröffentlicht. Die Redaktion hatte es mir zur Vorbereitung des

Interviews zugeschickt, und wenn ich nicht ohnehin an Schicksal glauben würde, hätte ich damals damit angefangen. Denn das Buch konnte ich auf sämtlichen Seiten rot unterstreichen, überall an den Rand schreiben: Kenn ich! Kenn ich! KENN ICH!!!

Maack schreibt: »Ohne Gefühl wird das, was bei anderen ein Leben ergibt, zu einer unendlich sinnlosen Reihe von Sachen, die man macht oder machen muss, die man entscheidet oder entscheiden muss. Oder die einem einfach zustoßen. Erst das, dann das, dann das. Ohne Gefühle hat das alles nichts mehr mit dir zu tun, außer dass es dich anstrengt.«[12]

Und ich saß mitten in Köln, angestrengt, weil man mich hierhin geschickt hatte, und ich mich hatte manövrieren lassen – von zu Hause aus, wo der Hund zuvor noch Gassi geführt, das Kind betreut, das Sozialleben koordiniert und weitere Jobreisen – trotz neuer Gefahr in der Welt namens Corona – geplant werden mussten. Erst das, dann das, dann das. Jetzt Maack. Und die Kamera auf mich gerichtet. Ich trug mein Fernsehgesicht, einen viel zu dünnen Mantel und eine Sonnenbrille im Haar.

Maack schreibt: »Ich fühle mich so durch und durch verschwunden, und bin mir sicher, dass bald auch alle anderen merken, dass ich hier nicht hergehöre.«[13]

»Kannst du den Bildschirm noch ein bisschen weiter runterbiegen, bitte? Das reflektiert«, riss mich der Kameramann, den ich bis dato nicht gekannt hatte, aus den

Gedanken. Dann sollte ich mich bitte einen Stuhl weiter setzen, weil der Hintergrund besser aussah, und ich machte das alles, wenn es doch dem Bild diente, das die Zuschauer*innen später betrachten würden. Ich lächelte umgänglich Richtung Kamera und Tonangler, obwohl ich fröstelte. Es war kühl, wir alle waren verunsichert ob des grassierenden Virus, und ich sollte gleich online diesen Menschen treffen, der Sätze schrieb, die ich so sehr fühlte.

Maack schreibt: »(…) weil Panik weder auf der Arbeit noch zu Hause bei den Kindern eine Option ist, reiße ich mich zusammen. Und zusammen und zusammen. So zusammen, dass es sich anfühlt wie zerreißen. Mein Körper verkrampft, mein Denken härtet aus. Jedes Lächeln, jedes Wort, jeder Blick, alles wird anstrengend.«[14]

Auftrag der Redaktion war, Maack zu seinem Buch zu interviewen, vor allem aber auch zu befragen, wie er als psychisch Erkrankter mit der Lockdown-Situation umging. Und ich stellte die Frage, was denn bitte mit denen sei, die genau jetzt einen Therapieplatz suchten, aber partout keinen fänden, weil Praxen schlossen und Kliniken in Corona-Krankenhäuser umgewandelt wurden. Vordergründig fragte hier die interessierte Journalistin, hintergründig rang die Leidensgenossin um Fassung und suchte dringend Hilfe. Maack antwortete, er habe sich mit seinem Psychologen auf Videokonferenzen geeinigt und sei regelmäßig in Kontakt mit der Stiftung Deutsche Depressionshilfe – dass man Kontakt suche, sei definitiv wichtig. Er erzählte außerdem, dass die Diagnose Depression für ihn Urteil und Erlösung zugleich gewesen sei. Er könne sich in seiner Depression schlecht Dinge herausnehmen, würde immer denken, er habe das nicht verdient. Wenn ihm nun aber jemand von außen sage, er sei definitiv krank genug, könne er das ewige »Ich muss aber doch weiter funktionieren« ein bisschen loslassen. An dieser Stelle sei gesagt, dass Maacks Buch überschrieben ist mit der Durchhalteparole »Wenn das noch geht, kann es nicht so schlimm sein« und damit auf die ewigen Gewissensbisse depressiv Erkrankter anspielt: sich einerseits zu krank fürs alltägliche Leben fühlen, aber zu gesund, um sich in eine Therapie zu begeben. Mit seiner Geschichte sei Maack an die Öffentlichkeit gegangen, weil seiner Meinung nach gerade im Verborgenen, in den dunklen Ecken, die schlimmsten Gefahren lauerten. Nach einer halben Stunde Gespräch, die später auf viereinhalb Minuten zusammengeschnitten wurde, sagte ich artig »Danke schön«, klappte den Laptop zu und blieb mit meinen Gedanken zum Thema im Verborgenen, wo es tatsächlich dunkel war. Sehr dunkel. Und ich spürte die Gefahr. Ich galoppierte mit dem Team im Rücken weiter, zur Domplatte, und interviewte dort noch flott die Direktorin der Psychiatrischen und Psychotherapeutischen Klinik der Charité, Professorin Isabella Heuser-Collier, fragte auch sie per Videoschalte, wie es Menschen wohl ergeht, die in einer psychischen Krise stecken und sich auch noch von Covid-19 bedroht fühlen. Die Antwort kannte ich längst. In den Worten von Heuser-Collier klang sie so: »Menschen mit psychischen Erkrankungen sind allgemein verletzlicher, was Lebensstress angeht, und wir sind ja nun in einer Situation, in der wir alle im höchsten Maße und ganz besonders gestresst und belastet sind, insofern spüren das die Patienten besonders deutlich.«

BENJAMIN MAACK, DIE ZWEITE

2 Zweieinhalb Jahre später schreibe ich Benjamin Maack an, um ihn für dieses Buch zu interviewen. Ich sage ihm, dass es mir damals nicht möglich gewesen sei, mich offen zu zeigen, ich jetzt aber sehr gern noch einmal mit ihm reden und in die Tiefe gehen wollen würde. Er sagt zu und nennt mir ein Restaurant in Hamburg, in dem ich ihn treffen kann. Auf der Fahrt dorthin höre ich den Podcast von NDR Info und der Stiftung Deutsche Depressionshilfe »Raus aus der Depression«. Ich finde den Titel ein wenig vermessen und frage mich: Kommt man denn da so wirklich raus? Maack werde ich diese Frage später stellen, in der Podcastfolge von August 2021 erzählt er seine Krankheitsgeschichte und steht dem Moderator Harald Schmidt zusammen mit seiner Frau Rede und Antwort zum Thema: »Welche Auswirkungen hat die Erkrankung auf die Partnerschaft und die Familie, und was hilft, diese Zeit gut zu überstehen?« Im Podcast wirken Maack und seine Frau einander sehr zugewandt, sehr verständnisvoll, festen Willens, die Beziehung trotz des Schattens der Depression aufrechtzuerhalten. Im Herbst 2022, auf dem Weg nach Hamburg, weiß ich: Das Paar hat sich getrennt.

Und dann betrete ich das Hamburger Restaurant, in das mich Maack bestellt hat. Es ist schick, es ist laut, es ist eng und Benjamin sitzt ganz hinten im Raum, an einem Tisch in der Mitte von insgesamt drei Tischen, die beiden Tische rechts und links sind besetzt von Menschen, die ihr Business-Lunch einnehmen, und ich frage mich, ob wir zwei hier wirklich unser Gespräch führen sollten. Ich frage das auch Benjamin und als hätte ich ihn aus einem kleinen Schläfchen geweckt, registriert er das Umfeld und gibt zu: »Neee, irgendwie nicht ganz so entspannt hier, oder?!« Und so schnappen wir uns sein Fahrrad, das vor dem Lokal parkt, und schieben quer durch den Hamburger Nieselregen Richtung *Spiegel*-Zentrale. Dort popeln wir mit Corona-Tests in der Nase, werden als gesund durchgewunken, fahren in ein höheres Stockwerk, vorbei an dem Slogan des Nachrichtenmagazins: »Sagen, was ist«. In einem leeren Konferenzsaal, in dem es leicht hallt, tun wir das dann. Wir sagen uns gegenseitig, was ist.

KS: Warum hast du das Buch geschrieben damals?

BM: Für mich kann ich feststellen, dass die schlimmsten Gedanken und schwärzesten Momente da entstehen, wo man kein Licht hinlässt, wo man nicht mit anderen spricht, wo man die Dinge nicht mehr mitteilt, weil sie angeblich zu düster sind. Ich wollte raus aus dem selbst gebauten Depressionsgefängnis, wollte mich mitteilen. Der ganze Text ist in der Depression entstanden, also in der Zeit, wo man keine richtigen Geschichten hat, sondern alles nebeneinander und hintereinander existiert und dann abgearbeitet wird – das Buch hat mir gutgetan, weil ich wieder etwas formen konnte. Es ist so, dass ich der Welt nicht sagen kann, wie sich eine Depression anfühlt, sondern nur wie sich meine Depression anfühlt. Und ich habe gedacht, ich bin ein megaprivilegierter Depressiver, ich habe ganz viele Leute in der Klinik kennengelernt, die nicht offen über ihre Krankheit sprechen konnten, die sich nicht getraut haben, mit Kollegen darüber zu reden, es der Familie zu erklären – ich wiederum hatte nur Leute um mich herum, die das zwar nicht unbedingt verstehen, dem gegenüber aber aufgeschlossen waren. Auch hier bei der Arbeit habe ich meine Chefin angerufen und habe sofort gesagt, ich habe einen Burn-out. Mit diesen Privilegien kann ich offen darüber sprechen. Ich glaube, man kann nicht genug über Depressionen schreiben, gerade jetzt, beim Zustand der Welt. Es gibt Menschen, die haben einfach so Depressionen, es gibt Menschen, die bekommen Depressionen aus ganz konkreten Gründen, und ich denke, gerade jetzt, in diesem Winter und in den nächsten Jahren, wird es immer mehr Leute geben, die darunter leiden werden. Wir ziehen gerade eine Generation groß, die auf die Klimakatastrophe zusteuert – dann denken wir, oh, wir kümmern uns nicht so gut um die Kinder in der Pandemie, die leiden, weil sie so viel verpassen und nicht in die Schule gehen können, das stimmt, aber: Es ist noch viel schlimmer. Wir zeigen den Kindern, dass wir auf eine ganze Generation kacken. Weil wir nichts für eine bessere Zukunft tun.

KS: Wie hat sich die Depression bei dir gezeigt, und zwar so deutlich, dass du dir Hilfe suchen musstest?

BM: Ich sag mal: Kapitalismus und meine Depression passen einfach gut zusammen – ich habe mich oft scheiße gefühlt und gedacht, ich arbeite nicht ordentlich genug, irgendwann erwischen sie mich – dann habe ich eben besonders viel und hart gearbeitet und wollte es besonders gut machen. Irgendwann kam dann unser erster Sohn, und in meiner Erinnerung war es so: Der Kleine war anderthalb und dann fangen die Kinder ja an zu kommunizieren und einen zu beobachten, um sich Dinge abzugucken – ich habe selbst gelernt, dass Eltern für ein Kind ja nicht nur die Eltern sind, sondern die ganze Welt, dass man denkt: So sind alle Menschen, genauso. Deshalb habe ich als Jugendlicher auch immer gedacht, ich sterbe mit 21, denn so wie meine Eltern kann ich ja gar nicht werden, das geht nicht, man hat ja dann gar kein Leben mehr. Und dann habe ich mich über den Blick meines Kindes gespiegelt und gemerkt, ich bin ständig überfordert, beruflich lief es nicht gut, ich war sehr aufbrausend, ich habe viel geheult oder an die Decke gestarrt. Ich habe mich wie ein verdammt schlechter Vater gefühlt und mich gefragt, ob der Kleine wohl denkt, dass ich gut und richtig für ihn bin. Bald darauf habe ich einen Nervenzusammenbruch bekommen, an einem ganz normalen Tag. Ich wollte nur die Wohnung aufräumen und später meinen Sohn abholen – aber dann ging nichts mehr, und ich habe eine Weinflasche genommen und die runtergestürzt. Und dann hab ich eine Freundin angerufen, die hat den Kleinen abgeholt, und eine andere Freundin hat mich abgeholt. Am Abend hat sie mich nach Hause gebracht. Und ich dachte, na ja, schlafen und dann gehe ich morgen eben zur Arbeit. Aber am nächsten Tag ging das nicht. Und am übernächsten auch nicht. Und dann lag ich einen Monat zu Hause und schließlich hat ein Freund gesagt, der Psychologe ist: »Hey, du kannst sicher irgendwann einfach wieder zur Arbeit gehen. Aber dann wird das wiederkommen, vielleicht ein Jahr später, und ich glaube, es geht nicht anders, aber du musst da jetzt etwas gegen tun.« Und so bin ich in die Klinik gegangen, 2015/2016 war das, auch vor allem, damit die anderen mich nicht mehr sehen müssen, weil ich mich ja selber nicht mehr ertragen konnte. Ich hatte auch irgendwie Angst, dass meine totale Erschöpfung und Hoffnungslosigkeit ansteckend sein könnten – dass sich die anderen das abgucken könnten. Mittlerweile war ich vier Mal in der Psychiatrie und einmal in einer psychosomatischen Klinik.

KS: Und zwar wegen Depressionen. Zu anfangs hast du aber mit dem Begriff »Burn-out« laboriert – warum?

BM: Burn-out ist ja die goldene Brücke, gerade für Angstperformer, die dann denken: »Ich darf jetzt leiden, ich habe mich total verausgabt und alles gegeben. Ich rieche noch das Blut vom Schlachtfeld, ich habe diese gigantische Wunde und ich lege mich mal eben auf diese Lazarettliege, ruhe mich kurz aus, um dann wieder in die Schlacht zu ziehen.« Ich habe ja auch gedacht, hey, morgen dann wieder Büro. Ich hab überhaupt nicht verstanden, was da mit mir passiert ist. Ich war glücklich, als der Arzt in der Klinik sagte: »Herr Maack, Sie haben eine wirklich schwere, schwere Depression.« Und ich hatte Tränen in den Augen und dachte: »Na, wenigstens das. Da lohnt sich der Klinikaufenthalt ...«

KS: Wie geht es dir heute, zweieinhalb Jahre nachdem dein Buch erschienen ist?

BM: Mein aktuelles Bild zu mir und meiner Erkrankung ist: Ich habe eine Behinderung. Weil die Depression so sehr in meinen Alltag eingewoben ist. Ich glaube, es gibt keinen Moment, in dem dieser kleine schwarze Faden nicht mitläuft. Auch wenn ich ganz glückliche Momente habe, bei Konzerten meiner Lieblingskünstler etwa, auch da ist es so, dass ich den schönen Moment spüren kann, und doch spüre ich zeitgleich auch, dass dieser Moment bedroht ist. Ich habe nun auch tatsächlich den offiziellen Behindertenstatus – ich gelte nun auch auf dem Papier als zu 50 % behindert. Wenn ich jetzt bei der Arbeit bin, erlaube ich mir, auch mal zu sagen: »Ich kann jetzt gerade nicht mehr, mein Kopf hat gerade dichtgemacht, ich mache jetzt was anderes.« Und ich bin sehr froh, dass das auch toleriert wird. Ich weiß manchmal nicht, ob die mich dann so sein lassen, weil ich ich bin oder weil ich krank bin. Beschädigte Ware, die hier so »herumpütschert«, wie meine Oma immer gesagt hat. Aber mir wird signalisiert, dass ich auch mit der Krankheit für gut befunden werde. Weil da immer die depressiven Gedanken sind, macht mein Kopf natürlich daraus: »Wir finden das gut, was du machst – also dafür, dass du beschädigte Ware bist.« Ich denke, dass mich hier niemand mehr für irgendeine Position vorsieht – so ist es halt. Und es ist eben auch einfach so, dass ich so denke, wie ich denke.

Auf Nachfrage fummelt Benjamin seinen Schwerbehindertenausweis aus der Tasche – und gibt sich enttäuscht. Er habe sich mit dem Foto so viel Mühe gegeben, flachst er, habe extra freundlich gelächelt. »Und dann wird das alles so grün eingefärbt, und ich sehe aus wie eine Wasserleiche.« Er lacht und ergänzt: »Na ja, und die tollen Parkmöglichkeiten hab ich auch nicht als Add on, die gibt's wohl erst mit mehr Prozenten. Wobei 50 % Behindertenstatus immerhin nicht nichts ist.« Wieder lacht er. Und da sind wir beim Thema Humor und ich frage ihn, wie wichtig Humor für ihn in der Krankheit ist.

BM: Extrem wichtig! Um die Depression immer wieder vom Thron zu holen, ihr zu sagen, du bist kein Alleinherrscher, kein Familienmitglied, du bist keine Macht, du bist manchmal sogar echt albern und verarschst mich schlichtweg.

Ich frage Benjamin nach seinem Beziehungsstatus. Er hat eine Freundin. Hat er in der Klinik kennengelernt. Und seine Frau hat auch einen neuen Partner. Man habe sich einvernehmlich getrennt. Er ist sich sicher, auch sie habe in den neun Jahren der Krankheit durch die Belastung mit einem depressiven Partner einige Nervenzusammenbrüche erlitten. Ihm stehen Tränen in den Augen, als er sagt, dass es ihm irre leidtäte, dass er seine Frau oft nicht verstanden habe, weil er einfach nur bei sich gewesen sei. Weil sich beide noch gut verstehen, fände er die Trennung zwar traurig, aber richtig. Und er kritisiert einen Moment im Podcast, an dem er sich vor allem im Nachhinein stößt.

BM: Mir ging es zu der Zeit nicht so gut, und ich war mir nicht sicher, ob ich das kann: zu diesem Zeitpunkt mit meiner Frau öffentlich über Liebe reden. Während wir das schließlich doch taten, fand ich alles okay, nur dass der Fachmann, der Professor (Ulrich Hegerl, Vorsitzender der Stiftung Deutsche Depressionshilfe) am Ende dann so unvorsichtig mit dem Begriff »Liebe« hantiert hat, also als wäre das ein Allheilmittel – das fand ich hochgradig gefährlich. Er hat da angeführt, dass es bei soundso viel Prozent der Erkrankten (über 40 %) wegen Krankheitsphasen zu Trennungen komme, und gesagt, in diesen Fällen wäre die Liebe und Zuneigung wohl nicht groß genug gewesen. Gerade mit so einer großen Sache wie der Liebe, die sich ja auch jeder wünscht, die seit 200 Jahren das Gesellschaftsideal ist, so unvorsichtig umzugehen, das fand ich problematisch. Und ich habe mich auch benutzt gefühlt in dem Moment. Denn ja – ich hatte kurz vorher noch zu meiner Frau gesagt: »Und jetzt sag mir noch, dass du mich liebst.« Sie hat das bejaht. Damit war unser Interview beendet. Aber da steckte schon eine große Unsicherheit drin. Da gab es schon die Angst, dass es doch nicht funktionieren könnte.

3 In seinem Buch »Wenn das noch geht, kann es nicht so schlimm sein« schreibt Benjamin Maack von Seite 169 bis zum Ende der Seite 173 nur ein Wort: FUCK. Es steht dort 1665 Mal hintereinander.

Damit ist auch meine Grundstimmung von Anfang April 2020 gut wiedergegeben. Wenige Seiten später schreibt Maack über seine Depression: »(...) ich wünschte, dass diese Krankheit ein verschissener Beinbruch wäre. Dann wüsste ich, wann es angefangen hat, was zu tun ist und wann ich wieder gesund bin. Außerdem könnten die Kinder mit meinen Krücken spielen.«

Im April 2020, nachdem ich Benjamin Maack sozusagen inkognito, als verdeckte Leidensgenossin, interviewt hatte, kam ich abends durchgefroren, körperlich wie seelisch, nach Hause und humpelte durch den Abend. Ohne Gips, dafür mit unsichtbarem Beton an den Füßen. Brachte das Kind ins Bett, schwieg beim Fernsehen neben meinem Mann und weinte mich später bei einer Freundin aus. Bei einer, von der ich wusste, dass sie schon mal in einer Tagesklinik gewesen war – eine private Klinik für Psychosomatik, unweit von Köln. Sie riet mir dringlich, ebendiese Klinik zu kontaktieren, auch wenn ich gesetzlich versichert sei. Weil ich das nicht konnte – Antriebsschwäche, Versagensängste –, rief sie am Tag drauf für mich dort an, und oh Wunder: Es gab eine Kooperation mit meiner Krankenkasse und aufgrund diverser Covid-Erkrankungen einen freien Platz.

Drei Wochen später stand ich ebendort auf dem Parkplatz und hatte zunächst Angst, aus dem Auto zu steigen. Vor dem Haupthaus der Klinik lag ein parkähnlicher Garten, Mammutbäume säumten den Rand, ich wanderte unter den Bäumen hindurch, tätschelte die raue, hellbraune Rinde, schaute nach oben in die Baumkrone und dachte mal wieder an meinen Vater. Bei uns im Garten hatte früher auch ein Mammutbaum gestanden, mein Vater war stolz auf ihn gewesen und hatte ihn mit einer Infoplakette versehen – für Spaziergänger, wie viele Jahrzehnte der Baum schon alt war. Das Erste, was die Käufer meines Elternhauses machten, war, diesen stattlichen Baum zu fällen. Er hätte zu viel Licht geschluckt – so ihre Erklärung.

Nun stand ich unter einem der Klinik-Mammutbäume und ließ die Gedanken kreisen. Wobei es sich wieder einmal so anfühlte, als ließen die Gedanken mich kreisen und schwanken. Was, wenn ich mich nicht wohlfühlen würde in diesem Setting? Was, wenn die Ärzt*innen nicht zu mir passen würden? Was, wenn sämtliche Mitpatient*innen filmreife Psychos wären – und ich womöglich doch zu gesund? Was, wenn man mich überführen würde, als eine, die sich die Probleme nur einbildet – die sich anstellt, eine Theatermacherin? Oder ähnlich bedrohlich: Was, wenn ich herausfinden würde, dass ich mindestens genauso »psycho« wäre?

Ich kaute Fingernägel, ließ meinen Blick schweifen und blieb an einem Typ hängen, der unweit meiner Grübelposition eine E-Zigarette rauchte. Ein großer Kerl mit liebem Gesicht, in Jogginghose und schlabbrigem T-Shirt mit Aufdruck. Zu sehen waren darauf die Silhouetten eines Herrchens mit Hund an der Leine und darunter der Schriftzug »Der mit dem Hund geht«. Ich musste lächeln. Gerade war auch ich noch mit dem Hund gegangen. Und nun ging ich zu diesem Typen, der mir freundlich zunickte.
»Na?«, sagte er, und ich gab ein »Na?« zurück und fragte: »Auch hier in der Klinik?«
»Ja, Tagesklinik. Und du?«
»Ich auch, ab heute für vier Wochen.«
»Vier Wochen? Das ist aber wenig. Ich bin seit drei Monaten hier ...«
»Oh, krass. Hilft es denn?«
»Geht so, ich bin aber auch ein harter Fall.«

Freundliches Lächeln, Zug an der Zigarette, von mir betretenes Schweigen.

»Na denn. Geh' ich mal rein ...«, sagte ich.

Und er: »Ja, geh du mal rein – wir sehen uns. Spätestens beim Mittagessen.«

Und ich ging rein. Und erlebte die besten Wochen seit Ewigkeiten. Tatsächlich nicht vier, sondern schlussendlich neun.

RONJA VON RÖNNE

4 »Und dann ging nichts mehr. Depression, ausgebrannt, weitermachen, Zweifel, wegfeiern, Selbsthass, alles hat sich verbündet und mich vor ein paar Tagen in die Klapse geweht. Da bin ich gerade und werde es noch eine Zeit sein. Ich hab mir überlegt, ob ich das teile, aber warum denn eigentlich nicht. (...) Ich weiß, dass es einigen exhibitionistisch erscheinen mag, so Privates zu teilen, aber ich hoffe sehr, durch all das auch anderen den Mut zu geben, sich Hilfe zu suchen.«

Das ist ein Post der Autorin und Moderatorin Ronja von Rönne, vom 1. Februar 2019. Sie hat ihn mit dem Bild eines zugefrorenen Weihers versehen. Ansonsten schaut sie einem auf ihrem Instagramkanal mal verwuschelt-lässig, mal make-up-verschmiert-cool, selten perfekt gestylt und immer schmollmündig an – weil sie eben diese tollen Lippen von Natur aus hat, die sich andere mühsam spritzen lassen. Ihr Lachen, das sie ebenfalls häufig zeigt, ist umwerfend. Und: Sie besticht mit intelligenten, in aller Kürze wortgewaltigen, schmissigen, mal leicht, mal schwer ironischen, oft sehr lustigen Texten. Bis zum Erscheinungstermin ihres Romans »Ende in Sicht« 2022 lässt sie in ihren Posts auch immer wieder aufscheinen, wie schwer es ihr fällt, das neue Buch zu schreiben. Im September 2019 verkündet sie auf Insta, dass die ersten dreißig Seiten geschafft wären, »nach JAHREN des Scheiterns nach der ersten Seite«. Im Januar 2021 schreibt sie von Selbstzweifeln, ungesunden Vergleichen mit anderen und davon, dass ihr Buch immer noch nicht fertig sei. Und kurz bevor der Roman Anfang 2022 in den Läden liegt, davon, dass »viel rumgeheult wurde«, während des Schreibens – und schließlich auch bei der Veröffentlichung. Auch dazu gibt es ein Bild von ihr auf Insta, mit verweinten Augen, schiefem Lächeln und dem Buch in der Hand. Sie selbst sagt: »Es ist ein Buch für alle, denen das Leben Scheißkarten austeilt, und die trotzdem weitermachen. Bluffen. Klammern. Hoffen. Wie wir alle.«

Der Klappentext gibt an, dies sei »eine Geschichte von all den guten Gründen zu sterben und von all den viel besseren, am Leben zu bleiben«. Es ist die Geschichte von Hella, einer ehemaligen Schlager-Ikone, die ihrem Leben in der Schweiz ein Ende setzen will und auf dem Weg dorthin die Jugendliche Juli kennenlernt – weil diese ihr auf die Motorhaube stürzt. Es beginnt ein Roadtrip zweier lebensmüder Frauen. Das Buch liest sich erstaunlich leicht. In ihrer Danksagung schreibt von Rönne: »Obwohl dieses Buch sicher nicht ohne meine eigenen Erfahrungen mit dem Thema entstanden wäre, gebührt der Depression ganz sicher kein Dank. Vor allem ist dieses Buch nämlich nicht wegen, sondern trotz dieser Scheißkrankheit entstanden (...).«

Als ich Ronja im Sommer 2022 zum Zoom-Interview treffe, trägt sie ihre Haare wie so häufig locker hochgesteckt, ist ungeschminkt und im Vordergrund eines Hochbetts platziert, um dessen Pfosten sich eine Lichterkette rankt. Sie wohnt zu jener Zeit bei Freunden, weil sie sich von ihrem Mann getrennt hat. Hin und wieder trinkt sie aus einer Flasche Orangensaft. Später erzählt sie mir, sie habe das auch mit 17 Jahren auf einer Party gemacht, Orangensaft getrunken. Der sei allerdings bis oben hin mit LSD versetzt gewesen. Das habe sie, die bis dahin noch keine Drogenerfahrung gehabt hatte, schwer aus der Bahn geworfen, eine Panikstörung sei die Folge gewesen, und die sei wohl auch die Vorstufe zu ihrer ersten schweren depressiven Episode gewesen.

KS: Du beschreibst deine Depression als »das Diffuse« – warum dieser Begriff?

RvR: Ich glaube, es ist diese Unbegreiflichkeit, die dieses Wort ganz gut trifft. Es ist auf nichts mehr Verlass. Es ist nicht mehr auf die Zeit Verlass und auch nicht auf die Realität. Es ist auch auf die Dinge, die dir Freude bereiten, kein Verlass mehr. Und deswegen taumelt man auf einmal sehr, sehr alleine durch die Tage. Zum Beispiel liebe ich Pasta, und wenn mir Pasta in der Depression nicht mehr schmeckt, dann denke ich mir: »Oh nein, wenn mir Pasta nicht mehr schmeckt, was ist dann noch echt? Das ist doch sonst immer so!« Und dann macht es panisch und sehr, sehr, sehr hoffnungslos. Außerdem fühlt es sich so uferlos an. Es hat was von Ertrinken und Strampeln, aber man weiß eigentlich gar nicht, wohin man schwimmen soll, weil man in der kompletten Orientierungslosigkeit gefangen ist. Man strampelt, aber das Wasser ist so grau wie der Himmel und man merkt den Unterschied überhaupt nicht mehr. Ich finde auch das Bild von Sylvia Plath mit der Glasglocke nicht schlecht. Es wird alles sehr beige und sehr dumpf und sehr freudbefreit. Es verunmöglicht alles. Es dringt auch einfach nichts mehr durch, wie es eigentlich sollte. Das macht mich in der Depression immer wahnsinnig panisch. Und es ist wahnsinnig frustrierend, das als depressiver Mensch jemand anderem begreiflich machen zu wollen. Es ist fast unmöglich. Und je privilegierter man ist, desto schwieriger wird es. Je besser dein Leben von außen aussieht, desto schwieriger wird es, eine Depression zu vermitteln. Und ich glaube, da ist das Diffuse ein Zugeständnis im Sinne von: »Ich erkläre es gar nicht erst. Es ist diffus. Ich kapier's ja auch nicht so.« Ich glaube, das fängt es ganz gut ein. Und es entdramatisiert ein bisschen. Damit kann das Außen vielleicht besser umgehen.

KS: Warum hast du dich überhaupt entschieden, aus der Klinik heraus zu schreiben?

RvR: Ich hatte eigentlich wahnsinnig viele Termine, zu der Zeit, als ich in die Klinik kam. Ich bin da ziemlich spontan gelandet. Ich kam sozusagen direkt aus dem Bett, wo ich mich nicht mehr von links nach rechts drehen konnte, und meine Freunde haben mich dann in die Klinik gekarrt. Also ohne die weiß ich auch nicht, wo ich jetzt überhaupt wäre. Und dann hieß es im Verlag: »Was sollen wir denn sagen, wo du bist?«, und die haben vorgeschlagen: »Vielleicht ein familiärer Notfall?« Und dann hab ich gesagt: »Leute, ich bin der familiäre Notfall.« Ich fand es ziemlich albern von mir, da nicht offen mit umzugehen, gerade weil ich das eigentlich auch von anderen verlange. Also dazu zu stehen, was man denkt, wer man ist. Es war also nur ein konsequenter Schritt, der sich jetzt auch gar nicht so krass für mich angefühlt hat. Es gab auch nur positive Kommentare darunter. Wobei ich natürlich weiß, dass ich privilegiert bin, weil ich in einem Umfeld arbeite, in dem psychische Erkrankungen nun wirklich nicht fremd sind. Also Schriftstellerin zu sein und Depressionen zu haben – das ist nicht die originellste Paarung, die es gibt. Und ich glaube, da fühlen sich auch alle etwas verpflichtet, besonders verständnisvoll zu sein. Dieses bisschen Prominenz, das gibt mir schon irgendwie Sicherheit, dass ich mich da so anders ausdrücken kann, wie ich es tue und so. Wobei es ja auch ganz viele gibt, die das Gefühl haben, sobald sie etwas bekannter sind, müssten sie irgendeinen Teil von sich verstecken. Das habe ich nie gemacht. Das war, glaube ich, eine nicht bewusste, aber recht weise Entscheidung. Denn sonst wird es ziemlich anstrengend. Wenn du dir zu diesem Fulltime-Job Depressionen auch noch das ewige Depression-Verstecken draufschaffst, dann wird es, glaube ich, wirklich schwierig.

KS: Hat es dir geholfen, die Krankheit offen zu thematisieren?

RvR: Das öffentlich zu machen, diente dazu, mir das Leben leichter zu machen. Und ja, das funktioniert tatsächlich. Ich komme dadurch wieder an die Macht – kann mein eigenes Narrativ annehmen. Ich kann entscheiden und sagen: »Ich habe das, ich bin das.« Und ich kann so das Leben leben, das mir selbst entspricht. Sogar mit Humor darüber schreiben. Gerade mit Humor! Humor gewinnt die Deutungshoheit über die Krankheit. Humor ist eine Emanzipation von der Realität, in die man geworfen wird. Und deswegen hilft mir Humor wahnsinnig. Und mir helfen auch andere Leute, die humorvoll über dieses Thema sprechen. Ich glaube, Humor ist dafür gedacht, die unbegreiflichen Sachen aufzugreifen und nicht die Sachen, die eh schon lustig sind. Humor ist eines meiner wichtigsten Werkzeuge. Super, super wichtig, überlebenswichtig.

KS: Kannst du denn gut mit der Depression leben? Denn die war durch den einen Klinikbesuch ja nicht weg – du warst 2022 nochmals in stationärer Behandlung …

RvR: Das ist eine Frage, die ich unterschiedlich beantworten würde, je nachdem … Jetzt würde ich sagen, man kann super damit leben. Ich bin ja auch medikamentös eingestellt. In Momenten von totaler Krise würde ich wiederum sagen, man kann überhaupt nicht damit leben. Und ciao! Das Komische ist auch, dass ich diese Depressions-Amnesie habe. Also jetzt, wenn es mir ganz gut geht, kann ich mich auch nicht mehr richtig reinversetzen in diese Zeiten, wo gar nichts mehr geht. Und wenn gar nichts mehr geht, dann kann ich mir nicht vorstellen, dass es irgendwann wieder besser wird. Dabei bin ich durch diesen Zirkus schon so oft durchgegangen. Ich glaube mir in der Krise aber leider meine negativen Gedanken und Gefühle, auch wenn ich sie intellektuell auseinandernehmen könnte. Es ist extrem schwer für mich, und ich würde die Frage wahrscheinlich in einem halben Jahr anders beantworten.

KS: Wolltest du schon einmal sterben?

RvR: Ja.

Ronja nimmt einen großen Schluck aus der Orangensaftflasche.

KS: Und wie bist du damit umgegangen?

RvR: Ich habe es nicht gemacht. Meine Suizidalität hat mich immer begleitet. Ich glaube, das ist typisch bei Leuten, die wie ich sehr begabt sind im Katastrophisieren. Es war nie ganz konkret, aber immer präsent. Auch hier diffus. Ich denke, dieser Wunsch zu sterben ist aber auch nicht wirklich der Wunsch, tot zu sein. Sondern es ist der Wunsch, dass es aufhört. Was auch immer dieses »Es«, dieses Diffuse, ist. Denn eigentlich liebe ich mein Leben, wenn ich dazu fähig bin. Aber ich glaube, es ist genau wie bei Schmerzpatienten, die dann einfach nicht mehr können. Die wollen auch leben. Aber es ist halt kein Leben in dem Moment. Man möchte mit dem Zustand Schluss machen, nicht mit dem Leben. Also ich habe da auch mal mit meiner Mutter darüber gesprochen, so über das Thema Suizid generell. Und sie hat dann gesagt: »Wusstest du, dass es Menschen gibt, die NIE daran denken, sich umbringen zu wollen?« Und ich so: »Echt?« Und sie: »Jaja, das ist normal.« Das verblüfft mich sehr. Ich denke das nämlich ziemlich oft.

Ronja lacht ihr dunkles Von-Rönne-Lachen. Und ich bin erstaunt, dass sie mit ihrer Mutter derartig reden kann. Ich erfahre, dass auch die Mutter an Depressionen leidet. Als Kind habe Ronja die Tage, die ihre Mutter hauptsächlich im Bett verbrachte und dort höchstens las und Chips aß, »Chipstage« genannt. Es sei normal gewesen für die Familie, allerdings habe niemand damals von »Depressionen« gesprochen. Ihr sei das auch nicht weiter negativ aufgefallen, zumal die Mutter über weite Strecken so wie sie gewesen sei: laut und hochfunktional. Heute spreche man in der Familie offen über die Krankheit, »wie über andere Krankheiten, aber eher ungern«, und auch ihr Bruder sei erkrankt und aus Zufall sogar auf dasselbe Antidepressivum eingestellt. In einem Instagrampost mit Foto von ihr und »Brudi« schreibt Ronja: »Bei uns hat sich die Genetik leider stärker durchgesetzt als die Erziehung.« Mir sagt sie: »Das spricht für mich dafür, dass ich kein Kind kriege ...« Ich muss schwer schlucken.

KS: Auch du funktionierst scheinbar über weite Strecken super. Wie funktioniert bei dir Arbeiten mit und trotz Depression?

RvR: Gar nicht. Was man fürs Schreiben braucht und überhaupt in vielen kreativen Berufen, ist eine Art von Selbstbewusstsein, das nicht die ganze Zeit sagt: »Jeder Satz, den du schreibst, ist Müll.« Sondern man muss sich jedes Mal trauen. Und in der Lage bin ich dann einfach nicht. Deswegen ist es richtig frustrierend. 2019, bei meinem ersten Mal in der Klinik, habe ich überhaupt nicht drüber nachgedacht, dass ich jetzt eine Depression habe, ich dachte mir nur die ganze Zeit: »Gott, ich kann nicht schreiben, ich kann nicht schreiben, aber ich will das Buch schreiben, ich muss jetzt das Buch schreiben.« Ich weiß noch, dass ich da in die Klinik gekommen bin, und das Erste, was ich gesagt habe, war: »Ich bin nur hier, damit ich wieder schreiben kann.« Ich denke, das ist nicht nur auf kreative Berufe beschränkt, ich glaube, das ist generell ein Teufelskreis: Depressiv Erkrankte denken, man kann gerade nicht, das findet man dann ganz schlimm, dann schraubt es sich weiter, man denkt, man kann überhaupt gar nichts und nie mehr irgendwas – und dann wird es erst richtig, richtig schlimm. Also in der ganz, ganz schweren Depression ging bei mir tatsächlich nichts mehr. Da hatte ich überhaupt keine Kraft mehr, körperlich. Wenn ich zum Kühlschrank wollte, bin ich da irgendwie so hingerobbt. Und hab zwischendurch Pause gemacht. Und meine Wohnung ist nicht groß. Also es war wirklich richtig schwer damals. Überleben ist dann ein Vollzeitjob. Letztlich denke ich, war es gut, dass mein Körper einen Riegel vorgeschoben hat. Sonst hätte ich immer weitergemacht.

KS: War das so auch beim zweiten Mal?

RvR: Jein. Ich wollte unbedingt, dass »Ende in Sicht« ein Bestseller wird. Das war irgendwie total wichtig. Ich wollte, dass es gut ankommt, es war irgendwie so mein Beweis: »Wenn das Buch klappt, dann schreibe ich weiter, und wenn nicht, dann nicht.« Also ich hatte da wahnsinnig viel hineinprojiziert, auch weil es ja irgendwie mein Thema behandelt. Und dann war es so, wie es viele aus anderen Kontexten kennen, zum Beispiel beim Abi oder so: Nachdem man etwas geschafft hat, wird man krank. In die Ruhe hinein. Und so war es bei mir auch. Alles ist gut gelaufen, und dann konnte ich mir das auch einmal leisten, in eine Depression zu verfallen.

Ronja stockt, überlegt kurz und setzt dann nach: »Ich kann es mir leisten« – an sich ja ein total bescheuerter, spätkapitalistischer Begriff. Aber den habe ich bei mir so benutzt. Ich kann mir jetzt den Zusammenbruch leisten. Und dann ist er auch brav gekommen. Dieses Denken scheint mir bleiern in die DNA gegossen. Dieser komische Leistungsgedanke, den meine Familie mir definitiv nicht eingeimpft hat. Das habe ich einfach in mir. Ich war immer schon extrem ehrgeizig, und brauchte so Beweise für mich, dass ich Stationen erreicht habe. Vielleicht ist das ja auch gut, sonst hätte ich womöglich gar nichts geschafft. Hm, ich weiß nicht. Eher ein zweischneidiges Schwert.

KS: Nun hast du öffentlich sichtbar schon viele Stationen erreicht, hast schon viele Erfolge gefeiert – kamst du dir dadurch manchmal komisch vor, in der Klinik? So als wärst du undankbar und dein Leid irgendwie überzogen?

RvR: Ja, tatsächlich. Da war in der Gruppentherapie eine Frau, direkt an meinem ersten Tag, die hat gefragt, warum ich denn bitte da sei. Sie sagte, meine Anwesenheit werfe sie in ihrer Therapie zurück, weil sie jetzt wieder total neidisch sei. Ich bin dann rausgelaufen, hab komplett geweint, weil ich dachte: »Die Frau hat total recht, sie hat recht, denn ich habe ja alles und trotzdem ist es so schlimm.« Ich habe ja wirklich extrem viel, habe ein wirklich sehr volles, sehr, sehr schönes Leben. Ich bin auch ein fröhlicher Mensch. So an sich. Ich habe nur eine Diagnose, die das ab und zu unsichtbar macht. Ich dachte dann einmal mehr: »What the fuck – warum denn ich!?«

KS: Und dann?

RvR: Dann hab ich mich wieder eingekriegt. Intellektuell weiß ja jeder, dass man eine Depression nicht begründen muss und dass es jeden treffen kann. Und ich weiß auch, dass Erfolg mich nicht davor schützt, irgendwann wieder in der Klinik zu sein. Mit meinem Hang zum Katastrophisieren könnte ich die ganze Zeit denken: »Es hört nie auf. Es ist höchstens mal für ein paar Tage und ein paar Wochen ruhig und dann geht es wieder los. Und dann sitze ich wieder hier in der Klinik.« Aber das ist so wenig proaktiv. Es wäre dann so, als würde es mir einfach so passieren. Ich möchte aber selber passieren. Deshalb habe ich auch auf Instagram geschrieben: »Diesmal versuche ich die Klinik nicht als Endstation, sondern als Startpunkt zu sehen.« Ich scheitere da zwar immer wieder dran. Und doch hilft es mir, es »Startpunkt« zu nennen. Von da aus kann man losgehen. Aktiv. In der Endstation, da landet man passiv. Ich mag das überhaupt nicht, dieses Passive, wenn mir etwas nur passiert und ich nichts dagegen tun kann, das lähmt mich extrem.

KS: Wenn du jetzt sagst, du läufst vom Startpunkt los – hast du eine Ahnung, wohin?

Ronja lächelt und antwortet: »Weiter. Immer weiter. Egal wohin, Hauptsache, es ist die eigene Entscheidung. Der Weg ist das Ziel. Ich glaube, es ist tatsächlich so. Wohin man dann läuft, ist eigentlich egal, aber man läuft und man wird nicht getrieben, sondern man geht und läuft. Aus eigenem Antrieb.«

5 In der Klinik, die ich im April 2020 betrat, brauchte ich die ersten vier Wochen, um loszulassen: Meine Vorurteile und auch meine Komplexe – wobei Komplexe ja nichts anderes sind als Vorurteile über das eigene Ich.

Ich dachte, ich würde Menschen treffen, die mit strähnigen Haaren und verweinten Augen über den Flur schlurfen oder vor sich hin starren, denen die T-Shirts nachlässig aus der Jogginghose hängen und denen es kaum möglich sein würde, jeden Morgen pünktlich zur Morgenrunde zu erscheinen. Tatsächlich traf ich Menschen, die jeden Tag ordentlich angezogen und gestylt im Sitzkreis Platz nahmen, die zuvor ein bis vier Kindern die Pausenbrote geschmiert hatten und im Alltag Jobs nachgingen, die sie forderten: Ich traf Manager*innen, Wissenschaftler*innen, Lehrer*innen – sprich: eine Klientel, die sich eine private Tagesklinik leisten konnte, ob sie nun zuzahlten oder den kompletten Preis von ein paar Tausend Euro auf die private Krankenkasse abwälzen konnten. Manche hatten schon Therapien hinter sich, auch stationär, manche waren wie ich zum ersten Mal in einer Klinik. Alle waren freundlich und zugewandt, und beim Mittagessen war die Truppe manchmal so ausgelassen wie eine Schulklasse auf Klassenfahrt. Sowieso wurde recht viel gealbert und gelacht – vor allem Neuankömmlinge wie ich kompensierten aufkommendes Schamgefühl bei verwackelten Qigong-Übungen im Park mit Albernheit. Und so turnten (Körpertherapie), trommelten (Musiktherapie) und pinselten (Kunsttherapie) wir miteinander, und ich war verblüfft, wie vielen, ja förmlich allen Leuten ich die psychische Erkrankung nicht ansehen konnte. Ich schämte mich für meine Klischeevorstellungen.

Ich schämte mich generell viel. Wenn bei der Morgenrunde gefragt wurde, wie wir unseren Schlaf der letzten Nacht benoten würden, und ich die Einzige war, die eine 1–2 vergab. Alle anderen verteilten Vierer. A., »der mit dem Hund geht«, drei Hunde zu Hause hatte und tatsächlich jeden einzelnen Tag Hundeshirts trug, vergab durchgehend Sechser. Kaum Schlaf, jede Nacht. Als Soldat hatte er in Kriegsgebieten gedient und bereits zig Therapien zur Traumabewältigung absolviert – bislang mit wenig Erfolg. B. und C., die auch in meiner Gruppentherapie saßen, waren in ihrer Kindheit schwer misshandelt worden, D. hatte seine Frau jahrelang gepflegt und dann doch an den Krebs verloren, und E. war seit Jahren arbeitslos, weil sie alle Zeit in die Pflege ihrer despotischen Mutter investierte. Und ich? Ich traute mich anfangs kaum, etwas in der Runde zu sagen. Ich war Fernsehmoderatorin, Zirkuspferd und in den ersten zwei Wochen betont gut drauf –

so wie ich es gewohnt war und gelernt hatte. Nur in der Einzeltherapie wagte ich ab und zu, das andere Gesicht zu zeigen. Und wurde bestärkt darin, dass ich das darf. Dass auch ich mein Leid ernst nehmen darf. Dass ich ich sein darf, in allen Farben. Und damit offen traurig, wütend und raumgreifend, ohne unterhalten zu wollen. Langsam tastete ich mich an die Krankheit heran, langsam sah ich ein, dass es eine Krankheit war und ich mitten drinsteckte. Und ich schnappte ein Wort auf, das im Kontext der Therapien und Gespräche häufig fiel: »Impostor-Phänomen«.

SABINE MAGNET

6 *»Ich habe manchmal das Gefühl, ein Hochstapler zu sein, ich weiß nicht genau warum. Es ist wie ein Schwert, das über mir schwebt, ein Gerücht, eine Andeutung. Mir wird oft schlagartig klar, was für ein Schwindler ich war, schon viele Tausend Mal.«*[15]

Ich liebe Tocotronic. Und diese Zeilen aus dem Bonustrack »Über mich« haben es mir schon lange angetan. Als Zirkuspferd, das einst in der Arbeiterklasse losgetrabt war und mittlerweile durch die Manege der Hochkultur galoppierte, habe ich mich oft wie eine Hochstaplerin gefühlt. Und als depressiv Erkrankte in der Klinik ebenfalls. Ich habe lange damit gehadert, ob ich wirklich das Recht habe, mich behandeln zu lassen. Oder ob ich mich nicht besser »zusammenreißen« sollte. Benjamin Maack spricht mir in seinem Buch mit folgenden Sätzen aus der Seele: »Ich habe keine Gründe, nur Wehwehchen. Ich dürfte gar nicht hier sein. Eigentlich ist es noch bescheuerter. Ich müsste gar nicht hier sein, ich könnte zu Hause sein und mein glückliches Leben leben, wenn ich nicht so ein Idiot wäre.«

An anderer Stelle spricht er von sich als »Journalisten-Schauspieler«, weil er sich auch in der Redaktion falsch vorkam. Da haben wir es wieder: zu krank für den Alltag, zu gesund für die Klinik. Ein Dilemma, das sich echt anfühlt. Weil es glaubwürdig eingeflüstert wird, von den Propagandisten, die die Krankheit im Hirn losschicken. »Sie haben ganz schön viele Fake News im Kopf«, sagte mir der Klinikpsychiater schon im Aufnahmegespräch und dann: »Ist ganz normal bei Ihrem Krankheitsbild.« Na toll. Ein Trump im Kopf. Und ein paar seiner Klone obendrein. Eine ganze Armee von Trumps, die durchgehend twittert.

Auch das Impostor-Phänomen, also Hochstapler-Phänomen, nährt sich von verzerrter Wahrnehmung. Man überschätzt das Können und die Eigenschaften anderer Menschen – und unterschätzt die eigenen Fähigkeiten. Wenn sich von diesem Phänomen betroffene Menschen mit anderen vergleichen, schneiden sie selbst immer schlechter ab, egal in welchen Bereichen. Menschen, die Impostorismus erleben, haben das Gefühl, sich ihre eigenen Erfolge erschlichen zu haben: Sie halten sich für Betrüger*innen, die Kompetenz nur vortäuschen. Die Angst, als Hochstapler*in enttarnt zu werden, ist ebenfalls eine Komponente der Impostor-Erfahrung. Bei manchen ist es nur punktuelle Panik, während andere permanent ein latentes Angstgefühl mit sich tragen. Egal, wie viel Erfolg sie haben.

Es gibt Schätzungen, dass 70 Prozent der Bevölkerung mindestens einmal im Leben eine Impostor-Episode erleben – es betrifft sämtliche Klassen, Schichten und Bildungsstände. Im ICD wird das Impostor-Phänomen nicht aufgeführt, es ist also keine Krankheit oder Störung. Es kann aber schwerwiegende psychische und körperliche Auswirkungen haben, die als Krankheiten gelten. Das alles entnehme ich dem Buch, das die Autorin und Poetin Sabine Magnet 2018 über das Phänomen geschrieben hat, ein durch und durch fundiertes Werk, das erste deutschsprachige populäre Sachbuch zu diesem Thema. Es heißt »Und was, wenn alle merken, dass ich gar nichts kann?«.

Und auch Sabine Magnet treffe ich auf dieser Reise durch die verschiedensten Depressionsgeschichten. Weil es Schnittmengen zwischen dem Impostor-Phänomen und Depressionen gibt. Ich spreche mit Sabine per Zoom, sie sitzt in München, ich in Köln.

KS: Inwiefern gehen Depressionen und Impostor-Gefühle miteinander Hand in Hand?

SM: Viele Studien besagen, dass Impostor-Gefühle, wenn man sie eine lange Zeit hat, depressive Phasen auslösen können. Dieses Gefühl, nicht gut genug zu sein, und die Angst, dass die anderen das irgendwann checken, dieses permanente Gehetztsein, dieses permanente Sich-nicht-Wohlfühlen, das ist enorm stressig. Wir denken, wir müssen die Erwartungen, die andere an uns haben, immer erfüllen. Um zu erkennen, was man eigentlich selbst für Erwartungen an sich hat, was man selbst will oder braucht, müssen manche scheinbar erst durch den Schmerz gehen. Natürlich gibt es Menschen, die eine gute Verbindung zu sich selbst haben und ihre eigenen Bedürfnisse kennen, viele andere haben das aber nicht – wir bekommen es auch oft nicht beigebracht. Durch den Erwartungsdruck haben viele ein erhöhtes Stresslevel, durchgehend, und was der Körper und die Seele mit Stress machen, ist höchst individuell – manche kratzt das kaum, andere bekommen Neurodermitis oder eben Depressionen. Zudem ist das Gefühl der Selbstwirksamkeit sowohl bei Impostor-Phänomen-Betroffenen als auch bei Depressiven gleichermaßen niedrig. Du hast das Gefühl, als könntest du rein gar nichts an deinem Zustand verändern.

KS: In deinem Buch lässt du durchblicken, dass du hin und wieder selbst dem Impostor-Phänomen erliegst. Hast du auch mit Depressionen zu tun?

SM: Ich habe Gefühle immer sehr intensiv empfunden. Seit 2017 weiß ich auch, warum meine Ausschläge nach oben und unten oft stärker sind als bei anderen: Ich habe ADHS. Durch die Diagnose kann ich mir meine Probleme mit Emotionsregulierung erklären und ihnen entgegenwirken. Zuvor habe ich nie verstanden, warum ich so bin, warum meine Gefühle mich überwältigen, warum ich manche Dinge nicht hinbekomme, so ein schlechtes Zeitgefühl habe. Mich hat das fertiggemacht, ich dachte immer, ich bin falsch, und hatte immer das Gefühl, mein Potenzial nicht auszuschöpfen. Das führte zu depressiven Phasen. Depressionen und Angstzustände können Komorbiditäten von ADHS sein, sodass sie als Begleiterkrankung auftreten. Es kann aber auch sein, dass Depressionen eine Folgeerscheinung von ADHS sind. Nicht selten bekommen Patienten und Patientinnen eine Depressionsdiagnose, obwohl der eigentliche Grund für das Leiden eine Aufmerksamkeitsdefizitstörung ist. Behandelt man in solchen Fällen erfolgreich die ADHS, verschwindet auch die Depression. Leider wird ADHS aber oft nicht erkannt und so werden Menschen manchmal jahrelang falsch behandelt.

KS: Hat es dir geholfen, eine Diagnose zu bekommen, oder hast du dich dadurch in eine Schublade gesteckt gefühlt?

SM: Mir hat die Diagnose schon sehr geholfen, weil ich weiß, ich bin nicht falsch, es ist okay, mich so zu fühlen, das hat alles einen Grund. Natürlich finde ich es auch manchmal blöd, dass mein Gehirn so anders funktioniert, weil es anstrengend sein kann, damit zu leben. Aber mit dem Wissen konnte ich Wege finden, damit umzugehen. Und manche Aspekte daran sehr schätzen zu lernen.

KS: In deinem Buch hast du 2018 prophezeit: »Die Impostor-Epidemie steht vor unserer Tür« – wie blickst du da jetzt drauf?

SM: Unsere Gesellschaft bietet den perfekten Nährboden für Impostor-Gefühle. Wir haben keine wirkliche Fehlerkultur in Deutschland, es gibt zwar hie und da sogenannte Fuck-up-Nights und ein paar Ansätze in Startups für einen besseren Umgang mit Fehlern und Scheitern, aber das erreicht nicht die Masse. Social Media ist allgegenwärtig und somit auch das ständige Vergleichen mit Menschen, die beispielsweise ähnlich alt und in derselben Bubble sind, aber wesentlich erfolgreicher und toller wirken. Es ist erwiesen, dass die bloße Interaktion mit Social Media schlecht für die mentale Gesundheit ist. Und dann ist unser gesamtes System am Bröckeln. Wir kommen aus einer Pandemie, die hat uns sehr verletzlich gemacht – selbst wenn man nicht finanziell bedroht war. Und mit diesem ganzen Wahnsinn um uns herum, Krieg hier, scheiternder Kapitalismus da, der erstarkende europäische Faschismus dort, dann noch die Klimakrise – es ist doch kein Wunder, wenn man sich als denkender, fühlender Mensch in so einem Umfeld schlecht fühlt. Und da sind noch nicht mal die persönlichen Probleme inkludiert. Ich sehe es kritisch, dass Depressionen und Impostor-Gefühle immer als individuelles Problem gesehen werden, als Problem, das dieser eine Mensch hat, weil er eben in einer blöden Situation steckt, zu sensibel ist oder die falschen Gene hat. Tatsächlich ist aber doch die ganze Welt krank. Und wie soll man in einer kranken Gesellschaft gesund bleiben? Das kleine Glück lässt sich vielleicht punktuell genießen, aber im Hintergrund schwelt immer der Weltuntergang. Da den Absprung zu schaffen und nicht dauerzugrübeln ist wahnsinnig schwer. Manchen gelingt es, sie blenden aus, betäuben mit Arbeit, Drogen, Social Media. Andere werden in den Abgrund gerissen. Bekommen Ängste oder Depressionen.

KS: Du schreibst Gedichte auf Bestellung – wenn du »Poetry to Go« veranstaltest, setzt du dich bei Events an deine Schreibmaschine und Leute kommen zu dir, um sich ein kurzes Gedicht zu einem beliebigen Thema zu wünschen. Das schreibst du dann innerhalb kürzester Zeit. Hast du auch während der European Championships in München im Sommer 2022 gemacht. Und du sagst, du seist erschrocken, weil so viele Leute, vor allem junge Leute, Gedichte zum Thema Depressionen haben wollten. Sind die Menschen auf der Suche nach Sprache, um große Gefühle auszudrücken?

SM: Ich denke, sie sind auf der Suche nach Hoffnung und danach, gehört und gesehen zu werden, damit sie sich nicht so allein fühlen, während sie so etwas durchmachen. Das Gedicht ist ein Medium dafür, dass jemand Zeuge ist. Das ist einfach eine gute Möglichkeit, einer Außenstehenden, einer Fremden, die man nicht nervt und die noch kein Bild von einem hat, von sich selbst zu erzählen. Ich frage: »Gibt es ein Thema, das dich beschäftigt? Nach was suchst du? Wonach ist dir gerade?« Und dann erzählen die Leute neuerdings relativ flott und sehr offen Sachen wie: »Ich bin vor drei Wochen aus der Psychiatrie entlassen worden und hatte eine Depression.« Und dann frage ich weiter: »Okay, was brauchst du von dem Gedicht, wie soll es dir dienen?« Und die meisten sagen tatsächlich: »Ich brauche Hoffnung, ich brauche Motivation, etwas, das ich an den Kühlschrank hängen kann, das mich daran erinnert, dass es okay ist. Dass es wieder bergauf gehen wird.«

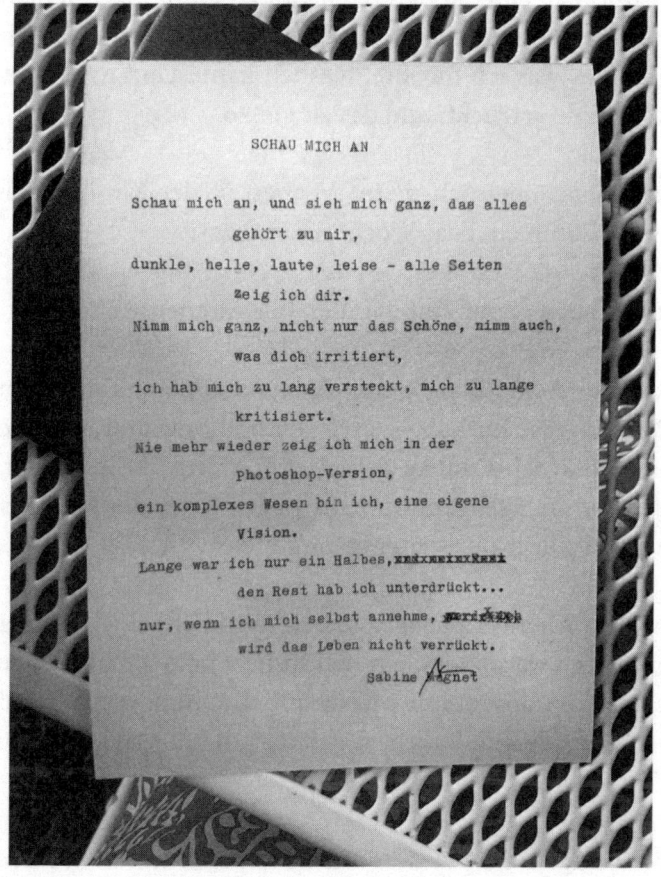

SCHAU MICH AN

Schau mich an, und sieh mich ganz, das alles
gehört zu mir,
dunkle, helle, laute, leise - alle Seiten
zeig ich dir.
Nimm mich ganz, nicht nur das Schöne, nimm auch,
was dich irritiert,
ich hab mich zu lang versteckt, mich zu lange
kritisiert.
Nie mehr wieder zeig ich mich in der
Photoshop-Version,
ein komplexes Wesen bin ich, eine eigene
Vision.
Lange war ich nur ein Halbes,
den Rest hab ich unterdrückt...
nur, wenn ich mich selbst annehme,
wird das Leben nicht verrückt.

Sabine Magnet

7 »Verrückt«. Mein Leben lang habe ich dieses Wort negativ konnotiert. »Verrückt« stand für »bekloppt«. Heute blicke ich anders darauf und interpretiere es als

Ortsangabe. Ich wurde verrückt. Und zwar von einer Position zu einer anderen. Hin zu einem Punkt, an dem ich mich ernster nehme als zuvor. Ernst nehme, was ich brauche, was ich möchte, was ich kann. Und was nicht. Ich wurde verrückt, und das ist gut so.

Insgesamt blieb ich neun Wochen in der Klinik, habe zweimal um ein paar Wochen verlängert.

Ich habe in dieser Zeit wundervolle Momente erlebt:

Als ich einem Mitpatienten unbemerkt beim Tanzen im Park zugeschaut habe – er trug Kopfhörer und bewegte sich ganz sachte mit ausgebreiteten Armen, dirigierenden Händen und seligem Lächeln zum Takt seiner Herzensmusik. Wie er mir später erzählte: Heavy Metal.

In den Therapiepausen, die in Wirklichkeit Therapieeinheiten waren: endlich mal Ruhe, endlich mal faul im Liegestuhl dösen, mit Musik in den Ohren und intensiven Gefühlen im Bauch, angefeuert durch Melodien und Textzeilen.

Bei innigen Gesprächen mit Mitpatient*innen auf den Spaziergängen durch das angrenzende Wäldchen – pro Meter Weg etliche Seelenkilometer Tiefgang.

Während genau der Therapiemethoden, die ich anfangs belächelt hatte und erst gar nicht absolvieren wollte. Kunsttherapie: Malen – kann ich nicht, will ich nicht, finde ich affig. Und dann: Selten so geschluchzt, als Gefühle aufs Papier flossen, in zartem Pastell, Knallfarben und immer wieder in Schwarz, Schwarz, Schwarz.

Musiktherapie: Trommeln – habe ich früher gekonnt, habe ich verlernt, will ich nicht, finde ich affig. War dann aber erstaunlich befreiend, bewegend und erhellend.

Körpertherapie: Stock-Qigong mit ausladenden Bewegungen im Park, Umarmungen, die ich mir selbst schenkte, während ich in Embryonalpose am Boden lag, oder Kissen, die ich voller heißer Wut, die ich so noch nie gespürt habe, an die Wand knallte, dass es nur so rummste. Während ich das hier schreibe, klopft leise die Scham an – während ich das alles tat, fühlte ich mich endlich weggelenkt vom ewigen Denken und Zerdenken, hin zum Fühlen, zum Spüren, zum Sein.

Beim Austausch mit Menschen, an denen ich im normalen Alltag vorbeigelaufen wäre – und sie an mir. Ich habe Freundschaften geschlossen, zu manchen habe ich bis heute Kontakt.

Ich habe aber natürlich auch schwere, schmerzhafte, kräftezehrende Momente durchlebt. Habe mich mit Unterstützung der Therapeut*innen ins Dunkel gewagt und viele Ängste ausgestanden. Viel Wut gespürt. Und selten so viel geweint. Schleusen auf und alles raus. Darüber war ich fassungslos. Und denke mittlerweile auch über dieses Wort anders. Ich war fassungslos im Sinne von: nicht gefasst, nicht eingeschraubt in die Fassung, in all die Contenance, die ich mir im Alltag auferlegt habe.

Ich war fassungslos, und das war gut so.

Ende Juni 2020 wurde ich entlassen, erst im September begann ich wieder zu arbeiten. Im November erreichte mich die Nachricht, dass sich A., »der mit dem Hund geht«, das Leben genommen hat. Eine Mitpatientin informierte mich per SMS und schickte ein Foto von A. mit: Er mit seinem lieben Lächeln, im Schneidersitz unter dem Mammutbaum, im Hintergrund ist das Haupthaus der Klinik zu sehen, und er streichelt den Klinikhund. Auf seinem T-Shirt steht: »Keep calm and howl on«.

ICH FRAGE MICH: Wie entstehen Depressionen?

Genau zwei Jahre nach meiner Entlassung aus der Klinik steuere ich im Sommer 2022 den Ammersee an. Die Entscheidung, dieses Buch zu schreiben, ist gefallen und per Vertrag mit dem Verlag besiegelt. Und ich möchte mich bei dem Mediziner mit grundlegenden Informationen zum großen, weiten Thema Depression versorgen, durch den ich es überhaupt zum ersten Mal mit mir verbunden gesehen hatte: Professor Dr. Bert te Wildt, Psychiater und Chefarzt in der Psychosomatischen Klinik Kloster Dießen.

Hinter den dicken Wänden des imposanten Klosterbaus nehme ich in Bert te Wildts Büro Platz, die Sekretärin reicht kleine Küchlein und Cappuccino, draußen grasen die Schafe, die in der tiergestützten Therapie genutzt werden, und te Wildt ist ganz Ohr für meine Fragen. Ich habe Psychoedukation in der Klinik genossen und Unmengen an Büchern und Artikeln zum Thema gelesen –

nun möchte ich mir mit seiner Hilfe ein bisschen mehr Durchblick verschaffen.

KS: Psychosomatische Erkrankungen werden hier in der Klinik behandelt – also Erkrankungen der Psyche, die den Körper in Mitleidenschaft ziehen. Darunter fallen unter anderem Angststörungen, aber eben auch psychische Erkrankungen, die auf der Internetseite der Klinik als »stressbedingt« bezeichnet werden: Depressionen und Burn-out bzw. Bore-out. Nach allem, was ich mittlerweile weiß, frage ich mich: Ist ein Burn-out wirklich etwas anderes als eine Depression?

BtW: Es gibt sicher Menschen, die sich schlicht überlasten und überfordern und dann an einem gewissen Punkt ihrer Geschichte erschöpft sind, ausgebrannt. Ich glaube aber, dass es ein echtes Burn-out, so wie es seit mehreren Jahrzehnten als Syndrom anerkannt ist, tatsächlich nicht ohne Depression gibt. Von der WHO ist das Burn-out-Syndrom immer noch nicht als eigenständiges Störungsbild anerkannt, wohl aber als Faktor, der andere Störungen begünstigen kann – so eben auch die Depression. Menschen, die den Begriff verwenden, wollen das oft nicht wahrhaben. Sie neigen meist zu Selbstwertmangel und Schamgefühlen und kompensieren ihren gefühlten Makel mit viel Arbeit – so können sie dann sagen: »Hey, ich habe einfach nur sehr viel gearbeitet und bin nun alle« – der Stolz auf die Leistung macht dann die Scham wett. Das hilft vielen, Hilfe überhaupt anzunehmen, gerade auch Männern, die gemeinhin seltener Gefühle oder »Schwäche« zeigen. Hier in der Klinik erschließt sich ihnen dann, dass hinter der Erschöpfung meist viel mehr steckt: prolongierte Trauerreaktionen, Sinnkrisen oder Traumatisierungen, die in eine Depression geführt haben. Ich finde, dass sich die Formulierung »Burn-out« in eine bedenkliche Richtung entwickelt hat, weil es ein Stück weit zu einem Feigenblattbegriff geworden ist. Es ist höchste Zeit, das in der öffentlichen Wahrnehmung zu verdeutlichen und auch für eine sprachliche Differenzierung zu sensibilisieren. Wenn ich hier ab und zu Freunde durchführe, die mich besuchen, sagt eigentlich jeder Zweite: »Was muss ich eigentlich tun, um hier auch mal auszuspannen – ich habe längst schon ein Burn-out ...« Und ich denke mir dann: »Okay, was meinst du genau? Bist du einfach überarbeitet und musst ausspannen, oder bist du wirklich krank, im Sinne eines echten Burn-outs, den man auch als Erschöpfungsdepression bezeichnen kann?« Denn erst dann wärst du in einer solchen Klinik gut aufgehoben. Bei der inflationären Verwendung des Begriffs »Burn-out« ist Vorsicht angebracht ...

KS: Aber wo genau hört denn bloße Erschöpfung oder vielleicht auch Kummer auf und wo fängt eine Depression an? Wie kann das sicher auseinandergehalten und diagnostiziert werden?

BtW: Nach ICD-10 ist es letztlich ein Abzählen von Symptomen, die im Hier und Jetzt beim Patienten, bei der Patientin, vorhanden sind. Zu uns in die Klinik werden Menschen geschickt, die gewisse Symptome mindestens zwei Wochen durchgehend oder auch länger aufweisen. In den Nationalen Versorgungsrichtlinien (NVL) sind

Symptome, Charakteristika und Beispielfragen zur Erkennung einer unipolaren Depression verzeichnet. Besonders evident sind die gedrückte Stimmung und die fehlende affektive Schwingungsfähigkeit. Denn die Stimmung eines Depressiven gestaltet sich wie eine mit Lineal gezogene Linie: schnurgeradeaus. Da gibt es keinerlei Hoch und Tief mehr – deswegen ist Depression auch nicht die Steigerung von Traurigkeit. Wer etwa um einen Verstorbenen trauert und das auch länger, hat nicht unweigerlich eine Depression. Traurigkeit und Melancholie zu empfinden, ist bis zu einem gewissen Grad durchaus gesund. Wenn wir keinen Kummer hätten, wüssten wir gar nicht, was Freude ist. Im Übrigen ist nicht zu trauern ein ziemlich sicherer Weg in die Depression. Oder auch Aggressionen immer runterzuschlucken. Eine Depression ist geprägt vom Gefühl der Gefühllosigkeit. Wenn die Menschen nichts mehr fühlen, selbst in schönen oder sehr traurigen Situationen, und dann auch noch schuldbewusst denken: »Nun müsste ich aber doch etwas fühlen, ich müsste mich doch freuen oder ich müsste doch jetzt weinen ...« Genau darüber fangen manche Menschen dann tatsächlich an zu weinen – weil sie sich von außen sehen und sie die Gefühllosigkeit schmerzt, weil sie diese Leere in Verzweiflung stürzt. Andere verziehen keine Miene mehr – ein Ausdruck dafür, wie schlecht es ihnen geht. Im kognitiven Bereich ist eine massive Grübelneigung ein Symptom. Das kann dann auch zu Schlafproblemen, entweder zu viel oder zu wenig Schlaf, und zu Konzentrationsstörungen führen. Hinzu kommen inhaltliche Denkstörungen wie die Fixierung auf das Negative. Betroffene haben das Gefühl, da nie mehr herauszukommen, es macht sich Hoffnungslosigkeit breit. Und im Bereich der Psychomotorik kann der Mensch etwa nicht mehr aufstehen, ist morgens die Stimmung besonders schlecht oder auch abends. Man ist antriebslos, es gibt aber auch Erkrankte, die haben einen gesteigerten Antrieb, das nennt man agitierte Depression. Vegetative Symptome sind etwa erhöhter Blutdruck, Schmerzen oder komplette Schlaflosigkeit. Und es kann auch suizidale Gedanken geben – damit sind auch schon Gedanken gemeint, in denen kein konkreter Plan, keine konkrete Vorstellung zum Suizid vorliegt, sondern eine Lebensmüdigkeit. Also passive Todeswünsche, nach dem Motto: »Och, wenn ich morgen nicht mehr aufwachen würde, wäre das echt auch nicht so schlimm ...« Das ICD-10 gibt dann Kategorien vor, um diagnostische und therapeutische Entscheidungen treffen zu können: Leichte – mittelgradige – schwere Depression. Die können in einer Einzelepisode auftreten oder rezidivieren, also immer wieder auftreten. Oder auch unterschwellig, also chronisch, vorhanden sein.

KS: Und eine bipolare Depression pendelt im Gegensatz zu dieser geraden Stimmungslinie der unipolaren Depression zwischen zwei Polen hin und her? Also so ein bisschen: himmelhoch jauchzend – zu Tode betrübt?

BtW: Bei einer bipolaren Depression gibt es tatsächlich heftige Ausschläge in die eine und in die andere Richtung: also schwere depressive Episoden und sogenannte manische Episoden, die sich abwechseln, in unterschiedlichen Abständen.

KS: Verstehe. Dann lass uns bitte auf die unipolare Depression fokussieren. Wodurch wird sie ausgelöst, was sind die Ursachen?

BtW: Auch hier plädiere ich für eine differenzierte Betrachtung und Formulierung: Auslöser und Ursache sind etwas Unterschiedliches. Zunächst einmal gibt es nie nur eine Ursache – viele Ursachen können einer Depression zugrunde liegen. Und ein Auslöser ist etwas, das eine Erkrankung zum Ausbruch bringen kann, er muss aber nicht notwendigerweise der eigentliche und vor allem nicht einzige Grund sein.

Es gilt in der psychosomatischen Medizin das ganzheitliche Verständnis des biopsychosozialen Modells: Es gibt biologische, individual-psychologische und soziale Faktoren, die psychische Erkrankungen bedingen. Mit Biologie ist die Körperebene gemeint. Es ist immer noch nicht genau erforscht, wie eine Depression auf körperlicher Ebene entsteht. Möglicherweise sind bestimmte Botenstoffe im Hirn aus der Balance geraten, vor allem Serotonin, Noradrenalin und Dopamin. Der Stoffwechsel könnte in depressiven Hirnen gestört sein, es könnte eine zu geringe Menge an Neurotransmittern bzw. deren Rezeptoren vorhanden sein. Man geht mittlerweile davon aus, dass es eine genetische Disposition für Depressionen gibt, also eine erbliche Veranlagung. Es ist aber ganz klar, dass eine Depression nie ausschließlich biologisch begründbar ist. Es kommen die psychologischen Komponenten dazu. Gedanken, Gefühle und das Verhalten. Und wichtig ist auch, die sozialen Komponenten nicht außer

Acht zu lassen: In welchen Lebenswelten bewege ich mich und welchen Lebensbedingungen bin ich ausgesetzt? Eine Depression entsteht also immer multifaktoriell, da baut sich etwas biopsychosozial auf, und dann kann es verschiedene Auslöser geben, die in Wechselwirkungen zueinander stehen und sozusagen die Lunte anzünden. Deshalb gleicht genau genommen keine Depression der anderen, es gibt nicht »die« Depression.

Später sitze ich im Zug vom Ammersee zurück nach München, wo ich bei Freunden übernachte, und sehe die lieblich grünen Wiesen an mir vorbeifliegen – zumindest, wenn ich kurz hochschaue. Denn ich lese auf dem Smartphone den »Schwerpunktbericht Psychische Gesundheit in Deutschland«[16] vom Robert-Koch-Institut, der ebenso wie die von te Wildt erwähnten Nationalen Versorgungslinien frei anklickbar ist. Er stammt aus dem Jahr 2021. Und auch hier wird vermerkt, dass Depressionen vielfältig sind, da depressive Symptome und Störungen je nach Art, Schwere und Verlauf erheblich variieren können. Es wird das sogenannte »Vulnerabilitäts-Stress-Modell« genutzt, um klarzumachen, dass eine Depression als Folge eines komplexen Zusammenspiels verschiedener Einflussfaktoren entsteht. Dass »eine Depression vor dem Hintergrund einer individuellen Veranlagung dann entsteht, wenn chronische oder akute Stressoren auftreten und in Abwesenheit adäquater Schutzfaktoren die Bewältigungsfähigkeiten einer Person (langfristig) überfordern«. Ich lese Sätze wie diese, habe Bert te Wildts Ausführungen im Ohr und erinnere mich an eine Situation im Sommer 2020.

Kurz vor Ende meiner Klinikzeit hatte ich dort einen Neu-zugang kennengelernt. Eine Frau, die mir zunächst vor allem durch ihr Aussehen ins Auge gestochen war. Knallige Farben, schräge Motive trug sie, dazu einen szenigen Haar-schnitt wie in Berlin-Mitte. Ich fand sie auf Anhieb sympa-thisch, hatte mit ihr in den Therapien aber kaum etwas zu tun, und so legte ich mich eines sonnigen Tages zu ihr ins Gras des Klinikgartens. Wollte wissen, was sie hergeführt habe, und bekam ihre Geschichte zu hören. Besonders ein Detail gegen Ende rührte mich sehr: Sie hatte vor Jahren ein schwerstbehindertes Kind geboren und kümmerte sich neben ihrem Vollzeitjob darum. Sofort schickte ich mich an, ihr mein großes Verständnis für diese immense Belastung zu verkünden, ihr zu versichern, wie sehr mir eine Depres-sion als Folge dieser Belastung einleuchten würde, während ich ja eher so wegen Pipifax zum Club gehören würde. Sie setzte sich ruckartig auf und sagte, wie nervig sie das finde. Ich war irritiert. Was war jetzt noch gleich nervig? »Na, dass immer alle so reagieren – als wäre das der einzige Grund, als wäre durch mein krankes Kind eine Depression unvermeid-bar gewesen. Das ist echt zu kurz gedacht. Und auch fies dem Kind gegenüber!« Und dann erklärte sie mir in ihren Worten das, was ich zwei Jahre später unter anderem im RKI-Bericht lesen sollte: Dass eine Depression jeden treffen und jeden Auslöser haben kann, wenn nur verschiedene Faktoren zusammenkommen. Und mir wurde klar: Die be-liebige Kombinationsmöglichkeit von Gründen und Symp-tomen erweitert das Feld der Depression um etliche Hektar. Und um Pflänzchen, die ich auf diesem Feld nie erwartet hätte. Ich musste nur die Augen aufmachen. Und die ollen Schubladen, in denen ich dachte, zu.

DER ZUG IN VOLLER FAHRT/WIR SIND MEHR

Dein Arzt hat gesagt, es ist okay
Aber alles tut weh
Deine Freunde sagen dir, es geht vorbei
Aber es geht nicht so leicht
In deiner Stadt leben über drei Millionen
Und du bist heute Nacht unterwegs
Um zu schau'n, ob unter diesen drei Millionen
Jemand ist, der dich versteht

BOSSE, DREI MILLIONEN[17]

1 Und so begann ich, mich aktiv umzuschauen, und sah all die anderen. Zuletzt hatte ich den Effekt von gerichteter Aufmerksamkeit während meiner Schwangerschaft erlebt: Man selbst ist kugelrund und plötzlich ist die Welt voll mit anderen Kugelrunden, mit Menschen, die sich genauso schwerfällig durch die Gegend schleppen, die beim Niesen und Lachen ein ganz klein bisschen in die Hose machen und bei denen sich ebenfalls das Wasser in den Beinen staut. Man sieht sie überall und das tut gut. »Geteiltes Leid ist halbes Leid« ist eine Binsenweisheit. Eine Binsenweisheit wird gerne dünkelhaft belächelt, als wäre sie nur die dumme, kleine Schwester der Weisheit, wohl weil man sie sich nicht hart erarbeiten muss, sondern weil sie schlicht eine offensichtliche Tatsache ist. Ich belächle sie nicht, ich bin eine, die ein Herz für Kalendersprüche hat, denn auch wenn sie schwülstig klingen mögen, abgegriffen und banal: Die meisten sind doch einfach wahr. Geteiltes Leid ist halbes Leid. Und so ist eben während der Schwangerschaft das Thema Schwangerschaft omnipräsent, mit allen Aspekten, von denen man zuvor nicht die geringste Ahnung und für die man nicht das geringste Interesse hatte: Flyer von Krabbel- und Stillgruppen fallen einem an jeder Ecke ins Auge und stapeln sich alsbald zu Hause, zum ersten Mal wird einem die Existenz von koffeinfreiem Kaffee bewusst und Musselin-Schals sind kein trendy Accessoire, sondern schlicht: Spucktücher.

Nun war ich im Sommer und Herbst 2020 nicht kugelrund, sondern depressiv. Beziehungsweise der depressiven Phase just entschlüpft, weshalb ich mich ziemlich kükengleich fühlte – so wie ich mir vorstelle, wie sich ein dürftig gefiedertes Küken fühlen muss, wenn es gerade erst dem Ei entstiegen ist: noch wackelig auf den Beinen. Ungeschützt. Aber auch neugierig auf die Welt und all die anderen Vögel, die darin herumstaksen.

MIRIAM DAVOUDVANDI

2 Zum Beispiel die Musikjournalistin und Rap-Fachfrau Miriam Davoudvandi. Sie hat den Podcast »Danke, gut« ins Leben gerufen, im August 2020 veröffentlichte WDR Cosmo die erste Folge und seitdem alle zwei Wochen eine neue. Und immer beginnt der Podcast mit ähnlichen Worten. Miriam stellt sich als Journalistin vor und sagt dann: »Um direkt mit der Tür ins Haus zu fallen: Ich habe Depressionen, und zwar schon seit Langem. Und ich bin der Meinung, dass man es nur schafft, psychische Krankheiten zu entstigmatisieren und mit Vorurteilen aufzuräumen, indem man mehr und mehr offen darüber spricht.« Wenn Miriam ihren Gästen die Frage stellt »Wie geht es dir?«, gibt es keine floskelhaften Antworten. In »Danke, gut« interviewt sie Menschen der Popkultur zu ihrer mentalen Gesundheit. Drangsal, Loredana, Kurt Krömer, Clueso – große Namen und dahinter verletzliche Menschen waren schon bei ihr zu Gast und berührend offen. Den Anfang machte 2020 Hengameh Yaghoobifarah, Journalist*in und Autor*in, die ihre bipolare Störung im Internet in witzigen Memes und Tweets verarbeitet.

Bei Miriam erzählte sie davon, dass sie sich schon mit 15 Jahren »anders« gefühlt und schon früh versucht habe, das Stigma zu brechen.

Seit 2020 höre ich den Podcast regelmäßig und mit großem Interesse. Und treffe Miriam Ende 2022 ebenfalls per Zoom, nachmittags um 13 Uhr – sie ist gerade aufgestanden, im Hintergrund sind die Rollläden noch geschlossen.

MD: So ein Format wie unseren Podcast hab ich mir selbst so sehr gewünscht – für meinen inneren Teenie. Hätte ich so etwas mit 16 gehabt, mir hätte das sehr geholfen – gerade zu sehen, dass sogar Leute, die in der Öffentlichkeit stehen, so denken und fühlen wie ich, Leute, mit denen ich mich hätte identifizieren können. Nach dem Motto: »Ach, also wenn es dem oder der auch so beschissen geht, dann ist es okay, wenn ich ähnlich empfinde.« Ich, die nun auch noch aus dem harten Rap-Bereich komme, finde das immer wieder verblüffend, wer ebenfalls erkrankt ist. Da gibt es so viele, über die es Vorurteile gibt, sie seien ach so stark und ach so hart, die sich auch selbst so darstellen – und dann reden die plötzlich ganz offen über Depressionen oder andere mentale Krankheiten. Ich meine, in der Musik selbst war da schon lange was von zu hören – schon Ende der 90er haben schon total krasse Typen dazu getextet, das war allerdings immer sehr subtil.

KS: Nun sprechen die »krassen Typen« öffentlich mit dir darüber …

MD: Ja, in den letzten zwei, drei Jahren hat sich richtig viel getan auf dem Gebiet, vorher gab es so was einfach nicht. Ich wollte so einen Talk schon seit sechs, sieben Jahren machen, habe mich aber erst auch nicht getraut, und als ich dann angefangen habe, das so vor drei bis vier Jahren zu pitchen, wollte es keiner haben. Alle Sender hatten Angst davor, es war ihnen ein zu heikles Thema. Heute läuft der Podcast richtig gut, und wir haben gesellschaftlich fast schon den Punkt erreicht, wo man aufpassen muss, dass das Thema an der ein oder anderen Stelle nicht ausgeschlachtet wird.

KS: Woran machst du das fest?

MD: Generell wird ja viel über mentale Gesundheit gesprochen und geschrieben. TikTok ist zum Beispiel gerade voll mit Clips über ADHS und Autismus – und einerseits finde ich das gut, weil sicher viele Leute mit undiagnostizierter Aufmerksamkeitsdefizit-Hyperaktivitätsstörung herumlaufen, gerade Frauen, weil da die Symptome noch mal spezifischer sind. Man kann sich dadurch endlich verstanden fühlen, einen solchen Clip als Anstoß nehmen, sich Hilfe und Therapie zu suchen. Das ist also gut. Doch jeder kann im Internet alles Mögliche behaupten. Es gibt keine Kontrollinstanz. Man kann ja keine*n Ärzt*in zur Verifizierung auf die Accounts und Posts schauen lassen. Es gibt ja noch nicht mal ausreichend Therapieplätze, dementsprechend gibt es auch nicht genug Fachkräfte, die Online-Content abnehmen und prüfen könnten. Ich habe da keine Lösung. Klar ist nur: Ich muss beim Podcast sehr vorsichtig sein, dass keine Alltagsprobleme pathologisiert werden und dass niemand das Gespräch zur Promo benutzt. Da werden komplexe Krankheiten mal eben so runtergedampft. Und es zählt immer noch der schöne Schein. Mit Tipps zur mentalen Gesundheit lässt sich gut Geld machen – allerdings nur mit den schönen Aspekten. Mit Selfcare-Tipps zum Beispiel, damit wird ja viel Geld gescheffelt. Der Entspannungskurs auf Bali wird angeboten, Sonnenschein, alles toll. Keiner wirbt mit fettigen Haaren, wenn man, depressiv wie man ist, schon seit drei Wochen keine Haare gewaschen hat, sodass die fast schon verfilzen. Die Krankheit und auch andere psychische Störungen machen es einem ja manchmal schwer, ein normales Leben zu führen. Ich freue mich über alles, was Menschen hilft – aber bei manchen Produkten, die angeblich gegen Depressionen wirken sollen, bin ich echt skeptisch. Ich finde es gut, dass Leute wie Krömer oder Sido offenlegen, dass sie ihren Platz in den Kliniken mal eben so bekommen haben, weil sie dafür zahlen konnten – und es muss klar sein, dass das die wenigsten können. Wenn sich Leute hinstellen und sagen: »Ich mache einen Yogakurs auf Rhodos, denn das ist gut für meine mentale Gesundheit«, fühle ich mich als pathologisch Erkrankte verarscht. Man sollte Depressionen wirklich nicht verharmlosen oder romantisieren.

Miriam nimmt einen großen Schluck aus einer Wasserflasche, stockt kurz, studiert das Flaschenlabel und sagt dann: »Das hier ist übrigens ein sehr natriumkaliumhaltiges Wasser – hilft angeblich auch gegen Depressionen. Ich sage nicht, dass ich mich nicht auch manchmal von so was hier verarschen lasse ...« Sie grinst.

KS: Seit wann bist du von Depressionen betroffen?

MD: Meine Diagnose habe ich schwarz auf weiß mit 24 bekommen, also vor sechs Jahren. Das war eine Phase, in der ich studiert habe und zusätzlich drei Jobs hatte, da ging es mir auch körperlich nicht gut. Ich bin zu Ärzt*innen gegangen, doch die meisten haben einfach gesagt: »Sie sind eine junge Frau und arbeiten so viel – vielleicht einfach mal ein bisschen weniger machen, dann wird das schon wieder.« Es wurde immer geschoben auf »jung und weiblich« oder auf »zu viel Arbeit« – oder eben auf beides. Mir wurde geraten, mit irgendetwas davon aufzuhören – aber mit meinem Alter und Geschlecht konnte ich schlecht aufhören und mit den Jobs auch nicht, schließlich musste ich irgendwie mein Studium finanzieren. Und dann habe ich immer so weitergemacht, bis zu einem Tiefpunkt, wo ich nicht weiß, wie es weitergegangen wäre, wenn ich dann nicht Hilfe bekommen hätte. Ich komme aus einer armen Familie, die immer viel auf mich gesetzt hat, akademischer Erfolg war wichtig und stand über allem, und ich wollte die körperlichen Symptome weghaben, damit ich einfach weitermachen kann – an die Psyche habe ich da gar nicht gedacht. Bis zu diesem Tiefpunkt. Plötzlich konnte ich keine Arbeiten mehr im Studium schreiben, bin gar nicht mehr hingegangen, habe mich total überfordert gefühlt. Obendrauf kam noch eine sehr traumatische Erfahrung, nach der mir eine Freundin sagte: »Nun musst du aber echt was tun, du musst dich behandeln lassen.« Im Nachhinein sieht es so aus, als hätte ich diesen großen *Bang* gebraucht, um überhaupt Hilfe zuzulassen – das musste alles erst so schlimm werden, damit ich wirklich einen Grund hatte, psychotherapeutische Hilfe zu suchen – so ein offensichtlicher Grund, der auch vor anderen besteht.

Meine Freundin hat mir eine Liste mit Telefonnummern gegeben, die wollte ich abtelefonieren, aber schon bei der ersten Nummer kam die Ansage: »Sorry, leider ist unsere Praxis voll«, und ich bin direkt zusammengebrochen – ich hätte nicht noch weiter rumtelefonieren können. Das hat dann meine Freundin für mich erledigt. Die hat aus Zufall von einer neuen, jungen Therapeutin in einem Vorort von Leipzig gehört, die gerade erst dort angefangen hatte, und bei der bin ich dann tatsächlich untergekommen. Es hat allerdings Monate gedauert, bis wir uns verstanden haben – da war eine ganz andere Klientel, und meine Therapeutin hat auch gesagt: »So jemanden wie Sie – damit meinte sie meinen Migrationshintergrund – habe ich noch nicht als Patientin gehabt.« Ich hatte dann echt Schiss, dass das nicht klappt und ich nie mehr irgendwo anders unterkomme – doch wir haben uns angenähert. Und heute weiß ich: Das war die beste Entscheidung meines Lebens.

Miriam ist 1992 geboren, mit sechs Jahren migrierte sie von Rumänien nach Deutschland, nach Bad Säckingen im Schwarzwald. In dem Buch aus dem Programm des Carlsen-Verlags »It's okay not to be okay«[18] schreibt sie: »Meine Migration war traumatisierend und hat meine Psyche massiv beeinflusst.« Und dann in Bezug auf die neue, deutsche Umgebung von damals: »Ich hatte den Eindruck, dass die Gesellschaft schon ein klares Bild darüber hatte, wie ich aufwachsen werde, wie ich mich zu benehmen habe und was mal aus mir werden würde, sodass ich gar keine Macht mehr über meine eigene Situation hatte und es eh keine Möglichkeiten gab, diese Vorbestimmung von außen zu durchbrechen. Am eindrücklichsten zu spüren bekam ich das, als ich in der Grundschule gefragt wurde, was ich mal werden möchte. Ich wollte was Witziges antworten, mal was anderes als ›Tierärztin‹ oder ›Lehrerin‹. Ein bisschen Ernst war aber auch dabei, da ich als Kind von Eltern, die beide jeweils eine Revolution miterlebt hatten – meine Mutter in Rumänien, mein Vater im Iran –, schon früh mit politischen Themen konfrontiert wurde. Deshalb lautete meine Antwort: Bundeskanzlerin. Der Blick meiner Lehrerin, die mich eh nicht sonderlich mochte, wurde ernst und sie sagte: ›Miriam, du weißt schon, dass du das nicht kannst, weil du nicht deutsch bist.‹«

KS: Du sagst, dass Migrationsgeschichten zu selten als ein Auslöser oder Verstärker von Depressionen betrachtet werden.

MD: Oh ja. Ich habe zum Beispiel viel Zeit damit verbracht, meine Eltern in der Therapie zu verteidigen. Wenn man arm aufwächst und gemeinsam eine Migration mit seinen Eltern durchgemacht hat, dann ist da diese ganz extreme Bindung, die voller Abhängigkeiten ist, und man fühlt sich auch nach Jahren in der Therapie so schlecht, selbst in einem so geschützten Raum, wenn man kritisch über seine Eltern spricht, wenn man es wagt, schlecht über sie zu denken und zu sprechen, wo sie doch so viel geopfert haben und das auch immer wieder erwähnen. Das ist superschwer. Definitiv war der Umzug von einem Land ins andere für mich eine traumatische Begebenheit, das wurde aber jahrelang gar nicht gesehen, wurde gar nicht ernst genommen – das ist im Nachhinein schon sehr deutlich. Weder von meinen Eltern, die aber natürlich auch gar keine Zeit hatten, weil sie funktionieren, weil sie arbeiten mussten, noch von den Lehrern oder eben auch von Therapeuten. Wenn etwas mit mir nicht stimmte als Kind, ist keiner auf diesen Zusammenhang gekommen. Dabei basiert einiges auf diesem Umzug. Ich musste eine Balance finden, diesen Hintergrund als einen Grund für meine Krankheit anzuerkennen, aber auch nicht alles darauf zu schieben – damit macht man es sich zu bequem. Und Therapeuten zu finden, die diesen Mittelweg verstehen und ihn mitgehen – das ist tricky. Meine Therapeutin hat das später gut gesehen. Obwohl sie einen ganz anderen Hintergrund hat. Ich muss aber auch sagen, dass ich keine Therapeutin haben müsste, die mir total ähnelt, mit der ich mich zu 100 Prozent identifizieren kann – da ich ohnehin finde, dass meine Therapeutin nicht meine Freundin sein muss. Meine ist mir stets mit Empathie begegnet, obwohl wir unterschiedliche Backgrounds haben. Ich verstehe aber natürlich total die Menschen, die mehr Übereinstimmung brauchen. Die vielleicht auch schon in dem vermeintlich geschützten Raum einer Therapie Diskriminierungserfahrungen gemacht haben. Man darf nicht vergessen, dass Therapie heutzutage immer noch nicht besonders kultursensibel ist und auch in diesem Rahmen Rassismus vorkommen kann.

KS: Was kann dagegen hilfreich sein – sollte es mehr Persons of Color als Therapeut*innen geben?

MD: Ich glaube, es muss nicht unbedingt mehr PoC-Therapeuten geben, diese Lebensrealitäten sollten aber stärker Teil der Ausbildung sein – rassismuskritischer. Und auch klassismuskritischer. Arm aufzuwachsen in einer der reichsten Gegenden Deutschlands, war für mich ebenfalls belastend. Dieses Problem müsste echt an der Wurzel gepackt werden – es müsste kritischer hinterfragt werden: Wer kommt auf welche Schule, weil er oder sie sich auf die Hausaufgaben konzentrieren kann – oder eben nicht? Weil sie Hilfe erfahren – oder eben nicht? Wer wird integriert, wenn es mit der Sprache noch hapert? Wer hat die Ruhe und die Finanzen, um sich ein Studium zu leisten? Wer wird überhaupt zugelassen, wer schafft den Numerus clausus, der ja bei Psychologie sehr hoch ist? Wer kann es sich leisten, überhaupt aus der eigenen Stadt wegzuziehen und sich ein Zimmer mieten? Das ist ja eine ganze Verkettung, die quasi bei der Geburt anfängt und ganz viele zusätzliche Hürden baut, bis man dann irgendwann vielleicht in einem Therapiestuhl landet.

Wie recht Miriam hat, wird nach einigen wenigen Klicks durch die Datenlage klar. Erwiesenermaßen haben die sozialen Determinanten eines Menschen einen großen Einfluss auf seine Gesundheit bzw. Krankheit. Unzählige Studien zeigen, dass die Zugehörigkeit zu bestimmten Bildungs-, Einkommens- oder Berufsgruppen stärker als alle anderen Parameter (wie etwa die Veranlagung) die Häufigkeit von Krankheit und vorzeitigem Tod beeinflusst. Die Schriftstellerin Zoë Beck, die später noch in einem Interview zu Wort kommen wird, beschreibt die sozioökonomische Problematik in ihrem Buch »Depression. 100 Seiten« wie folgt: »Ein geringer Bildungsgrad findet sich in den Statistiken als Risikofaktor, was im ersten Moment irreführend ist: Nicht der Hauptschulabschluss selbst löst eine Depression aus, sondern die Lebensumstände, mit denen sich die Personengruppe mit diesem Bildungsgrad voraussichtlich konfrontiert sehen wird, die Armut, in der sie möglicherweise leben wird. Das Problem ist weniger beim Individuum zu suchen, es liegt viel mehr im gesellschaftlichen Umgang mit Menschen, die keinen hohen Bildungsgrad haben. Die leistungsorientierte Gesellschaft gesteht ihnen häufig nur ein eintöniges, prekäres Arbeitsumfeld und ein ebenso monotones Wohnumfeld zu. Hinzu kommt, dass ihre Möglichkeiten zur kulturellen und sozialen Partizipation sehr gering sind. Auf diese Weise wird eine ganze Schicht gesellschaftlich ausgegrenzt, was zu mehr psychischen und auch physischen Erkrankungen führt als in anderen Schichten, und daraus folgt eine höhere Depressionsrate.«[19] Ergo: Sozial benachteiligte Menschen erleiden häufiger eine Depression als privilegierte Menschen. Wenn man erst mal drinsteckt, in der Düsternis, sind die Empfindungen dann wieder ähnlich. Ob arm oder reich – ob mit Hauptschulabschluss oder mit Abitur: Depression erdrückt jeden und jede. Die Kluft tut sich dann allerdings wieder überdeutlich auf, wenn es an die Behandlung der Krankheit geht. Denn Menschen, die von niedrigem Einkommen, Armut, Arbeitslosigkeit, geringer Bildung, Migration oder chronischen Krankheiten betroffen sind, nehmen laut Studien vergleichsweise selten psychotherapeutische Hilfe in Anspruch und brechen Behandlungen oft vorzeitig ab. Es wird vermutet, dass die Armut selbst ein Hindernis sein kann, wenn etwa Fahrten zur Praxis oder eine Kinderbetreuung finanziert werden müssen. Aber auch Schwellenangst kann ein Grund sein, die Befürchtung der Patient*innen, dass Therapeut*innen, die in der Regel einer anderen sozialen Schicht angehören, ihre Probleme nicht nachvollziehen und ihnen deshalb nicht helfen könnten. Und Bert te Wildt sieht Schwellenangst auch aufseiten der Therapeuten. Er sagte mir am Ammersee: »Dass Psychotherapie bei sozial benachteiligten Menschen immer noch nicht optimal ankommt, liegt sicher auch zum Teil daran, dass im Schnitt die Therapeut*innen dazu neigen, eher die einfacheren, die vermeintlich spannenderen und interessanteren Fälle zu nehmen, von Menschen aus einer ähnlichen Lebenswelt, mit derselben Sprache. Oftmals sind besagten Erkrankten aber auch die Behandlungsmöglichkeiten gar nicht bekannt, da braucht es noch viel mehr breit angelegte Aufklärungsarbeit.«

Miriam Davoudvandi gibt sich zum Abschluss unseres Gespräches optimistisch. »Ich weiß, dass es langsam besser wird«, sagt sie, »dass es etliche Initiativen gibt, die diesen Weg ebnen – etwa ›de-construct‹ von der Psychologin, mit der ich redaktionell beim Podcast zusammengearbeitet habe, Stephanie Cuff-Schöttle – sie und ihr Team bieten Fortbildungen zur Rassismussensibilisierung für andere Therapeut*innen an.«

Eine Frage stelle ich Miriam noch: Wie blickt sie nach all der vielseitigen Beschäftigung mit der Krankheit, nach all den eigenen Erfahrungen und Geschichten der anderen heute auf ihre eigene Depression?

MD: Ehrlich gesagt, habe ich echt sehr lange sehr fest-gehalten an »meiner« Depression. Jetzt ist der Moment da, wo ich nicht mehr akzeptieren will, dass sie ein Teil von mir ist, den ich nie loswerde, sondern ich lebe mit den Gedanken im Hinterkopf, dass ich immer weiter Verbesserung haben will. Früher hatte ich sogar Angst, dass sie vergeht. Denn natürlich hab ich in ihr auch eine Art Komfortzone gefunden, weil ich alles daran kannte und kenne. Sich zu verändern, ist ja immer mit Ängsten verbunden. Bei meiner ersten mentalen Verbesserung habe ich einen richtigen Schreck bekommen. Das war in meinem zweiten Therapiejahr, und ich saß an meinem Schreibtisch, es lief gerade gute Musik und es schien die Sonne zum Fenster rein – und das war so ein total patheti-scher Moment, da passte alles, das war so dramatisch, dass ich angefangen habe zu heulen. Vor Freude. Ich konnte die Sonne und die Musik genießen, das war sehr ergrei-fend, einer der schönsten Momente meines Lebens, den ich tatsächlich auch wahrnehmen konnte, und gleichzei-tig hatte ich Angst, weil ich dachte: Oh Gott, werde ich jetzt so eine kitschige Person, die sagt: Hach, ich liebe den Sommer und dazu noch Musik – da geht mein Herz so richtig auf? So kannte ich mich ja gar nicht. Und andere, die so waren, hatten mich in schlechten Phasen oft ge-nervt. Da war die Hemmung, die Depression loszulassen, weil ich mich schon so sehr mit ihr identifiziert hatte. Ich wusste nicht mehr genau, was Krankheit und was mein Charakter war. Ich hatte auch viele Freundschaften ge-schlossen, in denen das Thema uns vereinte, und wusste gar nicht mehr, ob wir dann wohl noch Gesprächsthemen miteinander haben würden, uns weiter verstehen würden, wenn ich nun Besserung verspüre und die andere Person womöglich weiter an diesem Punkt stehen bleibt. Aber dann habe ich mich entschieden, mehr von solchen Momenten haben zu wollen, in denen Musik läuft und die Sonne scheint und ich sie genießen kann – dass es jeden Tag mehr von diesen Momenten gibt. Ich versuche mich nicht mehr so sehr hineinzusuhlen in die Episoden. Mich nicht dieser Verlockung hinzugeben, einfach das gewohnte depressive Leben zu leben. Also nicht die gleiche Serie zum 100sten Mal zu schauen. Lieber Neues auszuprobieren. Es wäre gelogen, wenn ich verschweigen würde, dass das Thema trotzdem bei mir ist. Entweder ich denke dran. Oder es kommt in Form von Arbeit, eben durch den Podcast, zu mir. Depressionen sind immer ein Thema. Aber nun in einem vollkommen okayen Rahmen. Und ich habe Lust zu leben.

Und dann vollendet Miriam ein paar Tage nach unserem Treffen die aktuelle Staffel ihres Podcasts: mit einem Interview mit der Rapperin Loredana, die einen kosovarischen Hintergrund hat. Ein Papa-Kind sei sie gewesen, erzählt Loredana. Und 2019 ist auch ihr Papa gestorben. Sie erzählt offen von dem schmerzhaften Verlust und davon, dass sie sich keine Zeit zur Verarbeitung genommen habe. Ich bin bewegt. Sie spricht davon, dass sie Panikattacken hatte. Und davon, dass sie dies offen auf Instagram thematisiert habe. Darüber zu reden, sei der erste Schritt zur Heilung gewesen. Zumal zig Leute zurückgeschrieben hätten, hey, genau das hätten sie auch! »Wenn die Leute sagen, ey, ich hab genau dieselben Symptome, dann fühlst du dich in diesem Moment so frei«, schwärmt Loredana vom Austausch über psychische Probleme. Miriam hört ihr aufmerksam zu und gibt ihr Raum. Bis zu acht Menschen interviewt sie pro Staffel, danach braucht Miriam nach eigener Aussage dringend eine längere Pause – denn natürlich triggern die Themen. Und in Selfcare ist Miriam langsam halbwegs gut, wie sie sagt. Auch ohne Yogakurs auf Rhodos.

3 *»Torsten Sträter und Kurt Krömer reden bei ›Chez Krömer‹ über Depressionen, und ich weine (mittlerweile ohne Depression).«*

Das schrieb Nora Tschirner auf Instagram am 24. März 2021.

2021 wurden am Zug noch ein paar Waggons angehängt und die nächsten sprangen auf. Ein Glück.

Nicht nur Tschirner schaute damals fasziniert bei »Chez Krömer« zu. Kurt Krömer hatte Torsten Sträter zu sich ins Studio geladen, die beiden Comedians verplänkelten die ersten zehn Minuten, dann verlor Krömer sein keckes Berlinern und sprach erstmals öffentlich und ziemlich hochdeutsch über seine schweren Depressionen. Darüber, dass er im Herbst 2020 acht Wochen lang in einer Klinik gewesen sei. Die Verbundenheit Krömer gegenüber stand Sträter ins Gesicht geschrieben – ihm, der bereits früher als jeder und jede andere öffentlich von seinen Depressionen gesprochen hatte. Vor laufender Kamera nannte er Krömer »einen Hoffnungsträger für alle anderen« und sagte: »Nun sind wir schon zwei, die darüber reden.« Viele Menschen dankten es ihnen, mit über 4,1 Millionen Aufrufen der Sendung auf Youtube (Stand März 2023) und in über 7000 Kommentaren. Kommentare wie diese:

»Ich fühle mich so ... angefasst, nicht unangenehm, sondern wie ein Kind, das völlig verzweifelt ist und von seiner Mutter in den Arm genommen wird und durch diese Berührung Trost erhält.«

»Ohne diese Sendung wär ich nicht zum Arzt gegangen. Hat sich herausgestellt, dass ich schwer depressiv bin und das 5 Jahre nicht gemerkt habe. Danke!«

»Ich bin zutiefst beeindruckt, kann es gar nicht in Worte fassen, dass dieses ernst zu nehmende Thema so stark von diesen zwei Charakteren ehrlich angesprochen wird! Gerade weil man davon ausgeht, das würde solchen Menschen nie passieren, weil sie immer nur für Lacher sorgen im tv.«

Auch ich war hingerissen und schrieb mir meine Bewunderung für dieses offene Gespräch von der Seele. Ich tat es auf Instagram, und zwar ziemlich verschwurbelt, nah an der Wahrheit und doch noch mit Sicherheitsabstand. Ich schrieb:

»Ich kann sehr gut verstehen, wenn Krömer von seiner Angst spricht, offen zu seinen Gefühlen, zu seiner Krankheit zu stehen. Frau/man will schließlich nicht die Hinterbühne übermächtig werden lassen. Will weiter auf der Vorderbühne bestehen. Und macht sich Sorgen, was passiert, wenn der Vorhang dazwischen weggezogen wird.«

Ich spielte da auf einen Satz an, der in meiner Therapie mehrmals gefallen war, als dringender Ratschlag: »Don't compare your backstage to someone elses frontstage.« Sozusagen die englische Variante von »Unter jedem Dach ein Ach«. Noch immer hatte ich Hemmungen, mein Ach, meine Hinterbühne zu zeigen. Und hielt den Vorhang weiter schön straff gezogen und geschlossen.

Krömers und Sträters vermeintlicher Tabubruch, öffentlich über mentale Erkrankungen zu sprechen, hatte die Medien wohl daran erinnert, dass eine andere Prominente dies bereits ein Jahr zuvor getan hatte. Sie stürzten sich auf Nora Tschirner, die daraufhin einen wahren Interview-Marathon absolvierte. Im Magazin der *Süddeutschen Zeitung* erzählte sie im April 2021 davon, dass sie vor einigen Jahren zwei Wochen lang stationär in der Klinik gewesen sei und ein Jahr lang Psychopharmaka genommen habe. Sie sagt: »Ich erinnere mich, dass ich wirklich Angst hatte, mich aufzulösen. Dass ich mich verliere, wenn ich hinter mich gucke, in die Dunkelheit. Dass der Schmerz dann so groß wird, dass ich mich gar nicht umbringen muss, sondern mich dematerialisiere. Wer bin ich dann noch? Es war eine existenzielle Angst, dass da jemand hinter mir steht (...) eine diffuse Armee in schwarzem Nebel. Wenn man es sich überhaupt vorstellen kann, dann wie die Schwarzen Reiter in *Der Herr der Ringe* oder das Nichts aus der *Unendlichen Geschichte*. Mystische Figuren, die man nicht erkennen kann. Mir fehlten die Bilder, um es besser erklären zu können.«[20]

Sie sagt, dass sie die Krankheit vermutlich niemals komplett hätte verhindern können, aber wenn sie sich besser um sich gekümmert hätte, wäre sie so tief nicht gefallen. Und sie macht als eine der größten Bedrohungen der Depression die ständige innere Isolation aus: »Diese dauerhafte Empfindung, als Einziger die vermeintliche Gruseligkeit und Hoffnungslosigkeit des Lebens entlarvt zu haben und jetzt mit diesem ›Geheimwissen‹ auch noch ganz alleine dazustehen. Wenn Betroffene lachen, ist es ziemlich sicher kein Lachen, mit dem sie über alles weglachen können. Der Humor der Depressiven ist gerne Sarkasmus oder Zynismus. Wenn sie sich allerdings verstanden und dadurch verbunden fühlen, kann das extrem lindernd wirken, im allerbesten Falle sogar als Leuchtpfad im Nachtwald.«[21]

ZOË BECK

4 Im April 2021 fiel die Leipziger Buchmesse wegen der Pandemie aus. Das Lesefest Leipzig fand jedoch statt und das ZDF karrte das Blaue Sofa, auf dem alle Jahre wieder Autor*innen zu ihren aktuellen Büchern interviewt werden, nach Leipzig. Mein Herz hüpfte, denn für mich war ein Gespräch mit der Autorin und Übersetzerin Zoë Beck geplant, die zu dem Zeitpunkt gerade ein kleines, dünnes und doch wuchtiges Buch über Depressionen

herausgebracht hatte. »Depression. 100 Seiten«, erschienen im Reclam Verlag. Beck ist Jahrgang 1975 – mein Jahrgang – und schreibt davon, dass sie schon als Jugendliche Ängste und depressive Züge gehabt habe, mit denen die Eltern damals nichts anfangen konnten. Sie schreibt davon, dass sie sich stets falsch und nicht zugehörig gefühlt habe und dass sie immer, wenn sie die bedrohlichen Gefühle thematisierte, auf Unverständnis gestoßen war: Sie hatte doch nun wirklich keinen Grund, unglücklich zu sein. Schließlich gewann sie Klavierwettbewerbe und war gut in der Schule ...

Sie schreibt von Ärzten, die ihr Bachblütentropfen verordneten und eine Ernährungsumstellung empfahlen, von Psychotherapeut*innen, die von »depressiver Verstimmung« sprachen und sie glauben ließen, sie sei einfach mies drauf und das womöglich wegen der Pubertät, der Hormone und ja, generell, weil sie eben eine junge Frau sei – und damit potenziell »überreizt«. Sie schreibt davon, dass sie sich mit ihrem Zustand jahrelang abgefunden hatte. Und schließlich über die Diagnose(n), die sie erst mit 33 Jahren bekam: Agoraphobie (Platzangst), Panikstörung, Depression.

Vor unserem Treffen in Leipzig war ich aufgeregt. Bei Benjamin Maack hatte ich 2020 zwar den Impuls gespürt, ihm das Herz vor die Füße zu legen und mich als Leidensgenossin erkennen zu geben. Ich hätte und habe ebendies nicht getan – vor lauter Unsicherheit, Scham, und auch, weil ich über die Ähnlichkeit der Gefühle erschrocken war.

Im April 2021 aber lag bereits die Klinikzeit hinter mir, hatte ich gelernt, mich mit anderen Erkrankten auszutauschen und nun große Lust, es auch außerhalb des Kliniksettings zu tun. Wenngleich sich ein Überlappen meiner beiden Lebenswelten, als Journalistin und als Erkrankte, immer noch nicht ansatzweise stimmig anfühlte. Vorne hui, hinten pfui. Ach ...

Auf Zoë Beck traf ich dann ausgerechnet in der Maske. Ich wurde gerade kräftig gepinselt und gepudert, als sie von hinten den Raum betrat und Hallo sagte. Ich drehte mich im Schminkstuhl um, sie trug den obligatorischen Mund-Nase-Schutz und ich sah nur ihre warmen, braunen Augen über den Rand linsen. Ich begrüßte sie schwungvoll und versicherte ihr, wie froh ich doch sei, mit ihr sprechen zu dürfen. Und sie sagte: »Na ja, nicht gerade ein Partythema, aber muss halt sein, was?!« Ob man irgendwo rauchen könne, fragte sie dann. Und ich ging mit, um ihr den Weg zu zeigen. Stand mit ihr draußen und thematisierte ziemlich unvermittelt und ungelenk die eigene Krankheit. Ich glaube, ich sagte in etwa und überzogen konspirativ: »Im Übrigen habe ich es auch. Also Depressionen.« Ich kam mir dabei vor wie dieser Kerl in der Sesamstraße, der die eine Seite des Mantels lüftet und flüstert: »Wollen Sie ein ›D‹ kaufen?« Mein Gegenüber reagierte dagegen so, als hätte ich gesagt: »Im Übrigen habe ich es auch. Also ab und zu Pickel am Kinn.« Wir begannen uns offen zu unterhalten, bis sich ein Bühnentechniker zu uns gesellte. Ich verstummte, Zoë sprach weiter, sprach frei heraus, und der Mann nahm einen tiefen Zug von seiner Zigarette, nickte und sagte dann, er habe auch hin und wieder Episoden. Wir sind mehr.

Später beim Gespräch auf dem Blauen Sofa war der Techniker wieder in seinem Element und ich in meinem. Ich stellte Fragen zum Buch, ganz die Journalistin, hätte Zoë Beck aber an einigen Stellen am liebsten fest geknuddelt – wie so manche Mitpatientin in der Klinik. Zum Beispiel in dem Moment, in dem sie sagte: »Ich denke, es hätte mir viel geholfen, wenn es deutlich früher eine Diagnose gegeben hätte oder deutlich früher Menschen, die das ernst genommen hätten, wie es mir geht, ohne das abzutun als ›da ist jemand überspannt oder überreizt‹ oder ›na ja, das Kind überfordert sich halt einfach‹. Ich hätte mir wirklich gewünscht, ernst genommen zu werden.«

Anderthalb Jahre später ist Zoë Beck die Erste, die ich wegen meiner Buchidee anschreibe. Um 12:23 an einem Mittwoch im August. Sie schreibt um 12:27 zurück: »Bin auf jedem Fall dabei! Vielen Dank!« Sie schickt mir ihre Handynummer, wir telefonieren lange und verabreden uns zu einem Gespräch über Zoom. Es wird das längste, das ich führe. Im Hintergrund und manchmal auch direkt vor der Linse turnen Zoës Katzen Oscar und Mieps herum.

ZB: Oscar, kommst du wohl bitte vom Klavier runter?! Lustig, dieser Kater ist schuld, dass ich ein Buch für Reclam geschrieben habe. Ich sollte nämlich eigentlich 100 Seiten über Katzen schreiben. Aber ich habe denen gesagt: »Nur weil ich Katzen habe, heißt das nicht, dass ich 100 Seiten über Katzen schreiben kann. Dazu muss man viel mehr über die Tiere wissen. Und eine Freundin von mir kann das ganz toll.« Dann habe ich diese Freundin empfohlen, und sie hat ein ganz großartiges »100 Seiten Katzen«-Buch geschrieben. Schließlich fragte mich der zuständige Lektor, womit ich mich denn gut auskenne. Mir kam dann in den Kopf, dass eine andere Freundin von mir Jahre zuvor einen Roman geschrieben hatte, in dem die weibliche Hauptfigur schwerst depressiv war. Und damals hieß es noch vonseiten der Verlage: So was will niemand lesen. Und wenn schon Depression, dann bitte so, dass es am Ende gut ausgeht. Ich habe dann trotzdem vorgeschlagen, ich könne über Depressionen schreiben. Weil ich die auch habe und mich damit wirklich auskenne. In meinem Blog hatte ich zu der Zeit schon über die Suizide diverser Musiker geschrieben: Chris Cornell von Soundgarden, Chester Bennington von Linkin Park, Keith Flint von The Prodigy. Darüber, wie wütend ich über manche Kommentare zu deren Tod gewesen bin. Da hatten Leute gemeckert: »Ja, was fällt denen ein? Der eine, der hat doch auch Kinder, da kann er sich doch nicht umbringen. Und überhaupt: die waren Stars, die hatten doch alles.« Es hat mich so aufgeregt, was in den Kommentaren stand. Darüber habe ich gebloggt, und der Eintrag hatte 10000 Aufrufe. Leute haben mir geschrieben, sie hätten sich diesen Text ausgedruckt und an die Wand gehängt – als Mutmacher. Deshalb dachte ich: »Okay, da besteht offenbar ein Bedürfnis.« Und das habe ich Reclam erzählt. Und die meinten: »Na dann los – schreib das Buch.«

KS: Und Sie hatten nie Angst, die eigene Depression so offen zu thematisieren?

ZB: Doch, große Angst. Einmal, weil es halt doch immer irgendwie triggert, und dann natürlich auch wegen des ewigen Freiberufler-Dings. Was, wenn ich meine Erkrankung öffentlich mache und dann ganz raus aus den Adressbüchern von Auftraggebern falle? Ich hatte auch schon eine Krebserkrankung, und da ist mir das echt passiert. Ich bin auch damit offen umgegangen, und es gab hier und da ganz seltsame Berührungsängste. Leute, die nie wieder mit mir gesprochen haben. Vielleicht weil sie gedacht haben, dass es ansteckend ist oder weil sie Angst hatten, dass ich bestimmt bald sterbe. Und sie nicht zugucken wollten. Tatsächlich gab es bislang wegen der Depression aber nur wenige hämische Sprüche.

KS: Im Ernst: Da war Häme???

ZB: Ja, auch so nach dem Motto: »Stell dich nicht so an, du hast doch alles.« Oder: »Du weißt doch gar nicht, was eine echte Depression ist, schließlich kommst du noch aus dem Bett und ich nicht.« Wettstreit der Depressiven. Oder, auch schön: »Frauen haben das ja eh alle vier Wochen.« Das nervt mich ganz besonders. Wenn Männer über ihre Depressionen reden, werden sie gelobt für ihre Sensibilität, wenn Frauen depressiv sind, werden sie noch heute als hysterisch abgestempelt. Dabei sind Frauen vielfältig benachteiligt. Monatliche extreme Hormonschwankungen. Endometriose und Ähnliches. Schwangerschaft. Postpartale Depression. Ab vierzig: Stichwort Wechseljahre. Und man suggeriert uns in den Medien, dass wir dann eh nicht mehr interessant sind. Wir werden im Job immer noch schlechter bezahlt als die Männer, und wer

Kinder hat, hat diese rund um die Uhr am Hals und den gesamten Mental Load noch dazu – selbst in den tollsten Beziehungen. Wer plant denn, wohin wir essen gehen? Wer plant denn, welche Freunde mal wieder angerufen werden müssen? Wer plant die ganze Scheiße? Offenbar haben es die Mütter versäumt, das den Söhnen vernünftig beizubringen. Die Väter haben es offensichtlich nicht vorgelebt. Viele Frauen sind über die Jahrhunderte hinweg nicht klargekommen mit der Rolle, die sie von außen aufgedrückt bekommen haben – sind vielleicht auch dadurch in Depressionen gerutscht. Hm, vielleicht streichen wir das »vielleicht« ...

Zoë Beck hat sich in Rage geredet und holt geräuschvoll Luft.

Sie erzählt mir, dass auch ihre Mutter mit hoher Wahrscheinlichkeit depressiv gewesen sei – und sich nie habe behandeln lassen. Sie selbst habe mit 17 den ersten großen Zusammenbruch erlitten. Damals war sie auf dem Weg zum Einserabitur, schloss anschließend das Studium in Rasanz und mit Bestnoten ab. Auch deshalb habe ihr damals kaum jemand geglaubt, dass es ihr wirklich schlecht ging. In »100 Seiten Depression« beschreibt sie ihre Depression als »Unterwassertretbootfahren«: »Ich kam nicht von der Stelle, meine Bewegungen liefen in Zeitlupe ab, meine sensorische Wahrnehmung schien getrübt. Es drang so gut wie kein Licht in die Tiefe, und auf mir lastete tonnenschwer das Wasser. Ich befand mich in einer anderen Welt als alle anderen, und konnte diese Unterwasserwelt nicht verlassen, obwohl ich mich ständig abstrampelte, um dort rauszukommen.«

ZB: Im Studium schlich es sich wieder an, und irgendwann konnte ich nichts mehr tun. Ich hatte nicht die Energie, morgens aufzustehen und zu duschen, und musste mich zu allem wirklich zwingen. Am liebsten wäre ich den ganzen Tag im Bett geblieben. Manchmal bin ich den ganzen Tag im Bett geblieben.

KS: Haben Sie sich damals Menschen anvertraut?

ZB: Ich wusste nicht, wie ich darüber reden soll. Ich habe mich für vieles geschämt, und die Erfahrungen mit Ärzten und Therapeutinnen bis dahin waren ja auch nicht gut gewesen. Erst als ich viel, viel später die echte Diagnose bekam und dann auch akzeptierte, dass ich Medikamente nehmen muss, erst da hatte ich das Gefühl, dass ich mir das wohl doch nicht immer nur eingebildet habe. Ich rief meine beste Freundin an und erzählte ihr heulend am Telefon davon. Sie sagte nur: »Na ja, das wusste ich doch die ganze Zeit.« Und ich sagte: »Aber ich muss Tabletten nehmen – jetzt ist es offiziell, dass ich einen Knall habe.« So richtig dazu stehen konnte ich aber vor allem, weil es damals einen gemeinhin anerkannten Grund gab, Angst zu haben und depressiv zu sein: Krebs.

KS: Der Krebs ist fort, die Depressionen sind immer mal wieder da. Wie ist es heute? Akzeptieren Sie die Krankheit?

ZB: Das fällt mir immer noch schwer, weil ich immer wieder denke: »Nee, das darf jetzt nicht sein, das ist der falsche Zeitpunkt.« Diesen Sommer habe ich immer noch gedacht: »Nein, nein, ich schaff das alles.« Obwohl mir irgendwie klar war, dass es mir schlecht ging. Es gibt deutliche Warnsignale. Dass ich nicht vernünftig esse zum Beispiel. Also nicht vernünftig im Sinne von entweder zu viel oder zu wenig oder total unregelmäßig. Dass das Schlafen eine Katastrophe wird. Schlafen ist für mich immer schwierig, aber irgendwann geht es gar nicht mehr, und ich kann das Gedankenkreisen nicht mehr ausschalten. Und ich merke, dass ich Sachen umschmeiße, unkonzentriert bin und auch grantig werde. Das sind bei mir die Anzeichen. Konzentrationsverlust. Energieverlust. Alles zu viel. Aber statt Bescheid zu sagen, dass ich Deadlines nicht schaffe oder dass ich Dinge nicht erledigen kann, hab ich's im Sommer mal wieder versäumt, das zu kommunizieren – weil ich gedacht habe, ich krieg noch die Kurve. Und weil ich auch gedacht habe, ich muss ja wohl funktionieren, das Wetter ist schön, alles ist gut, wird schon. Ich habe leider dieses »Ich hab doch eigentlich gar keinen Grund, unglücklich zu sein« ganz tief in mir drinnen.

KS: Sie haben in Ihrem Buch über Chris Cornell und andere Rockstars geschrieben, die sich suizidiert haben. Und über die öffentlichen Reaktionen auf diese Suizide, über das Unverständnis, das sich da breitgemacht hat.

ZB: Oh ja, wie gesagt, das hat mich so wütend gemacht. Ich meine, ich fand es natürlich auch nicht gut, dass sie sich umgebracht haben – ich für meinen Teil denke durchaus, irgendwie geht es immer weiter, da bin ich seltsam neugierig drauf. Und gleichzeitig kann ich gut verstehen, wie man sich im totalen Tief fühlt. Da ist diese

Leere und das Gefühl, Schluss machen zu wollen, damit man endlich alles hinter sich hat, damit endlich Ruhe ist, und man sieht einfach nicht, dass man vielleicht ein paar Anker um sich herum hat. Wie über diese verzweifelten, schwer erkrankten Menschen geurteilt wurde, hat mir wehgetan. Ihnen die Berechtigung für eine Depression abzusprechen, und das an irgendwelchen neoliberalen oder kapitalistischen oder materialistischen Vorstellungen festzumachen, was ein glückliches Leben ausmacht – das geht nicht. Leute, die so was schreiben, verstehen es eben nicht – dieses Scheißgefühl in sich drinnen, das sich so schwer ausdrücken lässt, dieses Blei, das sich auf einen legt und einen wünschen lässt, es möge jetzt bitte alles für immer aufhören.

KS: Ihnen helfen Medikamente?

ZB: Ja. Die helfen – aber vor allem gegen die Angststörungen. Sodass ich das Haus verlassen und Rolltreppen benutzen und durch Tunnel fahren und über eine Brücke gehen kann, diese ganzen Sachen, die ich sonst nicht könnte. Gegen Depressionen helfen die nur mäßig, aber wenn einfach diese Angsttiraden schon mal entweder gedämpft oder sogar ganz weg sind, ist das deutlich mehr Lebensqualität. Ich fühle mich sehr viel besser mit diesen Tabletten. Ich kenne aber auch Leute, die exakt dasselbe Präparat nahmen und denen es damit total mies ging. Sie meinten, sie seien dauerhaft im Zombie-Modus gewesen. Man muss leider viel durchprobieren, es ist total individuell, bei wem welche Medikamente wie wirken.

KS: Nun sind Sie eine erfolgreiche Schriftstellerin, eine gut gebuchte Synchronregisseurin – wie funktioniert das Schreiben unter Depressionen?

ZB: In der Depressionsphase geht echt nichts. Wo soll ich da die Inspiration herbekommen? Es ist ja nicht so, dass ich dann auf dem Sofa liege und eine geile Idee nach der nächsten habe. Ich funktioniere besser, wenn ich dann in dem anderen Job arbeite, der klare Strukturen und Arbeit im Team vorgibt. Allerdings habe ich dann in der freien Zeit die Zusammenbrüche. Wenn es wieder bergauf geht, mag ich das Schreiben wieder. Ich mag vor allem, dass es eigene Sachen sind, die ich da kreiere. Ich habe die Eigenverantwortung und spiele nichts nach. Ich bin nicht nur Interpretin, die dem fremden Werk gegenüber eine riesige Verantwortung hat. So wie damals, als ich noch Klavierwettbewerbe und Konzerte gespielt habe. Das hat so viel mehr mit einer ganz strengen, starren Perfektion zu tun. Man tritt nicht mit etwas Eigenem an, sondern wird an den Tausenden und Abertausenden Interpreten vor einem gemessen. Und die Konkurrenz ist krass hoch. Im Publikum sitzen Leute in der ersten Reihe, die die Partitur auf den Knien haben. Die kontrollieren jeden einzelnen Ton, den man spielt. Die sitzen da und gucken ernst. Und dann das Drumherum. Man ist von lauter überehrgeizigen Lehrern und überehrgeizigen Eltern und anderen überehrgeizigen Schülern umgeben, da herrschte eine extrem feindliche Stimmung. Das macht was mit einem, vor allem, wenn man nicht in den Zirkus reinpasst. Ich hatte damals abrasierte Haare und bin mit Doc Martens zum Flügel auf die Bühne marschiert. Das kam nicht so gut bei »Jugend musiziert« – da sollten die Mädchen bitte Faltenröcke tragen. Über Auftrittsängste, die viele hatten, wurde nur hinter vorgehaltener Hand gesprochen. Man hat stattdessen gerne mal Betablocker verschrieben bekommen, damit man kein Herzrasen auf der Bühne bekommt. Und untereinander, was ich so mitgekriegt habe, wurde fröhlich mit Medikamenten und Drogen gehandelt. Es ist ein Leistungssport. Und bei Leistungssport wird gnadenlos gedopt und gnadenlos kaputt gemacht. Dieser extreme Stress kann Depressionen natürlich befeuern. Heute spüre ich die Last dieser großen Verantwortung dem fremden Werk gegenüber manchmal noch beim Übersetzen. Da überfallen mich auch Gedanken wie: »Hoffentlich mache ich das richtig.« Wenn ich bei meinen eigenen Sachen Blödsinn schreibe, bin ich nur mir gegenüber verantwortlich.

KS: Gibt es denn Momente, wo Sie wegen der Krankheit Projekte absagen?

ZB: Ja schon, ich werde da besser drin. Ich bin häufig auf lange Zeit mit Projekten ausgebucht, und manchmal kommt die Frage, ob man da nicht vielleicht noch was reinschieben könnte. Und je nachdem, wen ich vor mir habe, sage ich: »Nee, ich trau mir das jetzt nicht zu, ich muss ein bisschen auf mich achten.« Natürlich kann es durchaus sein, dass mich Leute, denen ich absage, nie wieder anfragen. Aber dann ist es halt so.

KS: Sie werden also resoluter in Sachen Selbstfürsorge. Ich fand es auch spannend, dass Sie im Buch schreiben:

»Wer kein Verständnis hat, lässt sich leicht aus dem Telefonbuch löschen.« War das ironisch gemeint mit dem »leicht«? Ich finde das nämlich ziemlich schwer ...

ZB: Eher resignativ. Weil: Es geht schlicht nicht anders. Ich merke, wie unterschiedlich die Akzeptanz und der Umgang miteinander sind. Es gibt Menschen, die immer »richtig« reagieren. Das sind dann zum Beispiel diejenigen, die eine Partyeinladung schicken und dazuschreiben: »Ich weiß, du hasst Partys. Ich weiß, du schaffst es nicht immer aus dem Haus, aber für den Fall, dass du es doch schaffst: Komm gerne! Und: Ich bin auch nicht böse, wenn du nicht kommst. Du musst auch gar nicht antworten, selbst wenn hier steht, bitte bis zum 25. ganz sicher sagen, ob du kommst oder nicht – das gilt nicht für dich.« Wenn man merkt, die Leute gehen so mit einem um, haben keine großen Erwartungen, sondern lassen ganz viel Raum – das ist toll. Und offenbar kenne ich eine ganze Menge solcher Leute. Da lassen sich natürlich die anderen ein bisschen leichter streichen. Diejenigen, denen man zum hundertsten Mal erklärt hat: »Ich kann einfach nicht, ich bin krank. Ich kann dir das nicht versprechen.«

Kurz bevor ich mich von Zoë Beck verabschiede, erzählt sie mir noch, dass sie gerade ein sehr niedliches Buch zum Thema übersetzt habe: »Dinosauriertherapie« von James Stewart und K. Roméy. Ein Buch mit Comics, die im Web ihren Anfang genommen hatten. Ich besorge mir das Buch und frage mich, wie es sich für Zoë Beck angefühlt haben muss, so nah an der eigenen Krankheit Zeilen zu übersetzen wie jene, die James Stewart im Vorwort über die Folgen der Pandemie beschreibt:

»(Die Menschen) litten immer mehr unter Einsamkeit, Depression und Angststörungen – und die Comics sprachen diese Themen auf eine Art an, mit der sich viele identifizieren konnten. Doch auch wenn die Pandemie zu einem deutlichen Anstieg solcher Erkrankungen geführt hat, handelt es sich dabei tatsächlich nur um die Beschleunigung einer Entwicklung, die bereits seit Längerem anhält. Jedes Jahr haben mehr Menschen mit psychischen Problemen zu kämpfen. Ich hoffe, dass die Comics durch das offene und direkte Thematisieren dieser Probleme einigen Betroffenen helfen – wenn auch nur kurz.«

Zu dem Zeitpunkt, an dem ich dieses Buch hier schreibe, haben @dinosaurcouch (früher: dinosandcomics) über 3,8 Millionen Follower auf Instagram. Zoë Becks Lieblingscomicstrip ist einer, in dem der eine Dinosaurier dem anderen sagt, der Depressionskram sei doch nur in seinem Kopf. Und der andere antwortet, dass dies aber nun mal dummerweise der Ort sei, an dem er lebe. Ohne dass eine weitere Sprechblase eingezeichnet ist, höre ich laut und deutlich ein Dinosaurier-Seufzen ...

Und dies ist der Text, den Zoë Beck einst über die verstorbenen Musiker bloggte und der bei manchen Menschen seitdem als Mutmacher an der Wand hängt.

Schwarz, innen.

Ich kannte weder Chester Bennington noch Chris Cornell persönlich, aber dass sie nun tot sind, wie sie gestorben sind, macht mich extrem unglücklich. Ich kannte und mochte die frühen Texte von Linkin Park, diese brachialen, plakativen, als teenage angst belächelten Songs, die sie machten, bevor der große Hype sie in eine ganz andere Richtung führte und ich mir die Musik nicht mehr antun konnte. Ich mochte bestimmte frühe Soundgarden-Songs besonders gern, so gern, dass ich mir die Texte abschrieb und an die Wand hängte, in jungen Jahren macht man so etwas, und ich hatte schon immer diesen Hang zum Düsteren und Schwarzen, zur Melancholie und zur tiefen Verzweiflung. Ich glaubte, in diesen Texten etwas von mir zu erkennen. Jetzt sind diese beiden Musiker tot, nachdem sie jahrzehntelang dieselbe Krankheit mit sich herumschleppten wie ich, und ich frage mich, wie ich damit umgehen soll. Warum? Weil es mir wieder zeigt, wie hinterhältig diese Krankheit ist, und dass man sie nicht so einfach loswird.

Nicht-Betroffene äußern gern mal – und das ist kein Vorwurf – in ihrer Rat- und Verständnislosigkeit Dinge wie: Aber der/die hatte doch alles. Talent. Erfolg. Familie. Geld. Es gab doch gar keinen Grund ...

Genau da liegt das große Missverständnis, weshalb sich viele so schwertun, eine Depression wenigstens annähernd zu begreifen: Es gibt nicht den äußeren

Grund. Es gibt eine Hirnchemie, die nicht das tut, was sie tun sollte. Hormone, die in die falsche Richtung flitzen. Manchmal werden solche Zustände von außen verstärkt, aber diese Verstärker sind nicht allein die Gründe für die Krankheit.

Die Behandlung ist auch nicht supereinfach. Therapien? Kommen bei allen Patient*innen sehr unterschiedlich an, und erst mal Therapeut*innen zu finden, die zu einem passen – schwer genug. Wegtherapieren geht bei depressiven Verstimmungen und gewissen Verlaufsformen, aber dann gibt es Formen, die bleiben einfach ein Leben lang. In unterschiedlichen Auswüchsen. So eine Depression, die ist dann nun mal da. Die geht mit einem spazieren, die legt sich mit einem ins Bett, die geht mit ins Kino und auf die Party und zur Arbeit, wie so eine Wolke schwebt sie einfach mal mit. Manchmal ist die Wolke ganz klein und weiß und fluffig, und manchmal ist sie eine beschissene Gewitterwolke, die einem tagelang ihre Ladung auf den Kopf kotzt. Ohne Pause. Tabletten? Ja. Nun. Jedes Medikament wirkt irgendwie bei jedem anders. Das, was mir prima hilft, gibt meiner einen Freundin das Gefühl, ein emotionsloser Zombie zu sein, eine andere nahm davon zwanzig Kilo zu. Was mir nicht geholfen hat, macht andere wiederum sehr zufrieden. Aber dann kommt noch der komplizierte Hormonspiegel hinzu, wenn der nämlich mal irgendwie aus dem Lot gerät, wird alles wieder schwierig, und man rennt von einem Menschen, der Medizin studiert hat, zum nächsten, und überall hört man vages Gemurmel von »Ausprobieren müssen« und »Wird sich zeigen« und es werden doch recht viele Schultern gezuckt. Wie gesagt, die Behandlung ist jetzt nicht so wirklich einfach.

Mein Vater nannte meine Phasen früher in seiner Hilflosigkeit immer »Weltschmerz«. Ich wusste als Kind nicht, was mit mir los war. Er wusste es auch nicht so genau. Ich weiß jetzt, dass es in der weiteren Verwandtschaft einige Fälle wie mich gab, und ich wünschte, man hätte offener darüber geredet, es hätte sehr vieles einfacher gemacht. Unter anderem die Diagnose, die sich über Jahre hinzog, die verworfen und dann wieder bestätigt und dann wieder verworfen usw. wurde. Von »Teenager sind nun mal so« über »Was stellen Sie sich eigentlich so an« bis »Frauen in Ihrem Alter haben so was nun mal gelegentlich« habe ich schon alles vom medizinischen Fachpersonal mit und ohne Doktortitel gehört. Man riet mir zu Sport, Johanniskraut, Lichttherapie, Urlaub, Hormonen, keinen Hormonen, Tabletten, keinen Tabletten, mehr schlafen, weniger schlafen, zu bestimmten Tees und Vitaminen und Ölen und Duftkerzen. Man riet mir so viel.

Ich hatte Phasen, da konnte ich nicht vor die Tür gehen. Ich hatte Phasen, da konnte ich mein Spiegelbild nicht ertragen. Ich hatte Phasen, da wollte ich mir die Haut abreißen, weil ich diesen namenlosen inneren Druck nicht länger spüren wollte.

Niemand redet gern darüber, weil es so schwer ist, anderen verständlich zu machen, was da in einem vor sich geht. Es ist unlogisch, irrational. Aber vor allem redet niemand gern darüber, weil die Reaktionen auf diese Krankheit fürchterlich sind. Dass Menschen, die nicht selbst betroffen sind, Schwierigkeiten haben, diesen Zustand nachzuvollziehen – geschenkt. Ich weiß ja auch nicht, wie sich ein gebrochener Arm anfühlt, ich hab mir noch nie was gebrochen. Wovor ich Angst habe, wenn ich darüber spreche: dass man mich für »schwach« hält. Dass man mich abschreibt. Dass ich keine Jobs mehr bekomme. Dass man mich behandelt, als wäre ich nicht zurechnungsfähig. Solche Sachen. Es hilft nämlich nichts zu sagen: Aber ich habe Abi gemacht und studiert und x Bücher geschrieben und noch keine einzige Produktion abgebrochen und bla, obwohl ich diesen Scheiß seit über dreißig Jahren habe. Es hilft nichts. Man wird abgeschrieben, eine gewisse Verachtung für die vermeintliche Schwäche schwingt mit.

Natürlich habe ich auch genau jetzt diese Angst. Be- und verurteilt zu werden. Mich verletzlich und angreifbar zu machen. Und dann denke ich: Gut, ich bin verletzlich und angreifbar, und man be- und verurteilt mich so oder so.

»Weltschmerz«, sagte mein Vater damals, ich war wirklich noch ganz klein, ich weckte ihn manchmal mitten in der Nacht, um ihm zu sagen: Ich weiß nicht, was los ist, aber ich fühle mich so komisch. Damals konnte ich es nicht in Worte fassen, bis heute ist es schwer zu beschreiben, wie es sich anfühlt. Er sagte mir dann eines Nachts, dass es wohl ein Teil von mir sei. Er sagte mir, manche Menschen hätten so etwas nun mal. Er hatte auch kein anderes Wort dafür. Ich wusste nicht, dass er dabei an bestimmte Menschen dachte, manche hatte er kennengelernt, von manchen hatte er nur gehört. Diese Menschen sind tot.

Ich wünschte, wir hätten alle viel mehr geredet.[22]

Und ich wünschte, ich hätte früher besser hingehört, als ich als Jugendliche in Alternative-Clubs die Haare zu den Songs von Soundgarden oder Audioslave geschwungen habe. Als ich versunken war in den Melodien, den Gitarrenbrettern, dem Getrommel und der immer satten, mal sonoren und dann wieder so schrillen, vier Oktaven weit reichenden Stimme Cornells. Nie habe ich genau auf den Text geachtet, den er da beschwor und aus sich herausbrüllte. Wohl auch, weil ich damals keine Englisch-Leuchte war, ist mir die Bedeutung diverser Zeilen aus den Texten von Soundgarden und Audioslave schlichtweg entgangen: Da singt Cornell von Tumoren, die er in seinem Kopf vermutet, und ewiger Dunkelheit, davon, dass er jeden Morgen denke, er hätte doch besser im Bett bleiben sollen und dass er ein Lügner sei – und von seiner Wut auf Gott, der ihm das Leben geschenkt, aber irgendwie vergessen habe, ihm zu zeigen, wie Leben geht.

Am 17. Mai 2017 hatte ich auf irgendeiner Veranstaltung, an die ich mich schon nicht mehr erinnern kann, in meinen Geburtstag hineinmoderiert und am Nachmittag und Abend aus meinem Geburtstag herausgefeiert. Auf Bildern, die ich zu diesem Tag aus meiner Cloud fischen kann, trage ich ein leichtes Sommerkleid und Sonnenbrille im Haar. Es muss ein warmer, schöner Tag gewesen sein. Kurz nach Mitternacht, vielleicht habe ich da noch auf meinen nun vollendeten 42. Geburtstag mit einem Prosecco angestoßen, hat sich Chris Cornell, Held meiner Jugend, laut Autopsiebericht in einem Hotelzimmer in Detroit erhängt. Er war 52 Jahre alt und hatte gerade noch ein ausverkauftes Konzert mit Soundgarden gespielt. Der Tod sei »plötzlich und unerwartet« gekommen, sagte sein Manager.

Nun ja ...

ICH FRAGE MICH: Sind Musikschaffende und Bühnenmenschen häufiger von Depressionen betroffen als andere?

Sex, Drugs and Rock 'n' Roll. Immer wieder werden Suizide von Musiker*innen mit diesem unseligen Dreiergespann in Zusammenhang gebracht.
Auch die Biografie von Chris Cornell und Chester Bennington ist mit Suchtproblemen gespickt. Doch selbstredend hat nicht jeder Musiker, jede Musikerin mit Drogen- und Alkoholproblemen zu tun – das wäre ein viel zu einfaches, geradezu infames Erklärungsmodell. Dr. Claudia Spahn ist Fachärztin für psychotherapeutische Medizin und leitet das Freiburger Institut für Musikermedizin. Sie kümmert sich unter anderen um Instrumentalisten mit körperlichen und psychischen Beschwerden. Und in

der Musik-Fachzeitschrift »FonoForum« betonte sie in einem Artikel aus dem Jahr 2011[23]:

»Die individuellen Faktoren der Suchtgefährdung sind bei Musikern nicht größer als bei anderen Menschen auch.« Genaue Häufigkeiten seien auch ihr nicht bekannt, aber das Problem sei relevant, und sie verweist auf das wachsende Interesse und den Zulauf an Kursen, in denen Musiker Hilfe suchen, um mit den genannten Problemen besser umgehen zu können: »Musiker brauchen Pflege, benötigen Unterstützung und Lösungen für ihre Probleme. Nicht der Beruf selbst, sondern der Umgang mit dem Beruf kann in die Sucht führen.«

Im selben Artikel sagte Professor Helmut Möller, Psychiater am Berliner Kurt-Singer-Institut für Musikergesundheit, dies sei ein tabuisiertes Thema, das dringend der Aufklärung und Unterstützung bedürfe: »Der Wunsch nach Grandiosität beziehungsweise narzisstische Großartigkeit ist meistens schon früh mit dem Werdegang zum Musiker verknüpft, und das trifft nicht nur für Solisten zu. Auch Orchestermusiker sind hiervon stark betroffen. Eine Gemeinschaft von Schweigern, in der jeder der Beste sein möchte. Ein Austausch über Schwierigkeiten, Fehler oder gegenseitige Unterstützung findet kaum statt. Jeder ist für sich allein. Die Kultur des Umgangs steht im Widerspruch zur Kultur der hohen musischen Leistung. Dieses Klima ist schädlich für die Seele und fördert unter Umständen den Missbrauch von Substanzen, um Stimmungen kurzfristig zu heben beziehungsweise um die geforderten Leistungen erbringen zu können. Deshalb ist der Einstieg in den Gebrauch von Medikamenten schon früh mit der Sozialisation zum Musiker verknüpft.«[24]

In diesem Artikel wird also behauptet, dass im Musikbusiness ein Klima herrscht, das schädlich ist für die Seele. Sind dadurch Musiker*innen und Bühnenmenschen stärker gefährdet, Depressionen zu erleiden?

Dieser Frage wurde 2017, im Todesjahr von Chris Cornell und dessen Freund Chester Bennington (Sänger von Linkin Park, der noch auf Cornells Beerdigung gesungen und sich dann selbst das Leben an Cornells 53. Geburtstag genommen hatte), vermehrt nachgegangen.

Im »Rolling Stone« erschien im Oktober 2017 ein Artikel, der eine britische Studie aus dem Jahr 2016 zitiert. Die Wohltätigkeitsorganisation »Help Musicians UK«, 1921 gegründet, hatte für die Studie mehr als 2000 Menschen aus dem britischen Musikbusiness von zwei Wissenschaftler*innen der University of Westminster befragen lassen – von Musiker*innen bis zu Crewmitgliedern. 2020 flossen die Erkenntnisse in ein gemeinsames, spannendes Buch der Autor*innen mit dem Titel: »Can Music Make You Sick?«[25] Die Antworten auf diese Frage waren erstaunlich bis erschreckend.

Die Studie legt den Schluss nahe, dass Musiker*innen und Menschen, die in der Musikindustrie arbeiten, mehr als dreimal so häufig mit Depressionen und Angststörungen zu kämpfen haben wie Personen anderer Berufsgruppen. 71 Prozent der Studienteilnehmer gaben an, schon Erfahrungen mit Panikattacken oder anderen Formen einer Angststörung gemacht zu haben, depressive Phasen kannten insgesamt 69 Prozent. Gründe für diese besondere Gefährdung der mentalen Gesundheit seien die permanente Belastung von Musikschaffenden durch die fehlende Planbarkeit des Alltags und der Zukunft, die in der Regel unsichere ökonomische Perspektive und auch fehlende Anerkennung gepaart mit hohem Leistungsdruck und heftiger Konkurrenz. Zudem sei der hohe Anteil an psychischen Erkrankungen in der Musikindustrie darauf zurückzuführen, dass professionelle Hilfe selten oder gar nicht in Anspruch genommen wird. Nur 30 Prozent derer, die schon Depressionen erlitten haben, gaben an, sie würden gern oder hätten sich bereits Hilfe gesucht. Die Studie sei als Warnsignal zu verstehen: auch wenn es schon Fortschritte gegeben habe, seien psychische Erkrankungen immer noch mit einem Stigma behaftet – gerade in diesen Berufszweigen, bei denen durchgehend auf Toplevel auf Bühnen abgeliefert werden müsse. Neil Barnes vom Elektronik-Duo Leftfield beschreibt die besondere Herausforderung des Musikerlebens im Vorwort der Studie mit diesen Worten: »*The highs are very high and then there is a kind of built-in obsolescence that means the lows are very, very low.*«[26]

Im Dezember 2022 bezog sich auch das NDR-Magazin »das!« auf besagte Studie, und ließ die Singer-Songwriterin Antje Schomaker in die Gitarrensaiten greifen und ihren viralen Hit »Ich muss gar nichts« in die Kamera singen:

> *Ich muss dünn sein, aber lieber auch nicht zu dünn*
> *Muss mir anhören, Sexismus ist doch gar nicht so schlimm*
> *Ich muss Kinder kriegen, denn ich bin ja bald dreißig*
> *Muss Karriere machen, nicht girly sein, aber weiblich*
> *Ich muss smart sein, muss für mich einstehen*
> *Aber nicht schwierig sein, bis alle einsehen*
> *Ich muss, ich muss, ich muss, ich muss gar nichts*[27]

Die These des NDR-Beitrags: In der Musikbranche sei der Druck mittlerweile schwerer auszuhalten als je zuvor – schon wegen der kräftezehrenden Pandemiejahre. Auch im Bereich der klassischen Musik habe sich aufgrund von pandemiebedingten Konzertausfällen, Personalmangel, der ständigen Social-Media-Präsenz und Streaming-Algorithmen der Druck erhöht. Und dann wurde der Mann ins Bild gerückt, der den ersten Lehrstuhl Deutschlands zur mentalen Gesundheit Musizierender unterhält: Prof. Dr. Daniel S. Scholz von der Musikhochschule Lübeck/Universität zu Lübeck. Er forscht psychologisch und neurowissenschaftlich zum Thema und behandelt Studierende und Musizierende. Scholz kritisierte im NDR-Beitrag, dass es nur wenig Hilfsangebote im Business gäbe, um mit den Stressoren besser umzugehen und Erschöpfungsdepressionen zu vermeiden.

Im Januar 2022 schreibe ich Scholz an und befrage ihn schließlich per Zoom zur potenziell besonderen Gefährdung der Musikschaffenden durch Sucht und Depressionen. Er führt an, dass Sucht immer der Versuch einer Bewältigung sei: um mit Traumata oder auch psychischen Problemen und Erkrankungen umzugehen. Und er ist der Meinung, dass diese Bewältigungsstrategie kaum häufiger von Musiker*innen gewählt werde als von der Allgemeinbevölkerung. Da die Menschen jedoch in der Regel mehr in der Öffentlichkeit stehen, sei ein solches »Coping« transparenter. Zudem sei der Zugang zu Alkohol und Drogen szenebedingt erleichtert und der Konsum ab einer gewissen Prominenz und finanziellen Mitteln unkomplizierter in den Tagesablauf zu integrieren.

Permanente Belastung, prekäre Lebensumstände, unsichere Arbeitsverhältnisse und die ständige Bewertung von außen – auch Scholz sieht darin massive Stressoren. Und obendrauf käme noch die extreme Involviertheit in die Sache: eine extreme Liebe zu dem, was Musiker*innen kreieren.

Zu ihm in die Sprechstunde kämen besonders häufig Menschen, die Auftrittsangst oder tatsächlich leichte bis mittelgradige Depressionen mitbrächten. Oft gebe es zunächst somatische Beschwerden. Und erst wenn diese nicht erklärt und auch nicht geheilt werden könnten, rege sich bei vielen der Verdacht, dass es mit der Psyche zu tun haben könnte. Bei den Daten, die die britische Studie aufwirft, kommt Scholz allerdings ins Stutzen. Er könne sich nicht vorstellen, dass Musiker*innen tatsächlich eine so hohe Lebenszeitprävalenz in puncto Depressionen aufweisen – wenn die Lebenszeitprävalenz in der Gesamtbevölkerung bei 20 % läge, also ein Fünftel aller Deutschen in ihrem Leben mindestens eine depressive Episode durchlitten, halte er die dreifache Menge an Musiker*innen, die betroffen seien, doch für vermessen, die Studie womöglich für nicht valide. Er tippe auf einen ähnlich hohen Anteil depressiv Erkrankter in der Musikbranche, wie es ihn auch prozentual in der Allgemeinbevölkerung gibt. Zweifel beim Professor.

Die Studie von Help Musicians UK von 2016 ist die umfangreichste, die bislang in Großbritannien mit Blick auf das mentale Wohl und die Arbeitsbedingungen im Musikbusiness durchgeführt wurde. Eine repräsentative Studie, für die es in Deutschland kein Äquivalent gibt. Es lässt sich keine demografische Studie finden, die explizit die mentale Gesundheit und Belastung von Musiker*innen oder Showmenschen hierzulande untersucht.

Die britische Studie benennt Stressoren, die ich selbst gut kenne und die sich meiner Meinung nach übertragen lassen: auf sämtliche freie Bühnenjobs, auf viele Jobs in der Öffentlichkeit und in der Kreativszene, ohne große Planungssicherheit, verlässliches Gehalt und Festanstellung auf Lebenszeit. Denn die Studie zählt auf:

- Man braucht den Glauben an sich selbst, der aber kann in der Unberechenbarkeit des Business ins Wanken geraten.
- Eine Laufbahn in diesem Business ist nicht wirklich planbar und führt oft in prekäre Verhältnisse.
- Viele arbeiten noch parallel in »Brotjobs« und kommen so kaum zur Ruhe.
- Musikschaffenden fällt es oft schwer, sich Unsicherheit einzugestehen, weil sie stark in den Wettbewerb gehen müssen und ganz oben bestehen wollen.
- Familie und Freunde sind wichtige Stützen, was den Musikschaffenden aber manchmal auch Schuldgefühle macht.
- Das Business kann manchmal unsozial sein, es gibt Mobbing, Klüngel, Macht- und auch sexuellen Missbrauch.
- Für Musikschaffende ist es oft schwierig, bezahlbare professionelle Hilfe bei psychischen Problemen zu bekommen.
- Weil viele Musikschaffende selbstständig sind, fühlen

sie sich oft allein gelassen, wenn es um den Umgang mit psychischen Problemen geht.

– Musikschaffende sind meistens hochreflektiert und selbstkritisch und gleichzeitig ständiger Bewertung ausgeliefert.

Warum will einem jeder sagen, wie's zu gehen hat?
Wie wär's, wenn jeder einfach schaut, wie er es selbst besser macht?[28]

Singt Antje Schomaker in »Ich muss gar nichts«.

Im Beitrag des NDR erzählte sie vom Burn-out, der sich angeschlichen habe und im Sommer 2022 kulminiert sei. Sie sprach davon, »hyperfunktional« gewesen zu sein – und trotzdem total am Ende. Und dann sei nichts mehr gegangen. Und sie sagte noch: Sie erhoffe sich gesellschaftlich einen anderen Umgang mit Musiker*innen und Bühnenmenschen am Limit – und bitte, bitte keine Sprüche mehr wie: »Such dir halt einen anderen Job, wo es leichter ist ...«

Das verstehe ich zu 100 %. Denn wo bitte ist es wirklich leichter?! Und was, wenn man einen Job nun mal lebt und liebt – trotz all der Herausforderungen, trotz all der Belastungen? Ist man dann zu sensibel, wenn einem das jeweilige knallharte Business-Umfeld zusetzt? Oder könnte es nicht ein bisschen weicher zugehen in diesem Bereich, den wir Beruf nennen und der manchmal eine Berufung ist, die man nicht einfach verneinen und gegen einen anderen Job tauschen kann? Sollte es nicht in jeder Branche möglich sein, seine mentale Gesundheit zu erhalten und übermäßigen Stress zu reduzieren? Etwa im Pflegebereich, in dem es nachvollziehbarerweise häufig zu Burn-outs kommt. Und auch dort, wo von der Außenwelt immer wieder gern leicht ätzend die Vorzüge des Jobs betont werden: angeblich stääändig Ferien und totale Sicherheit dank Verbeamtung ...

Es ist verblüffend, wie viele Lehrer*innen allein ich in der Klinik getroffen habe. Menschen, die an ihren Schulen größtenteils andere Gründe für ihr Fehlen nannten. Aus Angst, abgelehnt oder kritisch beäugt zu werden, von Kolleg*innen und auch von der Elternschaft. Und Daniel Scholz echauffiert sich in unserem Gespräch darüber, dass Studierende der Musikhochschule, die in den Schulbetrieb gehen wollen, große Ängste hätten, eine Diagnose wie Depression von ihm zu erhalten. Und schlimmstenfalls eine Therapie ausschlagen, weil sich die nach wie vor negativ auf eine Verbeamtung auswirken könne. »Es ist ein Skandal, dass das Oberschulamt psychische Erkrankungen immer noch tabuisiert und eine Verbeamtung davon abhängig gemacht wird, ob psychische Erkrankungen bestehen oder nicht«, sagt Scholz, »da muss politisch dringend etwas passieren.«

In einem lebensfreundlichen Umfeld dem Job nachgehen zu können, den man liebt – das wünschen sich berufsfeldübergreifend alle, die für ihren Beruf brennen. Aber nicht verbrennen bzw. verheizt werden wollen.

ATZE SCHRÖDER

5 Auch mir hatten Freund*innen 2020 tief in die depressiv-verschleierten Augen geblickt und zu bedenken gegeben, ob all der Stress in meinem Business nicht vielleicht zu meinem »Unwohlsein« beigetragen habe. Ob was »Leichteres« nicht vielleicht besser für mich sei? Und tatsächlich: In der Klinik hatte ich mehrfach Momente, in denen ich mich fragte, ob ich beruflich nicht lieber das Handtuch werfen sollte. Ich stellte die Frage auch den Therapeut*innen, und sie sagten: »Muss nicht unbedingt sein, wenn Sie die Selbstfürsorge ausbauen. Wenn Sie Ihre Haltung zu den Stressoren ändern. Und wenn Sie klar anerkennen: Die Gefahr, sich zu überfordern, ist da und wird bleiben – weil diese Krankheit in Ihnen schläft und durch zu viel Lärm aufgeweckt werden kann.«

Nach der Entlassung aus der Klinik und im Folgejahr 2021 bin ich es vorsichtig und langsam angegangen. Habe stärker denn je abgewogen, welche Jobs ich zusage und welche nicht. Welche Reisen ich antrete, welche nicht. Und ich sammelte weiter Kraft aus den Momenten, in denen Bühnenmenschen offen von ihren psychischen Belastungen sprachen und von ihrem Umgang mit ihnen. Eine Stimme ließ mich besonders aufhorchen, beim Gassigang mit dem Hund, die Kopfhörer in den Ohren.
Es lief einer meiner Lieblingspodcasts »Betreutes Fühlen«, in dem sich Atze Schröder und Leon Windscheid öffentlich ihrer Gefühlswelten annehmen. In der Folge

vom 6. Juni 2021 kündigte der Psychologe und Entertainer Windscheid an, heute werde man über Depressionen reden und sich so für eine Million Abonnenten bedanken – vor allem aber versuchen, die zu erreichen, die sich immer noch nicht trauten, Hilfe anzunehmen. Windscheid sprach von einer gigantischen Latenz.

Und tatsächlich, dies sei an dieser Stelle angemerkt, dauert es laut dem aktuellem »Deutschland-Barometer *Depression*« der Stiftung Deutsche Depressionshilfe und Suizidprävention vom November 2022 im Schnitt lange 20 Monate, bevor sich Menschen mit einer depressiven Erkrankung Hilfe suchen.[29] Im Schwerpunktbericht des RKI »Psychische Gesundheit in Deutschland« ist sogar die Rede davon, dass es – wenn nicht bereits im ersten Jahr ein Kontakt zum Hilfesystem stattfindet – für die Hälfte der Fälle mindestens sieben Jahre bis zu einer Kontaktaufnahme dauert. In einer im Bericht genannten Studie geben 62,3 % der Befragten an, keine Hilfe gesucht zu haben, weil sie »allein mit dem Problem fertigwerden wollten«. Fast ein Fünftel nimmt aus Angst vor Stigmatisierung keine professionelle Hilfe in Anspruch: »Wegen der Sorge darüber, was andere Leute denken würden.«

Windscheid jedenfalls wandte sich im Podcast an Schröder mit den Worten: »Wenn du jetzt darüber nachdenken würdest: Thema Depression, bei dir, bei euch, der Family, im Umfeld …?« Er ließ die Frage etwas unschlüssig in der Luft hängen, Schröder verwandelte sie dennoch. »Ja, das ist bei uns ein normales Thema«, antwortete er, »weil meine Oma sich wegen Depressionen aufgehängt hat, die Brüder und Schwestern meines Vaters, da ist es sehr stark aufgetreten, da gab es auch Suizide, und im Cousinen- und Cousin-Bereich gibt es auch schwere Verläufe. Bei uns in der Familie heißt es: Wir kriegen 'ne Depression wie Maurer eine Erkältung.« Dann lachte er und sagte: »Es ist wichtig für uns, damit leicht umzugehen und das nicht zu dramatisieren.« Ich schlurfte derweil gebannt übers Feld und fragte mich: Wie viel mehr Tragödie kann es bitte geben, als wenn sich etliche Verwandte aus der väterlichen Linie das Leben nehmen?!

Leon Windscheid hakte noch einmal nach: »Äh, also kurz mal zum Verständnis: Das trifft dann auch auf dich zu?« »Ih-ja«, sagte Schröder, »so gerade im Frühjahr setzt bei mir meine Depression ein …« Und ich war fasziniert, wie locker dieser Mann das aussprach und schließlich von seiner selbst ernannten »Heuschnupfenzeit« erzählte.

Natürlich will ich auch Schröder für dieses Buch treffen. Und tue das im Herbst 2022 in seinem zweiten Zuhause: dem plüschigen Savoy Hotel in Köln. Atze kommt in die Lobby, schließt mich, kaum dass ich von meinem Sessel, auf dem ich gewartet habe, aufgestanden bin, fest in die Arme. Wir sind uns noch nie vorher begegnet, und seine Herzlichkeit ist entwaffnend. Er steigt fröhlich ins Gespräch ein und ist sehr schnell tief im Thema.

AS: Na, denn mal herzlich willkommen im inoffiziellen Vereinsheim der Unterhaltungskünstler! Da drüben (er zeigt Richtung Bar) tobt ja immer die Aftershow-Party des Comedy-Preises – und ich sag dir: Die meisten Komiker*innen, die ich kenne, sind doch sehr tiefgründige Menschen – hier ist schon manche Träne geflossen an dieser Theke. Es überwiegen in den Gesprächen echt die ernsthaften Themen, das denkt da draußen ja keiner. Und ich komme da ja auch nicht immer drauf. Also bei Krömer zum Beispiel. Als der erzählt hat, er hat den Affen, da bin ich aus allen Wolken gefallen! Wir kennen uns zwar nicht so gut, aber ich kenne ihn eine Karriere lang – ich fand schon ganz am Anfang, er ist ein Super-Talent. Er ist sich immer treu geblieben, und dass da so viel Tiefe im Hintergrund ist, das hätte ich nicht vermutet. Man sieht ja immer nur das Spotlight, immer nur das, wenn die Kamera an ist – der Weg dorthin kann ganz anders aussehen. Mirko Nontschew ist da sicher auch ein gutes Beispiel, der sich ja vor gut einem Jahr … (er bremst im Satz ab, setzt neu an) – der ja vor gut einem Jahr aus dem Leben geschieden ist. Sagen wir es mal so. Bei Mirko hat man immer gemerkt, dass da eine sehr tragische Seite ist. Wenn man ihn nur von der Mattscheibe kannte, hat man gedacht, der macht den ganzen Tag so einen Blödsinn – dabei saß der oft in der stillen Kammer und hat mit sich gehadert. Da gibt es ja viele Beispiele: Jim Carrey ist besonders prominent. Vielleicht sind ja echt gerade diese besonders extrovertierten, supertalentierten Menschen, die es so richtig krachen lassen können, diejenigen, die sich, sobald die Kamera aus ist, wieder ins Loch verziehen. Ich hab mal bei einer Echoverleihung Robbie Williams erlebt. Der stand hinter der Bühne wie ein Häufchen Elend, Fingernägel kauend, und da hab ich gedacht, der macht gleich alles, aber ganz sicher kann der nicht auf die Bühne gehen. Und dann kam die Ansage, und der geht auf die Bühne, als hätte er die ganze Welt im Griff – dann kommt er wieder raus aus dem Scheinwerferlicht und fällt wieder in sich zusammen.

KS: Wie ist das bei dir – du bist ja auch eine Rampensau?

AS: Na ja, auch ich habe auf der Bühne eine Rolle. In der muss der Clown funktionieren. Backstage wird viel über Versagensängste gesprochen, aber wenn du auf der Bühne Angst zeigst, dann wittert das Publikum das und – wie schon Houellebecq beschrieben hat – es besteht dann die Gefahr, dass die über dich herfallen. Ganz allein als Stand-Upper auf die Bühne zu gehen, ist echt eine Hausnummer. Das ist sehr einsam da oben. Zumindest am Anfang einer Karriere darf man sich keine Schwäche erlauben. Und wenn man es dann irgendwann tut, dann sollte man aus einer Position der Stärke heraus über die Schwäche sprechen. Ich bin seit 28 Jahren dabei, auch wenn manche Fans irritiert sind, dass ich nun über Gefühle spreche, auch wenn das eine Zumutung für die ist, kann ich das trotzdem machen. Und es ist eine Seite, die ich total genieße. Mein Programm 2023 heißt: Echte Gefühle.

KS: Im Podcast mit Leon Windscheid hast du sehr offen über deine Gefühle gesprochen – warum habt ihr euch damals für eure »Dankeschönfolge« das Thema Depression ausgesucht?

AS: Die erste spontane Antwort ist: Es lag in der Luft, es war und ist Zeitgeist. Es wäre fahrlässig gewesen, das nicht aus der Luft zu schnappen. Das Thema wurde in den Medien breiter. Das soll jetzt nicht abwertend klingen, aber es gibt ja durchaus Modethemen. In diesem Fall ist das aber natürlich viel zu kurz gesprungen. Man kann ja froh sein, dass das Thema nun öffentlicher wird, das hat in meinen Augen nur positive Seiten: dass es normaler wird, dadrüber zu sprechen. Ich stelle mir da gern vor, dass sich morgens zwei Maurer auf dem Gerüst treffen und sich beim Arbeiten darüber unterhalten und sich von ihren Depressionen erzählen – wäre super, wenn wir da hinkommen würden.

KS: »Maurer« ist ein gutes Stichwort. Du sagst, in deiner Familie kriegen die Leute Depressionen wie die Maurer eine Erkältung – was für ein Wahnsinnsspruch!

AS: Das Thema wird bei uns eben nicht so schwer besprochen. Bei uns in der Familie neigen einige Cousins und Cousinen sehr zu Schwermut, und es gab ja auch schon einige Selbstmorde, meine Onkels haben sich umgebracht, meine Oma, ein Neffe von mir hat sich vor einiger Zeit umgebracht, mit Heroin. Und trotzdem, wenn wir zusammenkommen, heißt es oft: »Hattest du deine dieses Jahr schon, oder musst du noch?«

KS: Und? Hattest du deine schon?

AS: Bei mir ist das meistens so um Mai rum, dann rutsche ich alljährlich in eine Melancholie ab. Mittlerweile habe ich die aber umarmt. Ich weiß, dass sie kommt, ich weiß aber auch, dass sie wieder geht. Da spreche ich auch mit meinem Umfeld drüber – ich sage dann, ihr wisst, da gibt es diese Phasen im Jahr, und mittlerweile sehen die mir das dann auch an. Ich sehe dann sehr müde aus und bei mir sieht man es immer sofort in den Augen. Ich sehe mich dann auch immer im Spiegel an und denke mir,

»ohoh«, weil auch ich das dann in meinen Augen sehe. Das ist dieses Gefühl, äh, ich mag mich dann nicht im Spiegel. Dann weiß ich: »Oha, es geht bald wieder los.« Und wenn es losgeht, dann bin ich sehr in einem Tunnel, dann ziehe ich mich zurück wie ein verwundetes Tierchen, ich will mich dann verkriechen. Mir macht dann nichts Spaß, da ist keine Leidenschaft für nichts, kein Bock auf nichts. Meine Freundin ist davon Gott sei Dank auch nicht verschont, die ist ansonsten aber auch eher ein fröhlicher Typ, und sie passt auf, dass ich dann auch mal wieder aus dem Kämmerlein herauskomme und ausgehe und so.

KS: Kannst du in diesen Phasen denn gut auf Bühnen stehen?

AS: Meine Touren sind eigentlich immer gegen Mai vorbei. Und Einzelauftritte kriegt man immer gewuppt. Sobald ich die Bühne betrete, ist jedes innere Gewitter weg. Und das hält für genau diese Zeit auf der Bühne. Ich freue mich darüber, dass sich da so der Schalter umlegt. Außerdem hab ich echt diese Sicherheit, dass die Melancholie wieder geht. Die lässt mich besser damit klarkommen. Über meinen Vater habe ich gelernt, wie man mit so etwas umgeht. Er hatte einen ganz guten Überlebensinstinkt entwickelt, der war nie besonders schwermütig, wohl auch, weil er einige Türen hinter sich verschlossen hat.

Schröders Augen werden feucht, er blinzelt und nimmt einen Schluck Kaffee.

AS: Mein Vater – oh und nun muss ich aufpassen, denn bei dem Thema heule ich schnell – der kommt aus einer Familie, da war, glaube ich, alles die Hölle. Mit 17 ist er in den Krieg gezogen, mit der Wehrmacht, und das war für ihn eine Erleichterung, eine Flucht aus der hartpreußischen Erziehung und der Familie. Dann hat er die Gräuel des Krieges erlebt, kam nach dem Krieg 1945 in russische Gefangenschaft für sechs Jahre. Mit 30 Jahren ist er erst wieder nach Hause gekommen, und seine Lebensleistung war es, fortan trotzdem ein fröhliches Leben zu leben. Er hat Türen hinter sich geschlossen, Türen zu Dingen, die einfach zu schwer sind, zu groß. Verdrängung ist ja in unserer heutigen Gesellschaft negativ konnotiert – wir haben gerade so ein Mindset, dass wir jedes Problem hochholen müssen. Ich denke aber, dass es gut ist, manche Dinge ruhen zu lassen. Es gibt ja transgenerationale Traumata, sodass erst die nächste Generation wieder die Türen öffnet. Das hab ich ja dann gemacht, bei Markus Lanz.

KS: Hast du denn auch schon Hilfe bei Therapeut*innen gesucht, oder machst du das alles mit dir selbst aus?

AS: Ja, ich habe das alles auch schon therapeutisch bearbeitet. Als ich mal besonders melancholisch war, habe ich mir Hilfe geholt. Meine Therapeutin hat dann mit mir zusammen erkundet, wie alles mit allem zusammenhängt, die vielen Selbstmorde in meiner Familie und auch, dass ich Schuld von anderen übernommen habe – Schuld, die mein Opa an der Verzweiflung meiner Oma zum Beispiel hatte. Echte Todessehnsucht hatte ich aber nie. Ein Talent, das ich von meinem Vater übernommen habe, ist das Talent zum Glücklichsein. Wenn nicht gerade Mai ist – aber selbst da – es ist zwar paradox, aber selbst in dieser traurigen Phase kann ich hin und wieder glücklich sein. Ich stehe dann auf der Schwelle und schaue in die Tiefe, aber ich kann mich umdrehen und die andere Richtung einschlagen. Letztlich scheint bei mir immer irgendwie die Sonne, und an der kann ich mich wärmen. Das gibt mir auch die Sicherheit, dass es mich nie ganz schlimm erwischen wird.

Dann fragt mich Atze: »Du hast doch sicher auch das Talent zum Glücklichsein?!« Und wie aus der Pistole geschossen, es dauert tatsächlich keine ganze Sekunde, wie ich später beim Anhören des Mitschnitts bemerke, sage ich entschieden: »Nee!« Um dann fast genauso schnell ein »Doch« hinterherzuschieben. Denn das klare »Nein« ist mir unangenehm. Dieser offene Selbstzweifel. Ich sage ihm das: »Huch, das ging jetzt aber schnell.« Und dann sagt er: »Du bist Kulturredakteurin, du musst NEIN sagen, du darfst doch gar nicht glücklich sein ...« Großes Lachen seinerseits ob seines vorzüglichen Witzes. Ich suche nach einer neuen Antwort und sage: »Ich denke, ich habe das Talent zum Genießen.« Und er sagt: »Na, das kommt doch aus demselben Stamm.« Er nimmt den Faden wieder auf.

AS: Und wenn nichts so richtig geht, dann war mein Vater immer der Meinung: »Man kann manche Dinge auch an sich vorbeiziehen lassen – die kommen, die sind da, dann gehen sie aber auch wieder. Und wenn die Dinge da sind, dann kannst du auf sie zugehen.« Das war noch so ein

Ratschlag von ihm: auf schlechte Gefühle zuzugehen. Er hat schon sehr früh dieses Bild von den Büffeln benutzt: Wenn amerikanische Büffel ein Unwetter aufziehen sehen, dann rennen die nicht weg, die rennen auf das Unwetter zu. Dann zieht das über sie hinweg und sie sind schneller durch. Wenn du wegrennst, dann zieht das so langsam und bedrohlich hinter dir her, es verfolgt dich und du bist länger drin, in diesem Unwetter. Das hat er mir mit auf den Weg gegeben: »Renn darauf zu, und dann biste auch schnell durch.« Immer wieder dadurchzurennen – vielleicht ist das schlicht das Leben.

KS: Ich habe im Podcast gestutzt, als Leon meinte, es sei doch entlastend, wenn man wüsste, dass man die Depression vererbt bekommen hat. Ich empfinde das ganz anders: Ich hätte dann das Gefühl, »Mist, dann hab ich das einfach mitgeliefert bekommen und kann jetzt gar nichts dagegen machen ...«

AS: Och, ich persönlich finde es gut zu wissen, wo es herkommt. Seit ich den Grund kenne, kann ich es besser bearbeiten. Ich hatte mein ganzes Leben lang so eine Wut, so eine Aggression in mir. Und als mein Vater tot war, so zwei Jahre später, kam noch die tiefe Traurigkeit dazu. Und dann habe ich durch die Therapie aufgedeckt, wo das alles herkommt. Und das fand ich tatsächlich entlastend. Dann sind die Probleme zwar nicht gleich weg, aber du weißt, aus welcher Richtung du beschossen wirst. Und dass es nicht ursprünglich dein Problem ist. Das war ein echter Gamechanger für mich.

KS: In »Betreutes Fühlen« redet ihr über so ziemlich alles, was mit Gefühlen zu tun hat – ihr als zwei Männer – was immer wieder als sehr besonders gilt. Eine Sendung, aus dem Juni 2022, habt ihr »Für uns Männer« genannt. Es ging darum, warum es für Männer so schwer ist, überhaupt in Psychotherapie zu gehen. Eine These war, dass Männer daran scheitern, immer weiter den harten Kerl mimen zu müssen. Mit ihren Problemen hinterm Berg halten, weil sie alles mit sich selbst ausmachen wollen.

AS: Ja, das sind leider alte Rollenmuster, die immer noch in uns drin sind – die wir schon als Kinder aufgesogen haben. Klischees, auf die wir reinfallen. So wie wir auch Klischeevorstellungen von Depression haben. Man stellt sich ja immer die Extrembilder vor: stille Menschen, die mit einer Decke über dem Kopf in der Ecke heulen. Im Volksmund wird ja immer noch gesagt: »Nun stell dich mal nicht so an.« Dabei ist es ja so: Wenn dir in der U-Bahn einer zu nah kommt, sich sogar bei dir anlehnt, und du drehst dich um, und derjenige hat nur ein Bein, bremst du deine Reaktion sofort ab und denkst dir: »Oh, Entschuldigung, der kann ja nix dafür.« Wenn sich aber jemand bei dir abstützt, der gerade eine heftige Depression hat und sich gerade einfach nicht anders verhalten kann, als er sich verhält, dann siehst du keine Behinderung und dann reagierst du anders. Umso wichtiger ist jetzt, dass wir drüber reden. Umso wichtiger sind nun die verschiedenen Erklärungsversuche, die verschiedenen Gesichter davon.

KS: Können wir auch zu viel darüber reden? Siehst du die Gefahr, dass manche Leute schlechte Laune mit Depression verwechseln?

AS: Na ja, man sollte schon aufpassen, dass Leute das nicht für sich selbst als Ausrede nutzen, wenn sie nur den Arsch nicht hochkriegen, und sich darin einrichten. Schlechte Laune sollte nicht übermäßig hochstilisiert werden. Depression ist eine schwere Krankheit. Das zu vermischen, ist so, als wenn einer eine Erkältung hat und vorgibt, an einer schweren Grippe zu leiden. Und wir wissen: Eine Erkältung hat mit einer echten Grippe gar nicht viel zu tun. Wobei sich eine Erkältung natürlich auch verschlimmern kann, wenn man sie verschleppt.

Schröder kratzt sich am Kopf und schließt: »Ja, das ist vielleicht ein ganz guter Vergleich.«

6 2021 kamen immer mehr Prominente aus der Deckung und berichteten von ihren Depressionserfahrungen.

Sarah Connor erzählte, dass sie nach der Geburt des ersten Kindes an Depressionen gelitten und sich Hilfe gesucht habe. Ihr Gesangskollege Wincent Weiss, der mit dem Skateboard durch die reichweitenstarke Show »The Voice of Germany – Kids« rollte und damit meine Tochter beeindruckte, saß in Talkshows und sprach über seine Krankheitsphase. Und die Stiftung Deutsche Depressionshilfe startete in Kooperation mit NDR Info den besagten Podcast »Raus aus der Depression« und holte prominente Depressive vor das Mikrofon.

Dass ich mich über den Titel ärgerte, weil er meiner Meinung nach zu viel verspricht, habe ich bereits bemerkt. Über den Moderator und seine Art, Fragen zu stellen, habe ich mich umso mehr gefreut: Harald Schmidt, Schirmherr der Stiftung Deutsche Depressionshilfe. Erstaunlich unbedarft und hemmungslos, weil laut eigener Aussage selbst nicht von der Krankheit betroffen, befragt er seine Gesprächsgäste, für das medizinisch-wissenschaftliche Fundament sorgt der zum Thema viel gebuchte Professor Dr. Ulrich Hegerl.

2021 ging ich auch mit diesem Podcast regelmäßig Gassi und war sehr angetan von jenen, die offen sprachen. Auch davon, wie unterschiedlich sie sprachen. Die Schriftstellerin Jasmin Schreiber etwa erzählte fröhlich glucksend von ihrer schweren Depression. In die sei sie gefallen, weil sie mit ihrem Debüt »Mariannengraben« einen Bestseller gelandet und sie der Erfolg vollkommen überrollt habe. »Ich war noch gar nicht überzeugt von meinem Schreiben – Selbstwertgefühl ist ja immer so ein Thema – und ich hatte einfach nur den Horror, dass so viele Leute das lesen, und ich dachte, oh Gott, dann wissen alle, wie schrecklich ich schreibe.« Sagte sie, kicherte hier und da – und ich hörte das Impostor-Phänomen trapsen.

Die Singer-Songwriterin und Lyrikerin Clara Louise berichtete aus einer stabilen Phase heraus von ihrer rezidivierenden Depression, den dazugehörigen Schlafstörungen und der Angststörung, die sich bei ihr noch mit ins dunkle Potpourri mischt. Depressionen habe sie seit ihrem 13. Lebensjahr. »Ich habe mich meinen Eltern anvertraut, weil beide psychisch erkrankt sind, auch mit Depressionen und Angststörungen, dadurch war der Zugang sehr leicht – also auch darüber zu sprechen. Aber zu Freundinnen habe ich in der Zeit nicht darüber gesprochen, das war für mich damals noch so ein Thema, das man für sich behält.« Später hätten ihr tatsächlich Fans geschrieben und interessiert gefragt, ob sie womöglich auch zu den Betroffenen gehören würde. Weil sie verdächtige Texte schrieb. Und weil sich Betroffene so gut mit ebendiesen Texten identifizieren konnten. Das habe Clara Louise dazu gebracht, sich öffentlich zu ihrer Erkrankung zu bekennen.

Von den vielen prominenten Stimmen angetrieben, schlug ich schließlich meiner TV-Redaktion das Thema »Depressionen« vor. Sie sagten Ja. Das Thema war schließlich – wie Atze Schröder es formuliert – Zeitgeist. Wir trafen die Entscheidung, die Sendung nicht erwartungsgemäß in der dunklen Jahreszeit zu platzieren, sondern im Hochsommer – wenn die Sonne lacht und vermeintlich alle Menschen gute Laune haben. Was von Depressionen Betroffene erst recht in die Bredouille bringt.

Ronja von Rönne etwa sagte mir im Interview: »Ich liebe Herbst und Winter. Ich habe überhaupt keine Winterdepression. Der Sommer dagegen verlangt viel mehr von mir, als ich geben kann. Ein bisschen düstere Wetterlage will weniger von einem, und da ist es irgendwie gemütlicher, depressiv zu sein, als wenn um einen herum das Leben tobt. Man verpasst bei grauem Wetter einfach nicht so viel. Wenn du im Sommer depressiv rumliegst und kannst dich nicht bewegen, während alle anderen Wassermelone mit ihren Freunden am See essen, fühlt sich das natürlich noch beschissener an, als wenn es eh um fünf Uhr dunkel ist.«

Und so fuhr ich im Sommer 2021 bei schweißtreibenden 30 Grad und sehr viel Sonnenschein zu den Dreharbeiten nach Berlin und später nach Dexheim in Rheinland-Pfalz. Ich trug ein knallrotes Sommerkleid und hatte der Autorin des Films anvertraut, dass ich selbst eine depressive Episode überwunden hatte.

»Wenn ich dem unerbittlichen Ruf nach draußen folge, dann trage ich meine düstere Innenwelt ins Helle, in die Vor-Sommer-Apokalypse, und nie merke ich deutlicher als im gleißenden Sonnenlicht oder der lieblichen Abend-Dämmerung, wie stark und eingefroren mir die eigenen Gesichtszüge sind, wie unleicht und unbeweglich und insgesamt einfach nicht vorzeigbar die Seele.«[30]

Diese Sätze stammten von dem Mann, den ich am ersten Drehtag in Berlin traf. Der Mann mit dem Rucksack. Ich weiß noch, wie er über die Brücke am Hauptbahnhof Richtung Kanzleramt kam, die Daumen unter die Riemen des kleinen blauen Rucksacks gehakt, den er auf dem Rücken trug. Das sah fröhlich und beschwingt aus, geradezu wanderlustig. Tatsächlich bewegten sich Till Raether und ich dann aber immer nur im Kreis – wie das eben so ist, wenn man das Flanieren für die Kamera inszeniert. Derweil sprachen wir über sein Buch, dessen Titel die Wucht ist:

»Bin ich schon depressiv, oder ist das noch das Leben?«

Und wieder tat ich es: Während Kamera und Ton beim Dreh mitliefen, stellte ich neugierige Journalist*innen-Fragen. Kaum war der Ton aus – wir liefen für ein paar Schnittbilder durch eine Unterführung, hin und her, hin und her –, offenbarte ich mich als ebenfalls Betroffene. Heimlich. Wir sprachen über Therapieerfahrungen und über meine Ängste, offen zu der Krankheit zu stehen – und dann, mit laufendem Ton, wieder über all das, was ich mir vorab an Fragen notiert hatte. Nach einer knappen Stunde verabschiedeten wir uns. Und sein Buch verschenkte ich in den kommenden Monaten an enge Freunde – als Erklärungsversuch, weil mir für all das, was ich fühlte, noch die Worte fehlten. Er hatte sie.

Raether schreibt: »Es gibt Depressive, die werden hochfunktional genannt. Weil sie ihre Depression gerade noch überspielen können und weil der hohe Energieaufwand, den sie das kostet, durchaus auch dazu führt, dass sie als fleißig und erfolgreich gelten.«[31]

Er schreibt von depressiv Erkrankten wie mir. Von der Variante der Krankheit, die auch meine war. Oder ist. Oder immer mal wieder sein wird. Denn Raether schreibt auch: »Das Ermüdende an der Depression ist, dass sie immer noch und immer wieder da ist, auch wenn sie weg ist. Was ich damit meine: Nachdem ich mein Leben mithilfe der Verhaltenstherapie gepflegt, gepflastert und repariert hatte, war dieses Leben wirklich sehr viel besser, und ich war in diesem Leben sehr viel zufriedener. Aber die Depression lächelte im Hintergrund und sagte: Wie schön, jetzt bist du ein Depressiver mit einem reparierten Leben. Aber denk nicht, dass du mich los bist.«[32]

Im Interview stellte ich die Frage, was das denn sei – so eine hochfunktionale Depression. Ich tat so, als hätte ich davon noch nie gehört. Weil ich mich entschieden hatte, nichts Persönliches mit in die Sendung einfließen zu lassen. Damals wäre es mir peinlich gewesen, ehrlich zu sein. Heute ist mir die Maskerade peinlich. Damals wollte ich nicht aus meiner Journalist*innen-Position heraus – wollte mich nicht »gemein machen mit dem Thema«. Heute weiß ich: Ich war längst mittendrin.

TILL RAETHER

7 Im Herbst 2022 treffe ich Till Raether in einem bumsvollen Frühstücksrestaurant in Hamburg, mit einer Geräuschkulisse in der Dezibelstärke eines startenden Düsenjets. Ich habe unweigerlich ein Maack-Déjà-vu.

Ich platziere mich an einen Tisch am Fenster. Links und rechts von mir sind die Tische voll besetzt. Dazwischen stehen noch die Corona-Schutzwände – jeweils eine große Glasscheibe, die, wie wir heute wissen, extrem effektiv die Viren abhält. Nicht.

Als Till erscheint, zieht er seine Augenbraue hoch und betrachtet das Glas-Konstrukt. Dann beginnt er sich erst rechts an der Glasscheibe vorbeizuschieben, hin zum Stuhl, bremst in der Bewegung ab und orientiert sich nach links um, um von dort herbeigequetscht zu kommen. Er nimmt Platz, legt die Tasche ab, schaut mich an und fast zeitgleich sagen wir: »Irgendwie doof hier.« Zu laut, zu eng. Ich schlage vor, nach draußen auf eine Bank vorm Fenster zu gehen. Draußen sind es schattige neun Grad, und es weht ein Hamburger Lüftchen, sprich: eine steife Brise. Till trägt keine Mütze und ist erkältet. Er willigt trotzdem ein und bei Milchkaffee und Ingwertee wollen wir unser Gespräch starten. Da beginnt genau gegenüber ein Lkw in einer Baulücke zu rumoren – mit lautem Piepen fährt er rückwärts. Das macht mir schon lange keine Angst mehr, aber das Gerumpel und Gepiepe nervt. Und ich sage pessimistisch, »das ist mal wieder typisch, genau, wenn es losgehen soll, wird's auch hier laut«. Er, optimistisch: »Ach, bestimmt nur kurz – der Lkw lädt da jetzt irgendwas ab und verschwindet gleich wieder ...« Das tut er nicht. Im Gegenteil. Der Lkw lädt einen Presslufthammer ab, lässt ihn an einer Seilwinde ins Loch hinunter und kurz darauf beginnt jemand zu presslufthämmern. Wir schauen uns an, grinsen, rühren in unseren Heißgetränken und fangen einfach an.

KS: Wie ist aktuell deine Verfassung?

TR: Im Moment bin ich in so einer Phase, in der ich mich in Habachthaltung beobachte. Ich merke, dass in größeren Schleifen immer noch genau die gleichen Mechanismen ablaufen wie früher, wie vor der Therapie. Themen aus dem Spannungsfeld Selbstwertgefühl und Anerkennung und Selbstfürsorge. Als ich letztens das Manuskript für mein neues Buch abgegeben habe, habe ich eine Woche lang nichts vom Verlag gehört, dann wurden es zwei Wochen und dann drei. Und dann beginnt diese wilde Mischung im Kopf. Ich denke einerseits: »Na ja, du hast dich lange genug abhängig gemacht von der Anerkennung von außen, und nun ist es doch sehr schön, dass du lernst, ohne auszukommen. Dass du begreifst, wie wichtig es ist, dass du selbst mit deiner Arbeit im Reinen bist und sie gut findest.« Andererseits läuft parallel der Gedanke mit: »Warum sagst du denen nicht einfach, dass du Feedback haben willst? Warum rufst du da nicht mal an, wenn dich die Funkstille ärgert, warum trittst du nicht für deine Interessen ein?!« Das sagt eine sehr strenge Stimme in mir. So nach dem Motto: »Ts, du weißt echt immer noch nicht so richtig, wie du für dich sorgen sollst« und »Du solltest echt anders, nämlich schon viel weiter, sein«. Nach vier Wochen Füße stillhalten wird diese Stimme regelrecht ausfallend und brüllt: »Wie kann man denn nur so bescheuert sein!!!« Dieses alte Stimmengewirr bin ich immer noch nicht losgeworden, aber ich bin mir dessen bewusster. Ich merke, dass ich nicht ausschließlich diese fiese, strenge Stimme bin. Bis vor wenigen Monaten habe ich diese Stimme immer noch als absolut angesehen. Durch das Gewirr hindurch war sie immer die lauteste. Jetzt kann ich sie von außen beobachten und Wohlwollen entgegensetzen.

KS: Hast du das in der Therapie gelernt?

TR: Genau. Ich würde sagen, ich habe heute viel häufiger eine gewisse Heiterkeit und Gelassenheit als früher. Was ich allerdings unterschätzt habe – und was zum Beispiel anders ist als vor zwei Jahren, als wir schon mal vor der Kamera miteinander gesprochen haben –, ist, wie viel Arbeit es ist, sich weiterhin damit zu beschäftigen. In der Gesprächstherapie, aber auch jeden Tag, wenn man mit sich selbst zusammen ist. Diese Schritte zu echter Selbstfürsorge, zu inneren Erkenntnisprozessen, die hab ich unterschätzt – die sind manchmal echt schwer. Sie gegen alle inneren und äußeren Widerstände zu gehen, ist anstrengend. Ich glaube, dass ich damals, als das Buch erschienen ist, dachte: »So, nun habe ich mindestens eine Zwischenbilanz gezogen, wenn nicht gar einen Schlussstrich – nun beginnt etwas Neues, wo es besser und einfacher und leichter wird.« Und ich kann jetzt sagen: Besser wird es, aber nicht einfacher und leichter.

KS: Ich habe lange nicht gedacht, dass ich eine Depression habe, weil ich trotzdem funktionierte. Ich lag nie übermäßig lang im Bett, ich habe alles hinbekommen, allerdings mit großem Kraftaufwand – und in deinem Buch habe ich mich eins zu eins wiedererkannt.

TR: Es gab und gibt immer noch viele Mails von Leser*innen, die diesen Effekt hatten. Den hab ich mir auch gewünscht. Alles Leute, die sich lange gesagt haben: »Na ja, ich liege ja nicht den ganzen Tag im abgedunkelten Zimmer, ich gehe zur Arbeit, was soll schon sein.« Für sie war das Buch eine Möglichkeit, sich zu erkennen. Manche Reaktionen auf das Buch waren hier und da aber auch erschreckend. Und zwar von Leuten, die ich richtig gut kenne. Familie und Freunde waren sehr überrascht, sagten, sie hätten ja keine Ahnung gehabt, hatten zum Teil ein schlechtes Gewissen und meinten: »Warum haste denn auch nie was gesagt?!« Und da ist mir erst klar geworden, dass ich immer ganz selbstverständlich davon ausgegangen bin, dass ich mit diesem Thema komplett allein war. Ich habe von niemandem erwartet, dass sie das merken müssten oder dass sie mir helfen müssten. Ich habe mich niemandem anvertraut, weil ich null damit gerechnet habe, dass in diesen vielen, vielen Jahren das irgendwer hätte verstehen können. Ich habe mich ja selbst nicht verstanden! Bei den Lesungen zum Buch habe ich gemerkt, dass das Buch klar zweigeteilt ist: in die paar Momente, in denen ich mich endlich mal ausgetauscht habe, und in die vielen Momente, in denen ich für mich geblieben bin. Immer dann, wenn ich darüber gesprochen und manchmal sogar andere Leidensgeschichten zu hören bekommen habe, geht plötzlich so ein Fenster auf: Es kommen Licht rein und Luft. Im anderen Teil sind meine Beschreibungen doch sehr klaustrophobisch – sehr eng, sehr ich-ich-ich in meinen Gedanken – und das zu spüren, wie gut der Austausch tut, das war toll. Ich habe auch Bekannte getroffen, die plötzlich ganz offen über ihre psychischen Probleme gesprochen haben.

Till nippt seinen heißen Ingwertee und erzählt mir von seinem ehemaligen Kollegen, dem Autor Kester Schlenz, der fast zeitgleich wie Till ein Buch über seine Angststörung und Depressionen geschrieben hat: »Ich bin bekloppt ...

Und ich bin nicht der Einzige«.[33] Am 8. April 2021 haben sie für den *Stern* zusammen gesprochen und Till sagt in diesem Interview:

»Ich habe viele Jahre gedacht, es sei einfach ein Teil meiner Persönlichkeit, oft niedergeschlagen und erschöpft zu sein. So ist das Leben eben als Erwachsener, als Kollege, Ehemann und Vater, dachte ich. Eine Summe von Herausforderungen, denen man irgendwie begegnen muss. Außerdem hab ich mich geschämt, darüber zu reden. Ich empfand mein Leiden an der Welt und an mir selbst als Schwäche. Bei mir war der Mechanismus klar: Zu erleben, wie andere über einen Witz oder einen Spruch von mir lachen, war etwas, das mich für einen kurzen Moment wieder im Dasein positiv verankerte.«

TR: Die Diagnose war eine sehr große Erleichterung für mich. Eine Erlaubnis, dann auch wirklich etwas dagegen tun zu können, mal innehalten zu dürfen und mich selbst ernst zu nehmen. Ich habe mich auch gesehen gefühlt. Das war ganz anders als etwa der Moment, als ich letztens das Rezept für eine Gleitsichtbrille bekommen habe. Da habe ich mich eher so durchschaut gefühlt, als wäre ich als alter Mann aufgeflogen – ich wollte nicht unbedingt schwarz auf weiß bekommen, dass ich alt werde. Aber in dem Moment der Diagnose »mittelgradige rezidivierende Depression« hat sich das gut angefühlt, ich dachte damals: »Na schau, da finde ich mich doch wieder und darauf kann ich aufbauen.«

KS: Hast du ein Bild für deine Depression?

TR: Ich habe zwar eine Sprache gefunden, die ausgereicht hat, um darüber ein Essay und ein Buch zu schreiben. Aber als ich letztens mal wieder eine schlechte Phase hatte, da konnte ich das nicht anders beschreiben als: »Mir geht es sooo schlecht!« Ich kann das dann nicht erklären. Und wenn meine Frau fragt, ob sie etwas tun könne, bin ich sprachlos. Ich spüre dann nur so einen gestaltlosen, grauen, massiven Klops oder Komplex oder was auch immer, wo man nirgendwo ansetzen kann – mehr kann ich dazu gar nicht sagen. Es ist eine Taubheit, eine Traurigkeit, ein Gefühl von Schwere. Ich merke, dass ich das auch in der Therapie umkreise und mich annähere, mich in der Nähe aufhalte, aber so konkret über die Depression als Zustand doch nicht reden möchte. Mir ist allerdings aufgefallen, dass ich in meinen Krimis schon häufig darüber geschrieben habe. Die sechs Krimis mit der Hauptperson Danowski, die handeln schon irgendwie sehr von Depressionen. Nicht nur, dass der Protagonist depressiv ist, sondern dass sich generell depressive Verhaltensweisen wiederfinden, und dass ich sehr davon angezogen bin, diese depressiven norddeutschen Landschaften zu beschreiben.

KS: Du hast viel von dir in diese Krimis hineingeschrieben, dich aber noch nicht mal engsten Freunden anvertraut??

TR: Tja, so war's. Im Nachhinein finde ich es irre schade, dass ich mich erst so spät anderen anvertraut habe. Und auch, dass ich nicht wirklich zu mir gestanden habe. Ich hatte neulich so eine Art Aha-Erlebnis. Ich habe in der Pandemie per Zoom einen Japanisch-Kurs angefangen, und da sind wir manchmal im Breakout-Room, um zu smalltalken. Und ich wollte einem, der sehr erkältet war, »Gute Besserung« wünschen – und da meinte unsere Lehrerin: »Mhm, das sagen wir so nicht in Japan. Wir sagen: O daiji ni – und das heißt: Nimm dich wichtig!« Und in dem Moment habe ich gedacht: »Ach du Scheiße!« Es ist bemerkenswert, dass diese Formulierung ausgerechnet in dieser rigiden Gesellschaft verwendet wird, in der der Einzelne scheinbar nicht so wichtig ist, aber umso mehr ist es dann richtig und wichtig: Wer krank ist, sollte sich gut um sich kümmern – sich wichtig nehmen! Ich habe mich damals in der Depression nicht wichtig genommen – noch heute manchmal nicht. Ich habe viel zu oft gedacht: »Ach, ich schaffe das schon irgendwie.« Aber nein: Ich hätte auch mal »Nein« sagen sollen! Wir haben das Recht zu sagen: die Priorität bin jetzt mal ich. In unserer Kultur wird dann schnell behauptet: »Ach, der nimmt sich jetzt so wichtig.« Aber nee, genau das ist gut. Der Wunsch »Gute Besserung« ist dagegen schon wieder sehr auf Leistung aus, ebenso wie »Schnelle Genesung«. Nach dem Motto: »Damit du bitte wieder ganz schnell funktionieren kannst, hoffentlich fällst du nicht so lange aus!«

KS: Du schreibst: Menschen mit mittelgradigen Depressionen sind super Arbeitnehmer – wie meinst du das genau?

Für die Antwort wühlt der bestens vorbereitete Till in seiner Tasche und holt ein abgegriffenes Exemplar des Romans »Providence« von Anita Brookner heraus. Er liest mir eine Passage daraus vor, in der sich die Hauptfigur Kitty mit einer Kollegin in der Uni unterhält. Kitty liebt ihre Arbeit und tut dies kund, da sagt die Kollegin Polly (und Till übersetzt den englischen Text aus dem Original ins Deutsche): »Oh, mein Gott Kitty, du hast keine Ahnung, wie viel Glück du hast: Ich benutze Arbeit als eine Waffe gegen Depression. Ich sehe Arbeit nur als eine Möglichkeit, meine nervöse Krankheit auszutricksen, und du wärst überrascht, wie vielen Menschen es noch so geht.« Raether ist begeistert.

TR: Was für ein schöner Zufall, dass ich das gerade gelesen habe, und dieses Buch ist 40 Jahre alt – den Gedanken hätte ich da nie erwartet. Ich meine, in dem Moment, in dem du dich aus der Depression in die Arbeit flüchtest, bist du ein super Arbeitnehmer, weil du natürlich dann den Antrieb hast, dich möglichst ganz tief in die Arbeit einzugraben und sie bestmöglich zu machen, damit du Anerkennung als Gegenmittel zu deinen Selbstzweifeln bekommst. Du hast dir dann schon so oft gesagt: »Ach komm, das schaffe ich jetzt auch noch«, dass dich jeder Arbeitgeber bis zum Verschleiß benutzen kann. Weil du dich eben selber nicht wichtig nimmst. Bei der Arbeit stellt man ja selten die eigenen Bedürfnisse in den Mittelpunkt. Man befürchtet, abgelehnt zu werden.

KS: Da nun immer mehr Menschen ihre psychischen Störungen in der Öffentlichkeit thematisieren, frage ich mich manchmal: Kann man auch zu viel darüber sprechen, wird das fast schon trendy?

Und ich konfrontiere Till mit ein paar Sätzen aus dem Schwerpunktbericht »Psychische Gesundheit in Deutsch-

land« des Robert-Koch-Instituts, da steht: »Durch die Zu-
nahme der mental health literacy ist davon auszugehen,
dass ›Lebensprobleme‹ heute vermehrt psychologisch
wahrgenommen und interpretiert werden. Eine Sensibilisierung in Bezug auf psychische Störungen kann mitunter
zu einer pathologisierenden Wahrnehmung der eigenen
psychischen Verfassung führen, wenn nicht zugleich Toleranz gegenüber Schwankungen des Erlebens und Verhaltens im Bereich des Gesunden gefördert wird.«

TR: Also von wegen »Bereich des Gesunden« ...: Man kann
ja wohl festhalten, dass es in unserer Gesellschaft schwer
ist, aus dem täglichen Hamsterrad auszusteigen – und
wenn, dann immer nur in so ganz strukturierten, regle-
mentierten Mechanismen. Eigentlich nur, um sich kurz
zu erholen, um dann wieder ins Hamsterrad einzusteigen.
In jedem Arbeitsgesetz steht, dass die arbeitsfreien Tage
und der Urlaub zur Regeneration der Arbeitskraft dienen.
Und der gleiche Maßstab wird angelegt, wenn es heißt:
»Du musst entspannt sein, um belastbar zu bleiben. Du
musst Sport machen, um weiter einsatzbereit zu sein.«
Für den Gedanken »Du darfst ganz zwecklos entspannen,
darfst ohne Ziel sein« sehe ich dagegen keinerlei Raum
in unserer Leistungsgesellschaft. Dabei gehört das zum
menschlichen Leben dazu und ist essenziell wichtig, um
sich selbst und andere wahrzunehmen. Wir verhalten
uns im Alltag also nur vermeintlich gesund ... Wenn nun
mehr Leute sagen »Ich bin depressiv und brauche Hilfe«,
als in Wahrheit Leute pathologisch depressiv sind und
Hilfe brauchen, werden ein paar Leute womöglich un-
nötig therapiert. Das stimmt wohl. Ich frage mich aber,

ob nicht der weit größere individuelle, vor allem aber auch gesellschaftliche Schaden wäre, wenn sich zu wenig Menschen eingestehen, dass sie Depressionen haben, sich keine Hilfe suchen und daraufhin immer kranker werden. Ich habe das Gefühl, es ist schon gut, wenn die Leute wachsam sind. Als meine Mutter etwa in den 70er-Jahren Depressionen hatte, wurde das noch als »Hausfrauenkrankheit« abgetan, und sie hat einfach Beruhigungsmittel verschrieben bekommen, um weiter ihrer Hausarbeit nachgehen zu können. Es mussten 40 Jahre vergehen, bis wir nun langsam anfangen, uns konstruktiver über diese Krankheit und das Bedürfnis, Hilfe zu bekommen, zu unterhalten. Und kaum schlägt das Pendel ein Stück weit in die andere Richtung aus und ein paar Leute sagen bei schlechter Laune »Ich bin depressiv!«, wird gewarnt: »Achtung – nicht, dass das Trend wird!« Ich habe eher das Gefühl, dass dieser Vorwurf, Depressionen seien Lifestyle, ein Abwehrmechanismus ist. Einem Zustand gegenüber, der ganz schön bedrohlich ist. Und der etwas mit unserer Gesellschaft selbst zu tun hat. Denn natürlich können wir uns in Millionen von Fällen die Familiengeschichte anschauen und gucken, was wo im Einzelfall falsch gelaufen ist, all die psychischen Prägungen von Individuen durcharbeiten, doch eigentlich müssten wir uns die Frage stellen: In was für einer Gesellschaft leben wir bitte, in der wir uns alle gegenseitig und ständig unter Druck setzen? Da gibt es natürlich viele, die bewusst oder unbewusst kein Interesse an so einer Auseinandersetzung haben.

KS: In Sachen sich selbst unter Druck setzen bist du ja Meister – so liest sich jedenfalls dein Buch ...

TR: Das stimmt. Ich habe mir oft die Frage gestellt: »Wer bin ich denn, wenn ich nicht mehr die funktionierende Person bin – darf ich überhaupt jemand anderes sein?« Ich habe darauf bis heute keine Antwort. Ich darf sicher anders sein – aber ich weiß nicht, wer. Ich merke diese Unsicherheit so oft, etwa heute Morgen. Ich bin mega erkältet, hieve mich morgens aus dem Bett und sage zu meiner Frau, es täte mir sehr leid, dass ich jetzt nicht so richtig mithelfen könne. Und meine Frau starrt mich an, mich sichtbar Erkälteten, und ich spüre: »Sie verlangt das ja gar nicht.« ICH verlange das von mir, weil ich mich als dauerhaft funktionierend kenne und auch haben will. Aber manchmal geht es schlicht nicht. Immerhin merke ich jetzt wenigstens, dass der Gedanke hinkt – dass ich sehr wohl auch mal der sein darf, der nicht funktioniert. Auch wenn es mir schwerfällt. Dass auch ich mal Hilfe annehmen darf. Dass auch ich mal versorgt werden darf. Meine Frau ist manchmal echt frustriert, weil sie mir wirklich was Gutes tun möchte. Wenn ich mich dann entziehe, ist das schwer für sie. Meine Therapeutin sagt dann: »Muten Sie sich anderen Leuten zu, unterschätzen Sie die mal nicht, die kommen schon klar, wenn Sie sich selbst wichtig nehmen.« Und natürlich: Meine Frau kriegt das hin. Das Tolle ist, dass sie mir als Pharmazeutin und Wissenschaftsjournalistin ganz früh klargemacht hat, dass sie mir nicht helfen kann, dass sie mich aber immer total unterstützen wird. Sie hat mir die Telefonnummer von der Depressionsambulanz rausgesucht. So hat sie sich gut abgegrenzt, was ja echt das Allerschwerste ist.

KS: Du hast auch Kinder – wie offen seid ihr in der Familie mit dem Thema?

TR: Meine Mutter ist wegen Depressionen in Frührente gegangen. Dieses Thema war aber in den 80ern ein Tabu, und ich habe mir immer vorgenommen: Wenn ich mal Kinder habe, will ich das anders machen. Als ich das dann getan habe, also das Buch geschrieben habe, da ist mir auch klar geworden, dass die Kinder von heute, im Alter von 13 bis 15, ein ganz anderes Vokabular für diese Themen haben. Generell besser informiert sind. Es gehen ja auch viele Mitschüler*innen zum Therapeuten. Und ich habe auch gemerkt, dass es hilfreich ist, einen Begriff – diesen Begriff – zu haben. Es ist gut, wenn meine Tochter das auch aussprechen kann, wenn ich zerknirscht am Frühstückstisch hänge. Wenn sie sagen kann: »Oh, du bist heute aber ganz schön depressiv, oder?« So können das alle einordnen. Ich merke, dass es das für sie und auch für mich einfacher macht.

8 »Dementorenalarm«. Das war 2020 familienintern mein Codewort für: »Alle in Deckung, Mama hat Depressionen.« Mir ging der pathologische Begriff da noch nicht gut über die Lippen, und auch hier war es die Scham, die mich gebremst hat. In meiner Ursprungsfamilie ist über psychische Erkrankungen nicht beziehungsweise nur negativ gesprochen worden. »Psychisch Kranke« – das waren Menschen, die »mit dem Leben nicht klarkamen«. Und natürlich waren es immer die anderen. Erst später hat sich mir erschlossen, dass vor allem meine väterliche Linie verdächtig durchtränkt mit Schwermut war und ist. Wenn mein Vater weinen wollte, schloss er sich im Schlafzimmer ein. Während ich als Kind vor der Tür stand und mich wunderte, bemühte sich meine Mutter stets um Ausgleich und lenkte mich mit überzogener Fröhlichkeit und Tatkraft ab. Das wird mir erst rückblickend klar. Zudem war mein Vater auch zwei Mal »in Kur«. Einmal wegen Tinnitus, einmal wegen der Bandscheibe. Beide Erkrankungen gelten als psychosomatisch. Leider kann ich ihn nicht mehr fragen, was sich womöglich hinter den körperlichen Symptomen verbarg. Ebenso wenig meinen ältesten Cousin. Man munkelte damals, er habe psychische und vielleicht auch Alkoholprobleme. Irgendwann war er tot, da war ich noch sehr klein, und die Familie schwieg sich über die Umstände aus. Auf seiner Beerdigung war ich nicht. Dass auch lebende Verwandte betroffen sind, habe ich erst erfahren, als Reaktionen auf meine Weihnachtsrundmail an die Familie 2020 eintrudelten. Ich hatte offen von meinem Klinikaufenthalt geschrieben. Und plötzlich rückte der eine und die andere mit der Sprache heraus. Wir lieben uns sehr, ich halte große Stücke auf meine große, herzliche Familie. In regem Austausch, so wie bei Atze Schröder, sind wir über die Krankheit aber nicht. Noch immer wird das Thema umschifft. Und begrifflich wird immer noch herumgedruckst.

Ich für meinen Teil gewöhne mich langsam daran, die Depression beim Namen zu nennen. Und sie mit mir in Verbindung zu bringen. Die Diagnose hilft mir, Erfahrungen einzuordnen.

In meinem Entlassungsbrief purzelte mir eine bislang unbekannte Ziffern-Kombination entgegen: F 34.1. Dysthymia.

Dieser Begriff setzt sich aus den altgriechischen Wörtern »dys« und »thymós« zusammen – was je nach Übersetzung so viel heißt wie »schlechtes Gemüt« oder »schlechte Lebenskraft«. Kennzeichen dieser depressiven Erkrankung ist laut ICD-10-Klassifikation, dass sie über Jahre oder gar lebenslang besteht. Es ist eine chronische depressive Verstimmung. »Die Patienten haben«, so der Text in den Nationalen Versorgungsleitlinien zur unipolaren Depression, »zusammenhängende Perioden von Tagen oder Wochen, in denen sie ein gutes Befinden beschreiben. Aber meistens, oft monatelang, fühlen sie sich müde und depressiv; alles ist eine Anstrengung und nichts wird genossen. Sie grübeln und beklagen sich, schlafen schlecht und fühlen sich unzulänglich, sind in der Regel aber fähig, mit den wesentlichen Anforderungen des täglichen Lebens fertigzuwerden.«[34] Generell ist eine Dysthymia nicht so stark ausgeprägt wie eine episodenhafte Depression – dafür aber beständig und zäh. Ich möchte sagen: so zäh wie – Pardon – Scheiße am Schuh. Und zwar, wenn der Schuh ein sehr feines Profil hat.

All die Grübeleien, die Minderwertigkeitskomplexe und der »komplizierte Blick auf das Leben«, der mir in der Jugend oft attestiert wurde, lassen sich damit gut erklären. Ich hatte all das früher als Merkmal meiner Persönlichkeit angesehen – es für eine Charakterschwäche gehalten. Wie erleichternd, dass das nicht zutrifft.

Scheiße am Schuh zu haben, ist blöd, aber immerhin weiß ich nun, warum es stinkt.

Selbst Mediziner*innen erkennen die Dysthymia nicht immer auf Anhieb. Und die Menschen, die sie seit Ewigkeiten mit sich herumschleppen, haben sich an sie gewöhnt – und können sie in den meisten Fällen kompensieren, also trotzdem funktionieren. Dementsprechend hoch ist hier die Dunkelziffer. Noch mal: Laut Expert*innen entwickeln 15 bis 20 Prozent der Deutschen im Laufe ihres Lebens eine depressive Symptomatik. Und hierbei entfällt ein Viertel bis ein Fünftel davon angeblich auf die Dysthymia.[35]

Wie sehr Depressionen und insbesondere die Dysthymia das Denken bestimmen, wie sehr sie einschränken und bremsen, ist schwer zu vermitteln. Ich probiere es mal:

Hast du dir dein Bein gebrochen und liegst auf dem Sofa, wird dich kaum jemand aufscheuchen und von dir verlangen, mal eben in den Keller zu gehen, um die Wäsche aufzuhängen. Man sieht deine Erkrankung und ist im besten Fall mitfühlend und rücksichtsvoll.

Hast du eine schwere Depression und liegst auf dem Sofa, lassen dich empathische Menschen vielleicht in Ruhe, setzen sich zu dir und fragen, was du gerade brauchst. Weniger empathische Menschen oder auch Menschen, die nichts wissen über die Erkrankung, stellen dir womöglich die Frage: »Hömma, willst du hier noch länger faul herumliegen? Die Wäsche muss noch aufgehängt werden!«

Begleitet dich Madame Dysthymia durchs Leben, liegst du nicht häufiger als alle anderen auf dem Sofa. Du arbeitest weiter. Froh, dich trotz des Rummelplatzes im Kopf auf deine Arbeit konzentrieren zu können. Das Gedankenkarussell dreht sich, die Geisterbahn mit Zukunftsängsten legt sich rasant in die Kurven und die Berg-und-Tal-Bahn fährt stur und mit Schmackes in eine Richtung: Richtung Tal. Jemand fragt, warum du denn bitte schön noch keine Zeit gefunden hast, mal eben die paar Wäschestücke aufzuhängen?! Und du fühlst dich schwach und überfordert, kannst dein Gegenüber aber auch verstehen. Denn du funktionierst ja, du könntest durchaus aufstehen und in den Keller gehen – trotz der dreifachen Fußfessel.

In den meisten Fällen überwinden sich Dysthymia-Erkrankte und stehen auf. Gehen in den Keller. Auf Partys. In den Supermarkt. Und pflichtbewusst zur Arbeit. Sie tun das hoch engagiert – so wie es Till Raether beschrieben hat. Auch, um nicht negativ aufzufallen, um bloß nicht aufzufliegen.

Und wenn sie sich selbst nicht ernst, »wichtig«, nehmen, wenn sie immer nur aufstehen und nie ausruhen, ist der Akku irgendwann leer.
Dann kann sich obendrein eine depressive Episode zur Dysthymia gesellen. Und diese Kombi gibt den Betroffenen vollends den Rest. I can tell.

Und ich merke, wie schwer mir dieses Mich-selbst-ernst-Nehmen fällt. Ich finde sogar: Mich selbst mit der Krankheit anzuerkennen, ist in etwa so schwierig, wie öffentlich dazu zu stehen.

Armin Rösl denkt ähnlich. Und hält seit Jahren als Pressesprecher sein Gesicht für die Arbeit der Deutschen DepressionsLiga e.V. hin. Das ist die bundesweit einzige ehrenamtlich aktive Betroffenenorganisation für an Depressionen erkrankte Menschen. Rösl sagt mir in einem Zoom-Call: »Zu sich selbst in den Phasen der Krankheit zu stehen, ist unglaublich schwer. Denn in einer Episode ist man im Endeffekt nicht der, den man kennt. Man hat ja selbst ein Bild von sich. Wenn man mit diesem Bild zufrieden ist, möchte man das gerne aufrechterhalten. Weil man das Gefühl hat, nur so lieben mich die anderen. Und wenn die wüssten, wie ich wirklich bin, dann würden die mich nicht mehr lieben. Und natürlich ist es mit der Selbstliebe dann auch schwer.«
Rösl ist Journalist und schon seit seiner Jugend in etlichen Ehrenämtern umtriebig. Als er 2010 in die Klinik ging, um seine Depressionen behandeln zu lassen, hatte er Angst, alle Freunde zu verlieren: »Ich fürchtete, dass mich alle fallen lassen, dass sie enttäuscht von mir sind, dass ich zum Beispiel als Fußballtrainer quasi die Mannschaft im Stich lasse und mich aus dem Staub mache.«

Und auch ihn wurmt die Erklärungsnot – die fehlende Sprache, um Depressionen nachvollziehbar zu machen: »Als Betroffener kannst du, egal wem, der besten Freundin, deinem Partner, egal wem – du kannst es tausendmal versuchen zu erklären. Er oder sie wird es nie verstehen. Können sie auch gar nicht. Müssen sie auch gar nicht. Das Einzige, was ich erwarte – und das hat sich in den letzten Jahren spürbar gebessert –, ist, dass das Leid ernst genommen wird. Dass man einem Betroffenen zuhört und ihm das Gefühl gibt: Okay, ich kann dein Leid zwar nicht nachvollziehen, aber ich bin da, wenn du reden willst, ruf mich an oder schreib eine WhatsApp in der Nacht. Egal wann – ich bin da. Dieses Gefühl ist ganz wichtig. Dieses Gefühl und das Vertrauen, offen darüber reden zu können.«

TORSTEN STRÄTER

9 »Ich bin Komiker. Ich bin viel auf Bühnen unterwegs, mache Quatsch. Und, das ist mein ganz besonderes *special feature,* mein Bonusmaterial: Ich leide an Depressionen. Und: Ich erzähl's.«

Sagt Torsten Sträter in gewohnt trockener Manier im Einspielfilm des Vereins »Freunde fürs Leben«, kurz »frnd«. Seit 2001 klärt »frnd« Menschen über die Themen seelische Gesundheit, Depression und Suizid auf. Auf beeindruckende Weise, mit viel Präsenz im Netz und auf Social Media und vielen prominenten Gesichtern, die eine Lanze dafür brechen, über psychische Probleme zu sprechen und sich Hilfe zu suchen. Natürlich macht auch Sträter mit. Denn er ist in Sachen Depressionsaufklärung die personifizierte Speerspitze und schon seit Ewigkeiten offen im Umgang mit seiner eigenen Erkrankung. Er ist der Schirmherr der Deutschen DepressionsLiga. Armin Rösl kommt ins Schwärmen, wenn Sträters Name fällt.

Ich möchte ehrlich sein: Ich kannte Sträter nicht, bis er bei »Chez Krömer« Tacheles redete. Ich habe mit Comedy nicht viel am Hut. Und dachte ja lange Zeit, ich hätte auch mit Depressionen nichts am Hut. Deshalb war mir Torsten Sträter glatt durchgegangen. Für die *aspekte*-Sendung zum Thema wollte ich unbedingt mit ihm sprechen. Und so geschah es.

An einem bullenheißen Sommertag im Juli 2021, mit Till Raether hatte ich bereits in Berlin geschwitzt, fuhren wir mit dem Team ins beschauliche Fachwerkörtchen Dexheim. Dort sollte Sträter am Abend auf einer Wiese auftreten. Ich traf ihn vorab in seinem Hotel, einem burgähnlichen Anwesen, hoch oben auf dem Berg. Nach einer Begrüßungszigarette wurde eine Tasse Kaffee bestellt und der Herr mit der Mütze, der heute einen leichten Sommerhut trug, war bereit zum Gespräch. Wie es beim Fernsehen so ist: Wir drehten knapp eine Stunde im Garten des Hotels, an die sechs Zigaretten und drei Kaffeetassen lang und voll, und schließlich noch eine weitere Stunde in Sträters Mustang V8, mit dem wir im Schneckentempo über einen Weinberg fuhren. Auch den abendlichen Auftritt drehten wir noch mit. Erhalten blieben in der Sendung knapp fünf Minuten von allem. Auch eine der stärksten Aussagen, die Sträter vor der Kamera getroffen hatte.

Er sprach von der Superkraft depressiv Erkrankter. Verglich die Erkrankten mit Joggern, die mit Gewichten beschwert laufen – komme was wolle. So definiere sich Heldentum, sagte er: Alle Sachen machen, die nötig sind, auch wenn es irre schwerfällt. Und dann verriet er uns, was er als seine große Aufgabe sieht: eine Postkarte zu entwickeln, auf der in mehreren Absätzen kompakt steht, was Depressionen sind. Damit man die seiner Mutter geben könne, die dann hoffentlich verstünde, wie es einem geht. Daran arbeite er, das sei sein großes Projekt.

Ein Jahr später, bei der Aufzeichnung seiner Sendung »Sträter« für die ARD, als er Kurt Krömer zum Gegenbesuch empfing und mit ihm eine ganze Sendung lang über Depressionen sprach, zog Sträter zum Schluss der Sendung tatsächlich eine Postkarte aus der Tasche. Schwarz mit weißer Schrift, und er hielt sie in die Kamera und las den Text vor. Dann sagte er: »Wenn Sie so eine Karte bekommen, die Ihnen einer hinlegt, können Sie etwas auf die blanke Rückseite schreiben. Wenn ich Ihnen eine grobe Richtung geben dürfte, bitte einfach schön leserlich: ›Du schaffst heute das, was du kannst. Ich bin für dich da.‹« Sträter sagte Tschüss, die Trompeten spielten auf, die Sendung war vorbei, Krömer knuddelte seinen Gastgeber, und ich war gerührt. Ich hatte während dieser Sendung im Publikum gesessen. Ein Freund vom WDR hatte mir Karten besorgt. Und ich hatte im Vorfeld nicht gewusst, dass Krömer kommen sollte. Ich hatte nicht gewusst, dass dieses, dass mein Thema behandelt werden würde. Ich hatte mehrfach mit den Tränen gekämpft und Bauchschmerzen vor Lachen gehabt. Und: Ich wurde zur

Diebin. Als das Publikum das TV-Studio verließ, lag die schwarz-weiße Postkarte noch auf dem Tisch. Ich steckte sie ein.

Und gestehe es einen Monat später, als ich Torsten Sträter zum Gespräch für dieses Buch treffe, in der Garderobe beim WDR. Sträter tritt später beim Kölner Treff auf, um sein neues Buch zu promoten.

»Ich habe deine Karte geklaut«, sage ich, und er sagt nur: »Ach, du warst das.« Und als ich ihn frage, ob ich sie wohl in meinem Buch abdrucken dürfte, nickt er und sagt: »Na, unbedingt!«

KS: So, nun steuere ich also auch noch ein Buch zum Thema bei – was meinst du: Wird es langsam ein bisschen dicke?

TS: Also hör mal ... Es gibt wahrscheinlich ausreichend Bücher über Holzarbeiten, davon ist auszugehen – irgendwann ist jedes Laminat geklebt, irgendwann ist jeder Zapfen verschraubt und dann steht fest, wie es geht. Und da gibt es bestimmt Standardwerke und alles ist gut. Und ich glaube, wahrscheinlich gibt es auch genügend Bücher über den Bitcoin und es gibt genug Bücher über die schönsten Wanderwege im Harz. So. Über Depressionen ist es aber zu individuell, es sind zu viele individuelle Geschichten, die sich kontern durch die Persönlichkeit, die es betrifft. Da ist nichts mit Standard. Die Krankheit hat so viele Ausprägungen – das ist leider nicht so überschaubar wie die Happy Hippos aus dem Überraschungsei à la

»Sammle alle sieben!«, sondern da gibt's so unglaublich viel mehr. Manche Menschen befinden sich die ganze Zeit in einem dunklen Loch, ohne die geringste Hoffnung, ohne die Möglichkeit zu agieren – von denen wirst du nie etwas erfahren. Vielleicht bist du gerade an ihnen vorbeigefahren. Ich will mich echt nicht aufschwingen, zum Grüßaugust aller depressiven Menschen, und ich kann auch wenig zu Depressionen im Allgemeinen erzählen – aber ich kann dir von MEINER Depression erzählen und dazu beitragen, dass das Thema selbstverständlicher wird und die Akzeptanz wächst. Und du kannst das auch. Was ich sagen will: Je mehr Bücher wir darüber haben, umso besser. Die medizinischen Aspekte sind abgedeckt, kann man alles nachlesen – jetzt geht es darum, dass Menschen erzählen, wie es ihnen damit geht. Je mehr das sind, umso mehr fühlen die anderen sich abgeholt in ihrer Krankheit, das ist ein superguter Effekt. Wir brauchen eigentlich eine ganze Bibliothek voll mit solchen Geschichten. Du solltest eigentlich irgendwann als depressiver Mensch, der noch vor 10 Jahren gar nicht wusste, was er tun soll, weil er dachte, es sei völlig normal, dass er sich so mies fühlt, aus dem Regal ein Buch ziehen können und sagen: »Die Geschichte dieses Schauspielers, den ich besonders gerne mag, oder eben von dieser Komikerin, die interessiert mich, da will ich wissen, wie ging es dem oder der mit Depression.« So eine Bibliothek können wir gut gebrauchen. Wenn es die Leute erkennen, dass sie sich nicht befundlos beschissen fühlen müssen, indem sie sich in anderen Geschichten wiederfinden, ist das doch gut.

KS: Okay, ich bin überzeugt …

TS: Nee, ehrlich. Mir ging das in den 90ern genauso: Ich habe gedacht, das ist also mein Leben – ich fühle mich beschissen und möchte nicht mehr hier sein, so läuft das halt, ich bin erwachsen und wenn man nicht viel Geld hat, dann ist das einfach so. Ich konnte es mit nichts abgleichen, es gab nicht mal Internet. Dabei gleichen wir Menschen uns die ganze Zeit ab, in anderen Belangen, wir vergleichen uns alle miteinander. Es ist wichtig, dass wir möglichst viele verschiedene Perspektiven aufzeigen, dass spürbar wird, das ist nicht nur einer oder eine mit einer exotischen Krankheit, sondern viele – viele, die man etwa auch aus'm Fernsehen kennt. Wenn du ein Buch darüber machst, kann man dir Geldmacherei vorwerfen. Das wird aber komischerweise nie den Leuten vorgeworfen, die den hundertsten Twilight-Aufguss machen oder die die 400. Jugenddystopie in fünf Bänden herausbringen oder die Geschichte vom sexy Werwolf-Feuerwehrmann, der sich in seine Sekretärin verliebt – da wird nie gesagt, da wird Geld gemolken. Und bei Depression soll das jetzt plötzlich so sein? Mir ist alles recht, um unsere Krankheit bekannt zu machen – meinetwegen auch die jungen Menschen, die sich auf Instagram in Schwarz-Weiß mit vielen Filtern und einer Tasse Tee auf die Fensterbank setzen und darunterschreiben: »Depressionen heute«. Du weißt dann halt nicht, ist das jetzt ein Trend wie Spülmaschinentabs lutschen auf TikTok, oder haben die Menschen wirklich Depressionen? Aber es liegt auch nicht an mir, das zu beurteilen – ich bin weder Arzt noch Therapeut. Und es ist auch egal, solange überhaupt darüber gesprochen wird.

KS: Du selbst willst aber nicht drüber schreiben – in deinem neuen Buch ist eine Geschichte mit dem Titel »Warum ich kein Buch über Depressionen schreibe« ...

TS: Was ich über meine Depression erzählen kann, ist einfach nur fünf Seiten lang. Ich hab das nicht von Kindheit an und meine Kindheit ist super uninteressant. Das lief alles wie am Schnürchen, und ich kann mich auch nicht mehr richtig daran erinnern. Ich kann dir nur sagen, wie es in den 90ern angefangen hat und wie es jetzt ist.

KS: Wie war es denn? Und wie ist es jetzt?

TS: Beschissen war's. Und das war für mich eben vollkommen normal. Ich hab mich immer grundlos traurig gefühlt, schon seit ich 20 war. Ich hatte da auch niemanden, mit dem ich drüber hätte reden können. In den 90ern kickte es komplett rein, das war irre. Irgendwann stellst du fest, dass du aufgehört hast, dich gut zu fühlen. Du weißt, dass es letzte Woche vollkommen anders war als jetzt, weil es letzte Woche noch gut war. Dann stellt man fest, okay, man macht das, was man eben noch schafft, das ist lesen bei Kerzenlicht, weil Strom ist mal wieder abgestellt. Lesen, lesen, lesen. Und zur Arbeit gehen, tagsüber. Und dann hat sich das verschlimmert. Ich konnte jeden Tag zur Arbeit gehen, und wenn ich von meinem nicht ganz so schönen Job im Baumarkt zurück nach Hause kam, wollte ich mich abends am liebsten umbringen. Ich habe das zweimal versucht, ich dachte, mit'm Zug ist's das Beste, ich hatte dadrüber gelesen und dachte, mit dem Zug ist es ein seriöses Konzept. Ich ballere mir einen mit richtig billigem Sprit, und ich vertrage nicht gut Alkohol, ich stand dann an der Bahntrasse, einmal in Dortmund-Dorstfeld und einmal in Dortmund in der Nähe des Fina-Parkhauses, und da kam zuerst die S-Bahn. Da habe ich dann mal kurz gelacht. Da lagen 18 Gleise vor mir, und es fuhr einfach nur die S-Bahn, und die war zu lahm. Die kam da angebummelt, mit 30 Sachen, und ich sah den Typen, der das Ding steuert, und dann ging es nicht. Das andere Mal wollte ich, aber es kam 'ne Stunde lang kein Zug. Dann habe ich weitergetrunken und dann kam ein Zug. Und ich habe mich nicht mehr getraut. Ich habe das als großen persönlichen Verlust empfunden, dass ich mich mal wieder nicht getraut habe. Das sind ja diese schlimmen Gedanken, die nicht deine sind, sondern die die Depression einschleust: Du denkst, »ah, jetzt haste aber reingeschissen, weil du dich schon wieder nicht umgebracht hast, du Lappen – jetzt musste die ganze Strecke zurücklaufen«.

Torsten verspeist, während er all das erzählt, drei bis vier kleine Schokoriegel. Er erzählt teils kauend. Ich sitze ihm sprachlos gegenüber. Dann klopft es an der Tür, Torsten sagt sonor: »Herein!«, und ein Mann vom Catering erscheint. Er erkundigt sich, was Torsten während der Sendung wohl trinken wollen würde. Und Torsten sagt: »Kaffee.« »Ah ja«, sagt der Caterer und fragt: »Eine Tasse oder wie?« »Koch mir gern 'ne Kanne, das wär nett«, sagt Torsten. Und der Caterer bedankt sich und lässt uns weiterreden.

Torsten erzählt mir, dass er in den 90ern durch Zufall einen Leidensgenossen kennengelernt habe. Den Barkeeper Reinhold. Der habe ihn zum Arzt geschleppt, dort sei ausgeschlossen worden, dass er nicht einen »pampelmusengroßen Tumor« im Kopf habe, stattdessen wurde eine Depression diagnostiziert und Psychopharmaka verschrieben.

TS: Mir hat das Wort »Depression« bei Diagnosestellung null geholfen. Der Scheiß hätte auch »Manfred« heißen können, mir ging es nur darum, dass mir mal jemand hilft. Dass man überhaupt was dagegen machen kann, ging komplett über mein Verständnis. Ich war ja in den 90ern nicht nur schwer depressiv, ich war auch sehr dumm. Ich war immer der Überzeugung, das bin ja nun mal ich, das ist in meinem Kopf, da ist eine Triebfeder, die sagt, ich soll mich umbringen. Was soll es denn dagegen geben, gegen diese elementare Schwärze? Während ich ans Umbringen dachte, haben findige Forscher und Pharmakologen im Hintergrund daran gearbeitet, dieses Elend zu besiegen. Natürlich bin auch ich ein großer Feind von Big Pharma – alles Schweine und so ... Bis ich eine Wurzelentzündung habe, dann geht's irgendwie wieder. Danach wieder alles Schweine. Diese gewinnsüchtigen Menschen. Aber stopp: Guck dir an, was die erfunden haben! Wir verdanken es vor allem der Pharmaindustrie, dass wir 100 Jahre alt werden können und nicht mit 17 wie noch vor zweihundert Jahren auf'm Floß auf der Emscher verbrannt werden, weil uns ein Fußnagel eingewachsen ist. Huch, nun habe ich mich reingesteigert.

Sagt Torsten, fummelt am Papier eines weiteren Schokoriegels herum und, als hätte man ihn gerufen, klopft erneut der Caterer. »Jaaaa?«, fragt Torsten gedehnt. Der Caterer kommt herein und sagt kleinlaut: »Sorry, aber ich wollte noch mal sichergehen: Nachher echt nur Kaffee oder auch Milch dazu? Und Zucker?« »Nö, einfach Kaffee – herzlichen Dank«, sagt Torsten, und der Caterer notiert sich schulterzuckend die Bestellung und geht.

»Der ist sehr fürsorglich«, konstatiert Torsten. Und erzählt mir dann von seinen Erfahrungen mit Psychopharmaka.

TS: Ich hab alles ausprobiert. In den 90ern musste man da noch ewig rumprobieren. Bei einer Tablette hatte ich nach vier Tagen noch viel stärker das dringende Bedürfnis, mich umzubringen, und ich hab dann gefragt: »Soll das jetzt der erwünschte Effekt sein?!« Es war die berühmte Erstverschlimmerung ... Bei der zweiten Tablette dann: »Kann es sein, dass ich in den letzten Wochen 20 Kilo zugenommen hab?!« »Fühlen Sie sich denn besser?« Und ich so: »Nein, ich bin wütend. Und fett!« Irgendwann haben wir dann zum Glück die richtigen Tabletten gefunden und die habe ich dann auch lange, lange genommen. Anfang 2000 habe ich die ausgeschlichen.

KS: Und dann hast du angefangen, über die Erkrankung zu sprechen. Auch Witze darüber zu machen. Ich meine, ich lache hier die ganze Zeit, weil du so lustig darüber sprichst, das ist echt befreiend. Und ich fand dich mit Kurt Krömer umwerfend, damals bei »Chez Krömer«. War dir eigentlich klar, worüber ihr in der Sendung sprechen würdet?

TS: Nee, gar nicht. Die machen bei Krömer kein Vorgespräch. Ich bin davon ausgegangen, das wird ein normales Verhör. Und ich komme da gut weg, weil Kurt und ich uns gut verstanden haben bei LOL. Erst bei 'ner Zigarette am Fenster hat er mir ganz kurz gesagt, dass es auch um Depressionen gehen wird. Und ich habe ihm gesagt, dass ich damit kein Problem habe. Weil ich kleiner Egozentriker natürlich dachte, es würde um MEINE Depression gehen. Die zeigen bestimmt 'nen Einspieler, und ich sage dann etwas dazu. Dass es ganz anders kommen würde, wusste ich nicht. Das war ausnahmsweise ein echter Moment im TV. Ich war ganz schön angespannt, weil ich nicht wusste, was kommt. Hatte einen eher patzigen Grundton anfangs. Und als Kurt dann sagte, »Wir haben eine Sache gemeinsam«, wusste ich, warum ich da bin. Ich war echt baff. Und weil Kurt völlig normal darüber geredet hat, konnte ich dann auch völlig normal darüber reden. Der Effekt war groß. Kurt hat es erst mal nicht geglaubt, aber eine psychische Krankheit zu haben, hat etwas sehr Verbindendes. Es verbindet uns bei Dingen, von denen wir wissen, dass wir sie haben, die aber sonst keiner sieht. Deswegen gibt es ja auch Gruppen für Krebspatienten, die seltene Krebssorten haben, um das gemeinsam besser zu vermitteln. Die Gruppe derer mit Depressionen ist ungleich größer und trotzdem komplett unsichtbar. Du merkst ja nichts, wenn jemand mit Depressionen in den Raum kommt, und doch ist es eine ernst zu nehmende Erkrankung, die zum Suizid führen kann. Es ist echt gut, dass jetzt viele aus dem Schatten kommen – es geht ja auch gar nicht darum, dass die Menschen, die jetzt über Depressionen reden, glorifiziert werden – es geht schlicht um Akzeptanz. Dass die Leute begreifen: Hier wird keine Krankheit vorgetäuscht, derjenige ist auch keine faule Sau, derjenige braucht eine Therapie und soll verdammt noch mal einen Platz dafür bekommen. Im Übrigen könnte es auch nicht schaden, wenn die Präsenz in der Öffentlichkeit Leute dazu bringen würde, Psychologie oder Medizin zu studieren. Das könnte zumindest in fünf bis sechs Jahren einen Unterschied machen – den Menschen schneller helfen. Das wäre gut.

KS: Kratzt dich das Stigma der Krankheit noch?

TS: Nee. Wenn die Leute keine Karten mehr kaufen, weil sie meinen, ich sei geisteskrank, dann ist das so. Du kaufst bei mir das Paket Sträter – je nach Tagesform. Und das ist eigentlich immer lustig. Und dann musste damit leben, dass ich manchmal unter Depressionen leide. Und wenn du das nicht magst, dann musste halt zu Hause bleiben. Ich habe ja keine ansteckende Krankheit, also entspann dich. Ich habe da keine Angst. Die Krankenkassen sind darüber informiert, zwei Therapien stehen da schon in den Akten. Das juckt mich nicht. Wer soll mich da bedrohen? Käme jetzt Tom Buhrow vom WDR und würde sagen: »Herr Sträter, Sie sind nicht tragbar als depressiver Komiker, Sie könnten ja ausfallen für Sendungen, die wir mit Ihnen geplant haben«, da müsste ich dann entgegnen: »Herr Buhrow, für das, was ich da beim WDR mache, wird es gerade noch reichen – ist doch nur halbtags.« Selbst in meiner dunkelsten Phase bin ich lustiger als manch andere. Na, und dann wirst du auch immer Leute haben, die sagen: »Du bildest dir das nur ein.« Und

Leute, die auf Twitter schreiben: »Du sagst doch nur, du hast Depressionen, weil du etwas Besonderes sein willst.« Hab ich erst letztens gelesen. Die angegriffene Person hat dann geschrieben: »Nein, es ist genau andersrum – ich will einfach nur ›normal‹ sein.« Ich wiederum glaube, Depressionen sind sowieso nichts Besonderes, denn daran leiden ja viele. Und die Leute mit psychischen Krankheiten sind womöglich die normalsten Menschen überhaupt. Außerdem ein bisschen widerstandsfähiger, wollen mehr, geben sich mehr Mühe – wie ich schon mal sagte: Wir sind wie Bodybuilder. Sind dauerhaft mit Gewichten am Marschieren, arbeiten die ganze Zeit mit einer Grundbelastung und haben dadurch durchtrainierte Seelen.

KS: Kannst du deine Depression beschreiben?

TS: Pfff. Ich weiß, da gibt es blumige Metaphern wie »der schwarze Hund« und so, aber ich finde nicht, dass so eine Scheiße wie eine Depression eine blumige Beschreibung verdient hat. Eine Depression ist eine Depression und muss behandelt werden. Ich will kämpfen und das, was ich bekämpfe, was ich abschütteln will, bekommt von mir keinen Namen. Das ist ein unwillkommener Gast. Soll ich dem Socken stricken? Uneingeladene Gäste bekommen nicht den roten Teppich ausgerollt. Ich rechne immer wieder damit. Aber dann denke ich: »Na, dann komm doch, du dumme Sau! Ich habe die Kaufkraft und die Tagesfreizeit und den Willen, dir das Fell über die Ohren zu ziehen.« Zum Glück habe ich selbst in den schlimmsten Phasen nicht mehr die Neigung, mich wirklich umzubringen – das hat viel mit verändertem Mindset und auch damit zu tun, dass es bislang generell nicht mehr so heftig war.

KS: Inwiefern hast du denn dein Mindset verändert?

TS: Ich nehme mir an jedem Tag die Muße, mir klarzumachen, wofür ich dankbar bin. Ich beschäftige mich viel mit Dankbarkeit. Mir geht's eigentlich schon fast zu gut. Es könnte mir auch ein bisschen schlechter gehen, ohne dass es mich destabilisieren würde. Es könnte sogar ein paar Oktaven tiefer gehen, in den Stimmungskeller, aber es würde mich nicht mehr handlungsunfähig machen. Es wäre noch gut genug.

KS: Muße? Du stehst jeden zweiten Abend auf irgendwelchen Bühnen ...

TS: Ja, aber im Ernst: Ich arbeite doch nicht wie die, die richtig arbeiten. Ich arbeite abends mal zwei Stunden. Und ja, ich bin natürlich auch mal erschöpft, weil ich dauernd etwas mache, aber das ist nicht zu vergleichen mit dem Baggerfahrer oder mit dem Pflegepersonal. Die haben das Recht, ausgebrannt zu sein – ich sollte da mal lieber die Fresse halten. Zumal ich sicher mehr verdiene. Wobei ich nie denke, wenn es mich wieder erwischt: »Oh, Achtung, ich bin wohlhabend – dies ist eine unberechtigte Depression.« Ob du eine Depression bekommst oder nicht, hat mit Geld nichts zu tun. Aber es gibt Lebensumstände, die natürlich Depressionen begünstigen. Keinen Strom oder kein Geld für vernünftiges, gesundes Essen zu haben etwa. Wenn man Statistiken glauben darf, finden sich in allen Bevölkerungsschichten Depressionen, aber gerade Menschen, die auch finanziell nicht gut aufgestellt sind, haben besonders daran zu knabbern. Das ist eine Tatsache und das ist mir klar, ohne dass ich mich für meinen Status schäme.

KS: Und wie geht es dir mittlerweile?

TS: Es geht immer mal so, mal so. Ich werde ja nicht müde zu betonen, dass Weinen manchmal die Situation verbessert.

KS: Und wenn's mal gar nicht mehr geht, schiebst du den Leuten die Karte rüber. Wobei, die hab ja jetzt ich …

TS: Die Karte, so wie du sie nun hast, war ein Schnellschuss, ein holpriger Versuch, habe ich mittags mal eben geschrieben. Ich erwarte, dass da draußen noch mehr Menschen Karten schreiben, dann sammeln wir die alle zusammen irgendwo, und dann finden wir Depressionen endlich ausreichend und stimmig beschrieben – allein schaffe ich das nicht.

Und hier ist die Karte, die Torsten Sträter mal eben mittags geschrieben hat:

„Weil du mir viel bedeutest, sag ich dir, wie es mir geht:
Ich habe Depressionen; das fühlt sich an, als ginge ich durch
nassen Sand, hüfthoch, jeder Tag ist gleichzeitig Berg und Tal,
ein unüberwindlicher Abstieg, ich weiß noch was Freude ist,
nur fühlen kann ich sie momentan nicht, ich bin wie ein leeres
Zimmer, durch das ein Wind weht, der alles betäubt und ich habe
Gedanken, die so schwer sind, als würde ich bergauf rudern,
und alles in meinem Kopf ist zugestellt mit WOZU´S? Ich muss
meinen Wert jeden Tag neu schätzen. Was du Alltag nennst, sieht
für mich wie eine Mauer aus, und ich schäme mich - ohne Grund,
das weiß ich ... aber auch dafür schäme ich mich, ohne Grund.
Vermutlich ist das alles für dich schwer nachzuvollziehen,
und darüber bin ich froh. Das bedeutet, dass es dir gut geht.
Und sicher: Es gibt immer Hoffnung.

Aber ich könnte Hilfe gebrauchen.

Denn da muss ich jetzt durch.

Kommst du mit?"

@DEPRIDISCO

10 »Wow, die Karte von Torsten ist echt ein Brett! Nicht schlecht. Worte kann er.« Das schreibt mir Eva Jahnen, die ebenfalls dicke Bretter bohrt, um über Depressionen aufzuklären.

Und sie beweist mit ihrer Reaktion einmal mehr, wie schnell der Mensch im Sich-Vergleichen ist – der depressive Mensch noch mal schneller. Und wie unbarmherzig er ist. Dabei ist Evas Arbeit fantastisch: Sie kann Worte UND Bilder! Auf Instagram postet sie als @depridisco seit Februar 2019 zum Thema und findet als selbstständige

Kommunikationsdesignerin einen ganz eigenen Weg, Informationen über die Krankheit und die dazugehörigen Gefühle zu vermitteln. Wie oft haben mich ihre Bilder und Texte getröstet. Depridisco – sie nennt sich so, weil sich Depressionen in ihrem Fall anfühlen wie die ultimative Party des Horrors.

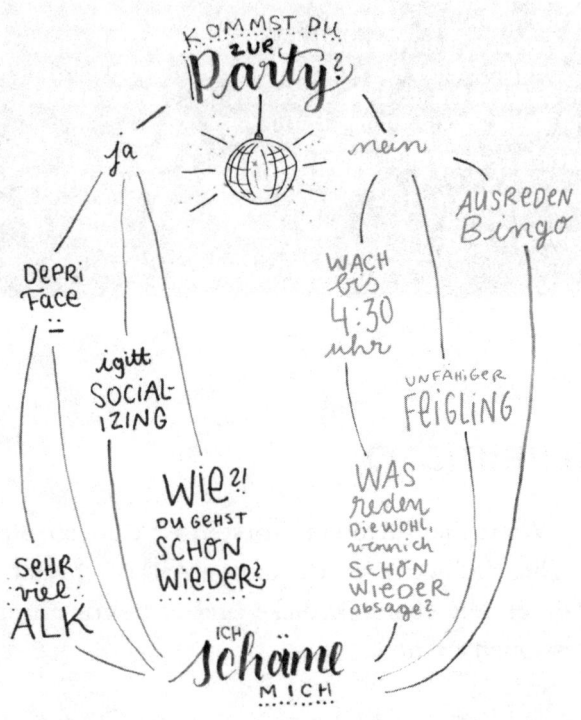

2021 hat Eva ihre gesammelten Werke mit weiteren Texten ergänzt und als Buch unter dem Titel »Die Gedanken sind Blei« auf den Markt gebracht. Diese Illustrationen stammen ebenfalls daraus.

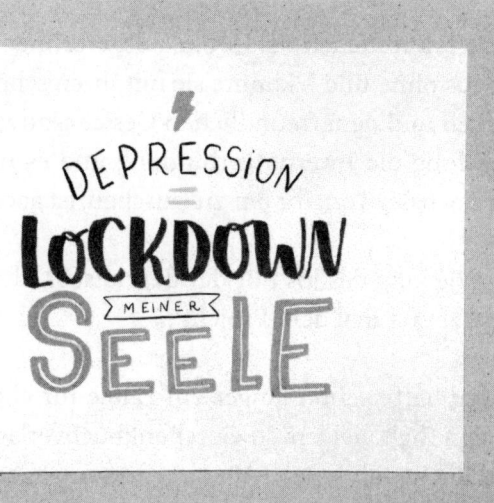

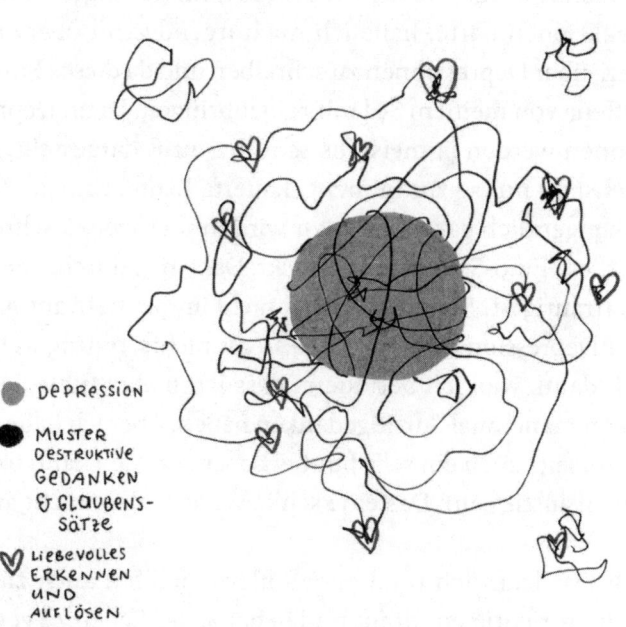

DEPRESSION

MUSTER
DESTRUKTIVE
GEDANKEN
& GLAUBENS-
SÄTZE

LIEBEVOLLES
ERKENNEN
UND
AUFLÖSEN

Auch Eva treffe ich bei Zoom, ausgerechnet mit ihr spreche ich ohne Bild – konnte sie mit ihren schönen, wilden Locken und dem freundlichen Gesicht kurz sehen, dann aber hing die Internetverbindung und es funktionierte nur noch der Ton. Ihr pur zu lauschen, ist aber auch schön.

KS: Wie ging das los mit der depridisco? Also, ich meine da jetzt erst mal dein Projekt ...

EJ: Ich hatte schon länger ein Faible für eher kitschiges Design, hab viel für so Geschenkbuchverlage gearbeitet und Bücher illustriert. Aber irgendwann habe ich gedacht, boah ey, das ist alles so oberflächlich, ich muss meine Skills auch mal nutzen, um eine Botschaft zu verbreiten, die mir persönlich ganz wichtig ist. Und obwohl ich Angst vor den Reaktionen hatte, habe ich mich irgendwann überwunden, über Depressionen zu schreiben und da dieses Bunte, Offene von meinem Stil mit reinzubringen. Denn Depressionen werden ja meistens schwarz-weiß dargestellt, da siehst du nur so zusammengekauerte Leute. Und das bin ich eigentlich gar nicht. Man wird immer viel zu schnell in diese Emo-Schublade gesteckt. Dass man durchgehend tieftraurig ist. Dabei bin ich gar nicht immer tieftraurig. In der Depression fühle ich sowieso gar nichts, traurig werde ich dann, weil ich betraure, dass ich nichts fühle. Und kann manchmal Suizidgedanken haben. Aber ich habe andererseits auch ein sehr buntes Leben, und ich kann total lebenslustig sein. Das eine schließt das andere nicht aus!

KS: Das kann ich total nachfühlen – ich bin auch ziemlich oft richtig gut drauf und liebe es, das Leben zu genießen – aber hin und wieder bekomme ich eben Besuch vom dicken D. Wann hat bei dir im Kopf die depridisco zum ersten Mal geöffnet?

EJ: Mit 13 war ich längere Zeit schlecht drauf, da ist meine Mutter mit mir zum ersten Mal zur Psychotherapeutin. Meine Mutter ist selbst auch betroffen, und so lag die Vermutung nah, dass ich da wohl etwas geerbt habe. Natürlich kamen dann noch Faktoren von außen hinzu. Mit 16 war ich dann noch mal in Therapie – ich hatte da auch so eine Phase, in der ich mich selbst verletzt habe. Das war ein Hilferuf, weil ich als extrem empfindsamer Mensch oft sehr überfordert von meinen Emotionen war. Und später kamen dann noch Reizdarm und all solche psychosomatischen Reaktionen dazu. Kaum war ich volljährig, hab ich von drei, vier Stellen die Diagnose »rezidivierende Depression« ausgestellt bekommen.

KS: Sprich: die Depression kommt immer wieder. Gibt's denn Warnzeichen?

EJ: Ja, die gibt's. Ich habe mir über all die Jahre eine Frühwarnzeichenliste erarbeitet. 1) Meine Kaffeemenge verdoppelt sich mindestens. Weil mir die Energie schwindet. Dann ist relativ klar, du hast eine Erschöpfung, du solltest jetzt mal ein bisschen Druck rausnehmen. Oder 2) ich gehe unter Menschen, und danach habe ich so ein ganz schräges Gefühl, so als ob mich alle scheiße finden, und das geht dann so in Richtung sehr schlechtes Selbstwertgefühl. Depression verzerrt ja komplett die Wahrnehmung. Außerdem merke ich auch, dass ich 3) Termine absage, die mir total guttun würden, meinen Lieblingssport etwa. Ich weiß eigentlich, durch den Sport geht's mir immer besser, und doch erwische ich mich bei dem Gedanken: »Och nö, heute mal nicht.« Und dann läuten die Alarmglocken und ich weiß: »Nee, nee – unbedingt trotzdem hingehen!« Na und dann natürlich 4) ungesundes Essverhalten: Kompensation durch Süßes oder Alkohol.

KS: Also Sport hilft bei dir. Was noch?

EJ: Mir selbst zu glauben. Man kann ja nicht messen, dass man depressiv ist. Und ich finde es total schwer, meinen Charakter von dieser Erkrankung zu unterscheiden. Ich denke dann manchmal, du bist doch nur ein fauler Scheiß-Mensch, und glaube mir nicht, dass ich eine Depression habe. Aber das wird zum Glück weniger. Früher habe ich sehr viel Energie dafür verschwendet, mich dafür zu schämen, dass ich gerade nicht meinem Wunschselbstbild entspreche – also nicht die lebenslustige, produktive Wusel-Eva bin. Ich habe mich dafür total fertiggemacht. Nach langen, langen Therapiesitzungen habe ich damit aber aufgehört. So spare ich Energie und kann mich darauf konzentrieren, mir Ruhe zu geben. Und auch ganz wichtig: Mein Umfeld weiß es. Die verurteilen mich nicht dafür, die unterstützen mich dabei und sagen: Okay, du nimmst dir diese Woche mal weniger vor. Ich neige nämlich dazu, in den guten Phasen alles vom Leben mitnehmen zu wollen, was so geht. Weil ich ja genau weiß, dass es wieder vorbei sein kann. Da so eine Balance zu finden, ist meine große Aufgabe.

Und wenn es mir schlecht geht, tue ich nicht mehr immer so, als wäre nix. Aktuell wissen etwa meine Geschäftsparter*innen im Büro über meine Krankheit Bescheid, und entweder ich komme mit Depri-Symptomen zur Arbeit und man toleriert mich so. Oder ich bleibe zu Hause und kümmere mich um mich. Das nimmt mir enorm viel Druck, weil ich mir nicht immer wieder eine neue Ausrede einfallen lassen muss, warum ich nicht erscheine, warum ich das immer noch nicht geschafft hab – ich kann den Leuten sagen: »Hey, ihr wisst, wie das bei mir ist. Ich habe immer wieder meine depressiven Episoden, und gerade geht es mir nicht gut, und ich schäme mich total deswegen. Aber ich schaffe es einfach gerade nicht aus dem Haus.« Und die Antwort ist meistens: »Ach Eva, alles gut – wir wünschen dir, dass du da durchkommst.« Manchmal bekomme ich dann sogar etwas zu essen vor die Tür gestellt.

Ich beglückwünsche Eva zu ihrer Traute und zu ihrem rücksichtsvollen, nachsichtigen Umfeld – von beidem gibt es meiner Meinung nach noch zu wenig. Und ich bitte Eva, doch auch eine Karte beizusteuern, die man über den Tisch schieben kann, ohne sprechen zu müssen – in der Hoffnung auf Verständnis oder zumindest Akzeptanz. Wir brauchen mehr solcher Karten, hatte Torsten Sträter gesagt. Und Eva schickt mir Wochen später dieses »Brett«:

HE DU,
ICH WEISS, DU HAST MIR SCHON MEHRMALS GESCHRIEBEN UND KEINE ANTWORT VON MIR ERHALTEN
NICHT, WEIL ICH DICH NICHT MAG, SONDERN EHRLICH GESAGT GEHT'S MIR GERADE NICHT SO GUT.
ES GEHT MIR SOGAR RICHTIG SCHLECHT. ABER, BEVOR DU FRAGST: EINEN RICHTIGEN ANLASS GIBT ES DAFÜR
NICHT. UND DESHALB SCHÄME ICH MICH SEHR. ICH HABE EINE RICHTIG ÜBLE DEPRESSION UND FÜHL'
MICH ANTRIEBSLOS, GRUNDLOS NIEDERGESCHLAGEN UND IRGENDWIE SO, ALS HÄTTE MIR IRGENDWAS ALL
MEINE HOFFNUNG UND LEBENSFREUDE GEKLAUT. ICH KANN AUCH NICHT WIRKLICH IN WORTE FASSEN,
WAS DAS MIT MIR MACHT, ABER SELBST AUS DEM BETT AUFSTEHEN IST FÜR MICH AKTUELL EINE
MAMMUTAUFGABE. MEIN KÖRPER UND MEIN GEIST FÜHLEN SICH EINFACH SO BLEISCHWER AN, ICH BIN MÜDE UND
GLEICHZEITIG WACH, WILL SCHREIEN UND ES KOMMT ABER NICHTS AUS MIR HERAUS.
EIGENTLICH WILL ICH GAR NICHT UM HILFE BITTEN, WEIL ICH GLAUBE, DASS ICH DAS ALLES ALLEINE
SCHAFFEN MUSS. ABER HÖR' NICHT AUF AN MICH ZU DENKEN, SCHREIB' MIR GERNE IMMER WIEDER,
UND SETZE MICH BITTE NICHT UNTER DRUCK. ES BRAUCHT EINE WEILE, BIS DIE DEPRESSION DURCHGESTANDEN
IST, ABER ICH WILL DICH NICHT VERLIEREN! ES WIRD DER TAG KOMMEN, AN DEM ICH MICH ZURÜCKMELDE
UND MICH DIR VIELLEICHT SOGAR ÖFFNEN KÖNNEN WERDE. ES IST NICHT SCHLIMM, WENN DU DANN
BEIM ZUHÖREN FESTSTELLST, DASS DU VIELE DINGE NICHT VERSTEHEN ODER NACHVOLLZIEHEN KANNST,
ABER BITTE VERURTEILE MICH NICHT UND NIMM MICH UND MEINE GEFÜHLE ERNST. AUCH WENN
MAN MIR MEINE KRANKHEIT NICHT MIT DEM BLOSSEN AUGE ANSEHEN KANN, IST SIE DA UND
LÄHMT MICH IN ALLEN LEBENSBEREICHEN. DANKE, DASS DU MICH NICHT AUFGIBST UND DARAN
GLAUBST, DASS ICH ES DA RAUS SCHAFFEN KANN. DEINE UNTERSTÜTZUNG BEDEUTET MIR SEHR
VIEL. AUCH WENN ICH DAS GERADE NICHT SO WIRKLICH ZEIGEN KANN ♥

03:22 ✓✓

11 An dieser Stelle breite ich meine Arme aus für eine
feste Umarmung im Geiste und möchte mit heiß
gelaufenem Herzen loswerden: Ich bin sehr dankbar für
all jene, die mit mir über ihren Umgang mit der Krankheit sprechen wollten! Die meisten waren sofort im
Boot. Danke, danke, danke! Und gleichzeitig möchte ich
unbedingt betonen: Ich kann die verstehen, die es nicht
wollten. Die sich nicht zurückmeldeten. Die mir über ihr
Management ausrichten ließen, sie hätten keinen Bedarf.
Und erst recht jene eine Person, die ich über Instagram
angeschrieben und mir damit den Fauxpas erlaubt habe,
das Management zu übergehen. Sie gab mir freundlich

und bestimmt zu verstehen, dass sie dies als Grenzüberschreitung werte, aus Selbstschutz aber sichere Grenzen dringend brauche. Und daher um Verständnis bitte, dass sie nicht mitmachen wolle. Noch heute schäme ich mich dafür, dass ich in diesem einen Fall so tölpelig auf dieses wackelige Terrain gerumpelt bin. Und ich bin nachhaltig beeindruckt, wie gut und diplomatisch manche ihre Grenzen verteidigen können – die Zugbrücke hochziehen, ohne direkt noch Kanonen oder Giftpfeile hinterherzufeuern, wie ich es manchmal tue, wenn mir jemand »blöd« kommt – sprich: ich meine Grenzen nicht geachtet fühle. Diese meine Grenzen vielleicht aber auch noch nicht so deutlich gezogen habe ... Ach, was heißt hier schon »vielleicht« ...

Als ich mich an meinen folgenden Gesprächsgast wagte, war ich ziemlich aufgeregt, weil ich felsenfest von einer Absage ausging. Hatte sie doch in einem der ersten Podcasts, aus denen heraus mich 2020 das Thema Depression angesprungen hatte, klargemacht: »Ich möchte das Thema betont nebensächlich behandeln. Ich bin kein Fan vom Hochjazzen von psychischen Krankheiten, wie es in meiner Generation schon mal passiert. Ich mag nicht, wenn Leute so tun, als sei dies für Autor*innen ein Verkaufsargument: Ich habe eine Depression.«[36] Dabei hatte sie selbst so treffend, so offen und so herrlich lakonisch über ihre Depressionen geschrieben. In ihrem Buch, erschienen in der Musikbibliothek bei KiWi. Ihr Thema: Frank Ocean. Ihr Name: Sophie Passmann. Wie sie in diesem schmalen Büchlein Musik und Depression miteinander verbindet, aufzeigt, wie schicksalhaft sich beides verquicken kann, auf dass es fast schon albern wirkt – und doch kein Zufall ist, das ist gran-di-os!

Ich weiß nicht, wie Depressionen in der Zeit vor Smartphones funktionieren, aber für mich war das ständige Aktualisieren der Startseiten aller sozialen Netzwerke ein Ritual, das fast etwas Meditatives hatte, wenn es nicht so komplett unentspannend gewesen wäre. (...) Auf Instagram postete ein alter Freund das Foto eines Sonnenuntergangs (...) Das Foto zeigt einen Sonnenuntergang, den man in aller Einfallslosigkeit wohl höchstens als ›wie gemalt‹ beschreiben würde, pink und gelb und blau, darunter das ruhige Wasser eines Sees, und ich sah meinen schönen Freund fast vor mir, wie er mit einer Flasche Wein und irgendwelchen Menschen an diesem Wasser saß und das Leben genoss. (...) Als Bildunterschrift hat er einen kurzen Satz gewählt: ›There's a bull and a matador duelling in the sky.‹ Ich verstand die Bildunterschrift nicht, war aber elektrisiert vom einfachen Kitsch dieser Zeile, suchte online danach und fand: Frank Ocean.[37]

Was Sophie, wie sie weiter schreibt, damals daran erinnerte, dass sie angefangen hatte, das erhebende Album von Frank Ocean zu hören, das Weiterhören aber auf eine Zeit nach der Schwärze verschoben hatte. Und sich nun dabei ertappte, dass die Dunkelheit kein Ende nehmen wollte. Der Bulle und der Stierkämpfer – sie rüttelten Sophie auf und ließen sie schließlich nach einem Therapieplatz suchen.

Und wie oft hatte mich schon Musik zurück auf die Rille gesetzt, von der die Nadel zuvor abgerutscht war. Wie oft hatte mir Musik wieder Töne in die Ohren zurückgebracht, wo vorher nur Watte geraschelt hatte. Und ein wenig Licht ins Dunkel. Ich konnte fast jeden Satz in »Frank Ocean« nachfühlen – auch wenn mir das Album nicht so sehr gefiel, gefiel mir Sophies Text darüber sehr gut. Und dann hörte ich in 2020 die »Hörbar Rust« und Sophies besagte Worte, die ich wie einen Handkantenschlag in die Magenkuhle empfand – wohl weil ich so gern über all das Ungemach, das ich damals nicht greifen konnte, reden wollte und Sophie augenscheinlich eher nicht.

Bettina Rust hatte Sophie damals in ihrem Podcast auf »Frank Ocean« angesprochen, weil sie sich bei ihr für ihre Offenheit bedanken wollte: durch Sophies Beschreibungen habe sie endlich »in etwa« verstanden, »was los sein kann«, bei dieser Krankheit. Und Sophie stürzte sich auf dieses Dankeschön und begann, auf typisch Passmann'sche-intellektuell-rationale Weise, laut darüber nachzudenken, ob dies denn reiche – »also reicht eine psychische Krankheit wie in meinem Fall, um eine publizistische Daseinsberechtigung zu haben ...«. Und Rust sagte das, was mir, dem Podcast lauschend, auch auf der Zunge brannte: »Aber warum machst du es denn so schwer????« Na, weil es ihr schon sehr am Herzen gelegen hätte, nicht einfach nur über Depressionen zu schreiben, sondern ebendies literarisch-komplex zu verarbeiten. Sagte Sophie. »Das ist dir gelungen«, sagte die Rust und endlich konnte Sophie das Kompliment annehmen. Ich nickte in dieser Minute heftig, vielleicht rollte ich auch die Augen.

Diese Passage der »Hörbar Rust« war mir auch zweieinhalb Jahre später noch im Kopf, als ich Sophie Passmann um ein Gespräch bat. Gerade erst hatte sie auch mit Harald Schmidt über ihre bipolare Störung gesprochen, in – Sie wissen schon – »Raus aus der Depression«. Und – ich freute mich riesig – Sophie sagte zu!

SOPHIE PASSMANN

12 Ich treffe sie in einem Westberliner Hotel mit 80er-Jahre-Charme, in dem ich für Dreharbeiten logiere. Sie kommt direkt vom Therapiestündchen bei ihrer Psychologin, ist zugewandt und herzlich und, als wir uns in die plüschige Loungeecke verkrümeln, sofort bereit, ganz offen zu sprechen.

KS: Wie kommt es, dass du nun so offen über deine Depression sprichst, während du früher, wie du sagtest, auf keinen Fall »Seelenschau« betreiben wolltest?

SP: Ich hab in den letzten Jahren sehr viel Stuss zu psychischen Krankheiten gelesen, vor allem auf Social Media. Und ich spreche selbst auch nur in Phasen, in denen ich mich in einem gewissen Abstraktionsabstand befinde. Denn ich glaube, dass es sicher meistens gut gemeint ist, wenn Leute über psychische Krankheiten sprechen, sie das aber leider oft aus Stimmungen heraus tun. Ich finde es schwierig, wenn man jedem Wort anmerkt, dass es aus einem Affekt heraus geschrieben wurde, der Teil einer Krankheit ist. Billie Eilish sagt: »Never post your feelings«, und das finde ich auch. Es ist nie so lässig und nie so doll, wie man denkt, wenn man gerade unter Einfluss der Krankheit steht und irgendetwas raushaut. Ich bin da manchmal etwas peinlich berührt. Diese Posts sind dann oft doch sehr fatalistisch und knallhart. Was dieses Thema aber am wenigsten braucht, ist noch mehr Fatalismus und noch mehr Affekt, sondern eher ein bisschen Abstand und Reflexion. Also mehr gute Bücher darüber und weniger kurze, affektgetriebene Social-Media-Posts. Schon um die Krankheit zu entmystifizieren und zu entromantisieren. Das ist schließlich kein cooler Lifestyle. Ich denke, du kannst die Krankheit entweder erleben und spüren oder darüber sprechen und posten – aber nicht beides gleichzeitig. Ich finde auch nicht, dass die Diagnose ein Freifahrtschein dafür ist, sich per se als Experte zu diesem Thema aufzuspielen – da muss schon noch mehr Substanz rein. Alles, was du in einem Moment mal eben rausschicken kannst, ob per Post oder SMS – alles, was in einem kurzen Moment erledigt ist, ist nicht wirklich vertrauenswürdig, wenn es im Kontext einer psychischen Erkrankung steht. So meine Meinung.

KS: Dir scheint es schon damals in der »Hörbar Rust« sehr wichtig gewesen zu sein, klarzumachen: Die Depression ist für dich kein USP.

SP: Genau und ich habe den Eindruck, dass in meinem Milieu und in meiner Generation gerade so eine richtige Freude vorherrscht, wenn man eine psychische Diagnose vorweisen kann. Leute wie ich, die weiße Mittelstandsfrau, die absolut privilegiert ist, können sich mit einer schönen psychischen Störung dann doch als divers darstellen: »Seht her, ich bin doch sehr anders, sehr besonders und sehr arm dran.« Die Leute sehen das als ihr Alleinstellungsmerkmal und als Identitätsdimension. Das ist etwas, was mich total beschäftigt, weil diese Debatte um psychische Gesundheit sehr weiß geführt wird, und das, was vor ein paar Jahren Genderidentitäten waren, jetzt psychische Krankheiten sind – ich habe das Gefühl, viele schreiben sich eine Krankheit auf die Fahne, weil es die einzige Identitätsdimension ist, die sie noch ein bisschen spannend erscheinen lässt.

KS: Also, ich habe es damals nicht so empfunden, dass du mit der Krankheit kokettierst oder so – im Gegenteil: mir hat deine Offenheit und dein literarischer Umgang mit Depression in »Frank Ocean« sehr gutgetan.

SP: Das freut mich. »Frank Ocean« derart zu schreiben, war für mich eine klare Entscheidung, weil es nach »Alte, weiße Männer« – was ja sehr abgeklärt und sehr ironisch war – eine ganz andere Persönlichkeit, eine gewisse Weichheit von mir, gezeigt hat. Es war der Anfang eines persönlichen Prozesses, in dem ich immer noch stecke. Und eine der ersten Antworten auf die Frage: »Wie will ich mich, wie muss ich mich eigentlich in der Öffentlichkeit positionieren?« Zum einen. Zum anderen versuche ich eben immer zu antizipieren, was so ein gemütlicher Zeitgeist ist, wo man mit dem Wiederholen von absoluten Plattitüden sehr billig Punkte machen kann. Ich versuche, diesen Zeitgeistbetrieb immer schon so ein Jahr vorher mit einer Sache zu nerven, die mich ärgert, weil sie so gratismutig ist. Und 2020 hatte ich das Gefühl, dass mit dem Thema psychische Krankheiten eher oberflächlich umgegangen wird. Es war ein Social-Media-Trend, und ich habe mir damals eine gewisse Ernsthaftigkeit erlaubt, bei diesem Thema, unter dem ich schließlich persönlich leide. Ich habe da begriffen, dass ich nicht immer alles lässig und entspannt hinnehmen muss. Etwa, mit welcher Berechnung psychische Erkrankungen teilweise als Karrierekick benutzt wurden. Und ich dachte: »Leute, ich habe da unterm Strich ein Jahrzehnt dran verloren und keine Lust zuzuschauen, wie ihr diese Krankheit quasi als Pressetextdetail missbraucht.« Ich denke, da ich eine Depression habe, darf ich auch eine Position einnehmen, die jemand ohne Depression nicht einnehmen dürfte, sprich: Ich darf denen gegenüber intolerant sein, die von Depression sprechen, aber schlechte Laune meinen und sich dabei ganz groß fühlen. »Nee«, sage ich denen: »Könnten wir uns da bitte auf einen Mittelweg einigen, zwischen Selbstbeweihräucherung und Diese-Krankheit-ernst-nehmen?!«

KS: An wen genau denkst du da?

SP: Definitiv nicht an solche Influencer*innen wie Cathy Hummels, auf der schon so viel herumgehackt wurde. Die hat ja viel Hass und Häme für ihre Mental Health Posts bekommen. Dabei finde ich, dass sie wahrscheinlich mehr für die Entstigmatisierung von mentalen Krankheiten getan hat als manche aus meiner subintellektuellen Feuilletonbranche, wo es wesentlich mehr Offenheit und ein ganz anderes Interesse an Leid und persönlichen Leidensgeschichten gibt. Ich glaube, außerhalb meiner, unserer Bubble ist das Stigma deutlich größer. Ich lebe in einer Branche, in der man im Grunde heute mit dem bloßen Statement »Ich habe Depressionen« eher Karriere macht als sich Karriere verbaut. Das meine ich mit »Gratismut«. Wohingegen es für Leute, die nicht selbstständige Kulturschaffende sind und aus sich selbst heraus Content, etwa für die sozialen Netzwerke, generieren, bestimmt weit schwieriger ist, mit einer mentalen Erkrankung im Lebenslauf im Job weiterzukommen und zu bestehen. Und all jene hat jemand wie Cathy Hummels mit ihrer riesigen Reichweite bestimmt gut angesprochen – sie hat da echte Aufklärung geleistet. Mich hat das Bashing gegen sie total betroffen gemacht, und ich fand es schlimm, mit welcher Arroganz und Leichtigkeit die Meinungsmacher sich das Maul über Cathy Hummels zerrissen haben.

Cathy Hummels, der über 700000 Menschen auf Social Media folgen, stand Ende 2022 heftig in der Kritik. Sie, die selbst an Depressionen litt, postete sich bei einem Retreat in einem 5-Sterne-Hotel auf Rhodos, machte Werbung für ihre Sponsoren und schrieb unter ein Bild, das sie fröhlich mit Sonnenbrille zeigte: »Wie bekommt man Farbe in sein trübseliges Gedankenkarussell? Ein Faktor, der helfen kann, ist Licht. Sonne!« Etliche depressiv Erkrankte fühlten sich nicht ernst genommen, ein massiver Shitstorm zog auf und auch die Stiftung Deutsche Depressionshilfe, für die Hummels mehrfach in Erscheinung getreten war, stellte in einer Pressemitteilung klar: »Depression ist kein Marketinginstrument. Schwierig wird es, wenn bei manchen Social-Media-Accounts und Auftritten von Bloggerinnen und Bloggern der Eindruck entsteht, die Depression sei lediglich eine kurze Erscheinung und könne beispielsweise mit Sonnenstrahlen weggezaubert werden. Sehr heikel wird es, wenn sie augenscheinlich als Werbemittel eingesetzt wird, um (eigene) Produkte zu vermarkten.«

Tatsächlich wurde viel ÜBER Cathy Hummels gesprochen und geschrieben, etwa in der »Süddeutschen Zeitung« vom 11.11.22, die Hummels' Post als »menschenfeindliche, mit einem Schuss herrlich prickelnder Blödheit entstandene Botschaft« bewertete, »dass man mit ein bisserl selfcare und Sonne irgendwie alles in den Griff kriegt«. Die wenigsten wiederum sprachen MIT Cathy Hummels, so wie die Zeitschrift »Christ und Welt«. Hier wurde Hummels direkt gefragt, ob sie Depressionen verharmlosen und mit der Krankheit ein Geschäft machen wollte. Hummels Antwort:

(...) ich habe bei dem Retreat auf Rhodos große Fehler gemacht, das gebe ich zu. Der Text zum Foto mit der Sonnenbrille konnte missverstanden werden. Das war nie meine Intention, weil ich nur zu gut weiß, dass Licht zwar in stabilen Phasen hilft, bei einer akuten Depression aber nicht. Die Menschen haben es zu Recht missverstanden. Das nehme ich wahr und will zukünftig noch sensibler sein. (...) Ich habe durch meine Events und meine Retreats mehr als 90000 Euro an Spenden für die Deutsche Depressionshilfe eingesammelt. Alle Gelder werden auch von ihnen verwaltet. Mein Engagement ist unentgeltlich. Dank meiner Partner habe ich die Events finanzieren können. Aber ich habe selbst nichts daran verdient.

KS: Lass mal über dich reden, Sophie. Wie kam bei dir die Krankheitseinsicht – vielleicht, weil das Thema in deiner Generation popkulturell und medial an dich herangetragen wurde, weil es immer mehr Aufklärung gab?

SP: Nö, null. Ich habe meine Krankheitseinsicht kein bisschen über Popkultur bekommen, sondern nur über Therapie. Popkultur hat mich eher an dem Prozess gehindert, einzusehen, dass ich eine Krankheit habe. Wenn man als Teenager depressiv ist, hat man ja ein riesiges Angebot an Subkultur, die das ständige Durchhängen und Sich-anders-Fühlen als Lifestyle ansieht. Im Nachhinein betrachtet war ich wohl schon ein depressives Kind. Die erste schwere depressive Episode hatte ich dann mit 14 und davor immer schon so Anflüge bipolaren Verhaltens. Ich war manchmal bis zu drei Monate lang zu gar nichts fähig. Ich hab' wahnsinnig viele Bands gehört und Bücher gelesen, Filme geguckt, die mich alle im Romantisieren meiner Krankheit bestätigt haben.

Als ich dann zum Studium bin, hab' ich festgestellt: »Nee, das kann gar nicht normal sein. Das kann auch nicht damit zu tun haben, dass ich nicht gern zur Schule gehe, unausgelastet oder unzufrieden in meinem Dorf bin.« Das hatte ich ja alles nicht mehr – die Depressionen aber doch. Die Krankheit hat mir definitiv mein gesamtes Studium versaut. Ich hatte nicht ein einziges Semester, in dem ich am Stück soziale Kontakte pflegen konnte. Ich hatte nicht ein Semester, in dem ich einfach mal auf Partys gegangen bin.

Und dann habe ich mir einen ersten Therapeuten gesucht. Der hat mich zum Psychiater überwiesen, wo ich Medikamente bekommen habe. Die hab' ich auch ein, zwei Jahre genommen, sie haben mir aber auch nicht wirklich geholfen. An den Kern der Sache gehe ich aber auch erst so seit drei Jahren. Erst seit ich so 26/27 Jahre alt bin, habe ich das Gefühl, dass ich nicht mehr elementare Phasen meines Lebens wegen Depressionen verpasse. Die Therapie und die Auseinandersetzung mit der Krankheit, die Einsicht, von der du sprichst, geben mir neue Lebensqualität. Aber natürlich zahle ich auch einen Preis für die Freiheit von den ursprünglichen Narrativen und Glaubenssätzen. Ich habe die Blauäugigkeit verloren, mir alles schönzureden, diese kleine Sophie, die geglaubt hat, alles war und ist schon irgendwie gut und richtig. Das vermisse ich manchmal schon sehr. Und auch mein Popkultur-Mojo. Denn es ist eben nicht cool und auch nicht edgy, das eigene Wohlbefinden zur Priorität zu machen. Sich zu bremsen, nicht noch ein Album von den Smiths zu hören, sondern besser zur Therapie zu gehen.

KS: Wie fühlt sich eine depressive Phase bei dir an, gibt es da verschiedene Intensitäten?

SP: Ich habe eine high functioning depression, d.h., ich kann immer irgendwie mein Tagwerk verrichten. Ich verrichte es aber sehr leer, es ist ein Pseudoverrichten. Deswegen glaube ich mir auch manchmal selber nicht, dass ich depressiv bin – weil ich aufstehe, es schaffe, meine Wohnung aufzuräumen, aber keine Lebensfreude habe. Ein wichtiger Faktor bei meinen Depressionen ist Fatalismus. Mit welchem Fatalismus bin ich meinem Leben gegenüber gleichgültig? Daran kann ich die Schwere meiner Depression ablesen. In leichten Episoden habe ich immer noch ein gutes Verständnis dafür, dass meine Taten in der Zukunft Konsequenzen haben werden. D.h., ich denke an die Zukunft, ich kann mich noch dazu zwingen, Freundschaften zu pflegen, rauszugehen und mich zu bewegen. Oder eben auch Rechnungen zu zahlen. Oder Jobs zu planen und so. Je schwerer die depressive Phase, desto schwerer der Fatalismus, desto heftiger die Gleichgültigkeit gegenüber meinem eigenen Leben. Mir ist dann alles egal: ob ich Freunde habe, wie ich aussehe, ob ich einen Job habe.

KS: Wann hattest du zuletzt eine solche Phase?

SP: Ehrlich gesagt, bin ich gerade in genauso einer Phase, wo mir ziemlich viel ziemlich egal ist. Nicht dramatisch. Aber ich merke, ich mache alles mit so einer gewissen Gleichgültigkeit. Ich war gestern mit meinem besten Freund essen, ich gehe auch zur Therapie und auf irgendwelche Events, die ich über die Bühne bringe – aber es ist mir gleichgültig.

KS: Wie ist das denn, wenn dir Leute im Netz was Böses wollen. Du hast immerhin 300000 Follower allein auf Insta und manchmal gibt es da ja durchaus Gegenwind ...?

SP: Also klar, so ein Shitstorm ist nicht schön. Aber das ist eine andere Ebene. Dafür bin ich zu sehr zwei verschiedene Personen, beruflich und privat. Ich gucke immer so völlig fassungslos auf Menschen, die schon in ihren 20ern völlig authentisch und problemlos eine tolle Beziehung führen können und die auch nie das Maß an Panik und Selbstzweifeln hatten, wie ich all die Jahre. Und genauso gibt es Leute, die genauso fassungslos auf Menschen blicken, die beruflich ein gutes Selbstbewusstsein haben. Ich habe das beruflich. Ich habe kein negatives Selbstbild von mir, dass ich es nicht wert wäre, diese Karriere zu haben. Ich finde, ich verdiene genau das. Ich habe da echt so die Einstellung: »Ruhig mehr Geld verlangen, ansonsten aufhören, irgendwas anderes wird wohl schon kommen«. Bei Privatem bin ich viel unsicherer. Da habe ich oft eher gedacht: »Wenn ich jetzt sage, das gefällt mir nicht, dann passiert was Schlimmes.« Das sind echt zwei verschiedene Sophies, mit denen ich da arbeite.

KS: Woran erkennst du deine hypomanischen Phasen? Wie bist du dann?

SP: Oh, die habe ich echt gar nicht mehr so sehr, weil ich es in den letzten zwei Jahren geschafft habe, die Bipolar II, also die leichte Form der Manie, unter Kontrolle zu bringen. Eine Zeit lang habe ich Medikamente dagegen genommen, dann aber gemerkt, dass ich diese Spitzen-Wegnehmer nicht brauche, im Gegenteil: Die haben mich eher eingelullt. Meine Hypomanien waren immer kürzer und weniger intensiv als die depressiven Phasen – und sie waren stark Trigger-abhängig. Das war bei mir oft Schlafmangel – etwa auf Buchmessen, die waren für mich immer ein krasser, krasser Trigger. Per se ist es immer schlecht, wenn ich mit mir als Leistungsfaktor umgehe und nicht als Mensch. Das triggert bei mir heftig – und das vermeide ich schlichtweg. Das ist anders bei meinen

Depressionen – da würde ich heute sagen, ich habe eher keine genetische Veranlagung, sondern einfach blöde Erfahrungen mit Menschen gemacht und bin deshalb leider stark triggergefährdet durch andere Menschen, durch Beziehungen. Da kann ich leider viel schlechter raus als aus meinen Hypomanien.

KS: Welche Mittel nutzt du, um keinen Rückfall in die Depression zu erleiden?

SP: Da hilft ganz banal guter Schlaf, gute Ernährung und Bewegung. Wenn ich mich nicht genug bewege, wenn ich nicht auf meine Ernährung achte oder nicht ausreichend schlafe, dann kann ich noch so sehr in der Therapie Gas geben, das gibt dann nix. Ich muss darauf achten, dass mein Körper keine Anxiety-ähnlichen Symptome bekommt. Das kann schon durch zu viel Kaffee passieren. Ich werde von zu viel Kaffee hibblig und kaltschweißig und denke dann: »Auweia, das ist jetzt eine Angstattacke.« Mein Hirn neigt dazu, jedes Anzeichen von Angst als echte Angst zu interpretieren. Ich muss also auf meinen Körper achten. Und muss mich damit abfinden, dass gewisse Sachen nicht von alleine passieren. Es war für mich lange Zeit sehr schwierig einzusehen, dass gewisse Sachen für Leute mit meiner Veranlagung, mit diesem Anxiety-Hirn, nie so einfach sein werden wie für andere. Ich habe mir über Jahre hinweg in meinen Notizen auf dem Smartphone so ein Spreadsheet gebaut, aus zig Selbsthilfebüchern, mit Sachen, die ich immer vergesse: zum Beispiel, dass ich meinen Selbstwert auf verschiedene Aspekte meines Lebens auslagern kann. Dass es sogar ungesund sein kann, einen Partner damit zu behelligen, mich doch bitte zu 100 % emotional aufzufangen. Da steht dann in einer Notiz: »Teile es dir auf – so viel Halt bekommst du über den Job, so viel vom Partner, so viel von Freunden, so viel von deinen Hobbys.« Ich muss mir das immer wieder vor Augen führen, um nicht in gelernte Verhaltensmuster zu rutschen. Ich muss dafür hart arbeiten. Andere können das mit links. Seitdem ich »The Anatomy of Anxiety« von Ellen Vora gelesen habe, weiß ich, dass selbst Unterzuckerung gerne mal Gedanken einspeist wie: »Lieben dich deine Freunde eigentlich noch?« Sprich: Ich lasse es nicht auf Unterzuckerung ankommen, ich achte darauf. Und mir hat es auch geholfen, das als neue Fähigkeit anzusehen, die ich lerne. Auf mich achtzugeben ist, wie eine neue Sprache zu üben. Das Hirn ist ja total fähig, Dinge zu lernen, von denen man viel zu schnell denkt: »Das kann ich nicht«. Mit Neuroplastizität geht echt einiges. Und ich hab' angefangen, analog zu meiner Verhaltenstherapie, das als neuen Skill zu betrachten: dass ich lerne, mich nicht mehr triggern zu lassen. Und klar, es passiert eben doch noch mal. Mir fällt ja auch mal im Französischen ein Wort nicht ein, obwohl ich die Sprache gelernt habe. Aber ich versuche dann nicht übermäßig grimmig zu sein. Und ich merke, ich fange nicht jeden Tag wieder bei null an, sondern da wächst echt was, ich werde da besser drin, über Jahre. Und ich habe mittlerweile absolutes Vertrauen, dass ich das irgendwann richtig gut können werde.

KS: Was ist aktuell noch die größte Herausforderung?

SP: In den Momenten, in denen ich getriggert werde, wirklich zu spüren und auch zu benennen, was ich fühle. Ich habe immer das Problem, dass ich zu wenig fühle und zu viel denke. Mein erster Zugang zu dem Thema Mental Health waren daher Bücher – ich habe ganz viel dazu gelesen. Und diese Informationen waren Puzzlestücke, die an die richtigen Stellen gefallen sind – die schon zu einer Verbesserung meines Zustands geführt haben. Ich denke aber, dass ich jetzt an dem Punkt bin, wo ich genug Informationen habe. Jetzt geht es ans Erleben, ans Spüren. Und wahrscheinlich würde es mir helfen, meditieren zu lernen. Das fällt mir aber echt nicht leicht. Was ein klares Zeichen dafür ist, dass das bei mir an der richtigen Stelle wäre. Blöd ist allerdings, dass ich meine erste Panikattacke in einer Meditation hatte. Deshalb hab' ich da schon ein bisschen Schiss vor. Auch da hineinzuspüren. Ist doch seltsam, dass diese ganzen Spleens, die man so hat, vor allem damit zu tun haben, dass man um Gottes willen vermeiden will, das Gefühl zu fühlen, was man ohnehin den ganzen Tag mit sich herumschleppt. In die Angst zu gehen wäre so viel sinniger, als die ganze Zeit um die Ängste herumzuleben und Angst vor der Angst zu haben. Ich will weiterkommen, auf diesem Weg. Ich habe mich damit abgefunden, dass das Teil meines Lebens ist. Ich freue mich nicht auf neue Episoden, aber ich versuche dem nicht so viel Platz einzuräumen, ich will eben keine Angst haben, sondern Rüstzeug. Ich will aber auch nicht in eine Selbstfürsorge-Neurose rutschen. Natürlich weiß ich, was für mich wichtig ist. Ich will aber nicht immer nur achtgeben. Wenn halt mal Berlinale ist und ich auf Partys abhänge, komme ich eben weniger zum Schlafen. Das ist dann nicht toll für meine psychische Gesundheit, aber es ist eben auch nicht alles davon überschattet. Ich hake nicht alles am Tag ab, was auf der Mental-Health-Liste steht. Meine Psyche muss bis zu einem gewissen Grad auch trainiert und vom Leben herausgefordert werden.

KS: Wenn du zurückblickst – wie unterscheidet sich die Sophie vom Anfang deiner Karriere von der Sophie von heute?

SP: Ich hab' das Gefühl, dass ich so zwischen 20 und 26 in der Öffentlichkeit auf der Stirn geschrieben hatte: »Ich bin ein Wrack.« Also super unausgeglichen und super unsicher. Mittlerweile habe ich an Selbstsicherheit gewonnen – unter anderem, weil ich nun weiß, dass ich abhängig bin von anderen und meine Stimmung eben auch, meine gesamte psychische Verfassung. Ich kann die unsichere, die harsche Sophie von damals heute liebevoll betrachten und fühle mich wesentlich gefestigter in mir, weil ich nun so viel über mich weiß und mir Dinge erklären kann. Ich versuche aktuell weniger zynisch zu sein. Weil mir das gar nicht mehr entspricht. Ich glaube, das ist so eine Sache, die ich in den 20ern total hatte, und ich hatte das Glück und zeitgleich das Pech, dass ich in den 20ern in der Öffentlichkeit angefangen habe, Karriere zu machen. Und dann fängt es natürlich an, dass man mit einer gewissen Haltung und Attitüde assoziiert wird. Und ich habe gemerkt, mir wird von außen nicht die Freiheit gegeben, dass ich erwachsen werde und mich auch weiterentwickeln kann, und ich kompensiere das gerade über, in dem ich klarmachen möchte: Ihr müsst aus mir nicht immer die alles hassende 24-Jährige machen! Diese Narrative werden irgendwann von alleine gestrickt und je öfter ich höre, dass ich so bin, umso mehr glaube ich da selbst dran, bin ich dann wohl wirklich so. Ich glaube, ich habe auch aus Bequemlichkeit manchmal das Narrativ übernommen, was andere über mich gestrickt haben – das ist ja auch etwas ganz Natürliches, so macht man es ja auch in der Kindheit. Und erst später stellt man beim Checken der Dinge, die meine Eltern mal irgendwann über mich gedacht und gesagt haben, fest: Achtung, die Sophie bin ich ja gar nicht mehr. Die Rolle ist gelernt, obwohl sie einem irgendwann vielleicht gar nicht mehr passt, und doch hält man sie weiterhin. Davon möchte ich mich zunehmend frei machen.

KS: Wie gehst du heute mit depressiven Episoden um, wenn du doch mal wieder hineingerutscht bist?

SP: Am besten bleibe ich im Bett und sage Dinge ab. Ich bin darin deutlich schmerzfreier als noch vor ein paar Jahren. Ich hoffe, dass die Leute, mit denen ich arbeite, wissen, dass ich zuverlässig bin. Aber ich gleichzeitig auch nicht bereit bin, irgendeinen Termin wichtiger zu nehmen als meine psychische Gesundheit. Das ist natürlich nur bis zu einem gewissen Grad machbar, aber das tue ich dann auch. Ich gönne mir dann Ruhe, vertraue mich Leuten an, sodass die dann auch nicht sauer sein müssen, wenn ich mal drei Tage nicht auf eine Nachricht reagiere oder so. Und ich vertraue darauf, dass die Phase wieder vorbeigeht.

KS: Dieses Absagenkönnen ist natürlich ein Luxus, den sich nicht jeder leisten kann. Viele machen auch mit Depression weiter, gerade mit der hoch funktionalen Variante. Und das Hamsterrad dreht sich, bis die Hamster mit Schmackes hinausfliegen. Sind Depressionen eine Zivilisationskrankheit?

SP (überlegt länger): Ich finde diese Welt völlig verwirrend und seltsam. Ich habe daher wenig Verständnis für Leute, die nicht irgendwie depressiv oder abhängig von irgendwas sind. Ich denke, dass ich mich für die nachhaltigere von beiden Sachen entschieden habe. (Breites Grinsen – dann schnell wieder ernst.) Nee echt, jeder Mensch in meinem Umfeld ist entweder depressiv oder abhängig von irgendwas. Und manche beides. Ich glaube allerdings, dass es nicht die Welt an sich ist, die uns depressiv macht, sondern dass viele Eltern ihre Kinder so erziehen, dass sie in dieser Welt sehr anfällig sind für psychische Krankheiten. Ich finde, Eltern sollten direkt in Therapie gehen, wenn sie Kinder bekommen. Und auf keinen Fall alles für gesetzt und für die Regel halten, was sie fühlen oder nicht fühlen. Und noch wichtiger: sich nicht von den Kindern emotionale Löcher stopfen lassen, die in ihnen sind. Wobei ich ja leicht reden habe, weil ich aktuell keine Kinder erziehen muss.

Sagt Sophie Passmann, und ich bemerke beim Abhören des Interviewmitschnitts, dass ich an dieser Stelle länger schweige. Dann höre ich mich ein »Danke schön, das war toll und sehr, sehr ehrlich« sagen und der Mitschnitt endet. Sophie Passmann zieht sich die Kapuze des Pullis

über den Kopf, dadrüber noch die Kapuze ihrer Winterjacke (mit der sie gerade noch auf Instagram posiert hatte,
denn es ist ihre allererste Winterjacke überhaupt, da sie
immer fand, dass Winterjacken uncool sind, dann aber
kam der Berliner Winter, der habe sie gebrochen, also
Winterjackenkauf mit Fellkragen, Kunstfell natürlich, ab
übern Kopf und betretener Blick in die Kamera, da scheinbar keine noch so cool auf Pinterest beworbene Winterjacke wirklich cool aussieht mit Fellkapuze auf), drückt
mich noch einmal und stapft durch den Berliner Winter
davon.

13 Und ich denke noch lange über die emotionalen
Löcher nach, die Kinder laut Sophie bei ihren Eltern tunlichst nicht stopfen sollten. Mir fällt ein, was
ich Sophie ohne Kind hätte entgegnen können: Leider,
so meine Erfahrung, stopfen Kinder *automatisch* Löcher,
die sie zielsicher erspüren – sie sind, wie die Schweine auf
die Trüffel, scheinbar darauf geeicht, emotionale Löcher
bei Mama oder Papa zu finden und mit all ihrer Liebe,
mit all ihrer Hoffnung, auf dass alles wieder gut werde,
zu stopfen, bis das Füllmaterial nur so aus den Löchern
quillt. Bei meinem Kind ist es jedenfalls so. Wie oft kam
die Frage: »Mama, alles gut?« Wie oft haben sich ihre
schmalen Arme um meine Schultern geschlungen, wie oft
hat ihre Hand über meine Wange gestrichen? Und wie
oft habe ich mich in diesen Momenten fulminant, man
kann es nicht anders sagen: beschissen, anmaßend und
ungerecht gefühlt?! Aber immerhin: Ich habe mich ge-

kümmert – um mich, für mich, aber auch für sie. Indem ich zur Therapie ging, schon, weil ich keine Lust hatte, meinem Kind beim Fahrradfahren ständig mit Schnappatmung und doppeltem Netz hinterherzulaufen oder zu -denken. Indem ich einschlägige Ratgeber las und den einen, den ich besonders gut fand, unauffällig auffällig in der Nähe ihres Zimmers herumliegen ließ. So empfiehlt es die Autorin von »Was ist bloß mit Mama los?«[38]. Die dänische Paar- und Familientherapeutin Karen Glistrup erklärt einfühlsam und prägnant, wie sehr psychische Erkrankungen der Eltern Kinder verunsichern können, wie häufig Kinder die Schuld bei sich selbst suchen – und sie bringt Kindern und Eltern näher, wie die Genese der Krankheit wirklich abläuft und dass Genesung möglich ist, wenn sich alle Beteiligten nicht zu sehr dafür verbiegen. Gerade die Texte, die explizit an die Kinder gerichtet sind, gehen mir zu Herzen und sind maximal weise. Etwa wenn die Psyche erklärt wird:

»Die Psyche ist das, was wir tief in uns drin sind. Hinter den Gefühlen, hinter den Gedanken, hinter dem, was andere erkennen können. Auf unsere Psyche müssen wir achtgeben. Die Psyche ist unser Zuhause, das wir immer bei uns tragen. Stress, Ängste und Depressionen bewirken, dass man bei sich ›nicht mehr zu Hause‹ ist.«

Volltreffer! Und so auch diese Beschreibung von Gedanken im Kopf eines depressiv Erkrankten:

»Es kommt mir so vor, als hätte ich eine Horde wilder Tiere in meinem Kopf!«

Was mich daran denken lässt, was meine Tochter einmal in einem meiner offen dargebotenen Grübelmomente zu mir gesagt hat. Sie sagte: »Ach Mama, wenn bei mir EIN Typ an einer Schreibmaschine im Kopf tippt, sind es bei dir 30. Die müssen echt mal alle Urlaub machen, damit es ruhiger wird.«
Erwähnte ich schon, dass ich meine Tochter für die Reinkarnation Buddhas halte?

Tatsächlich hat auch schon das Vorwort von »Was ist bloß mit Mama los?« eine ungemeine Wucht – verfasst hat es der führende Bestsellerautor unter den Erziehungsratgebern Jesper Jul, und seine Worte stoßen in mir weitere Überlegungen an. Er schreibt:

(...) wir können Kinder nicht davor bewahren, die Krankheiten und den Schmerz Erwachsener zu erleben, doch können wir ihnen zur Verfügung stehen, damit sie nicht einsam sein müssen. (...) Dieses Buch begründet eine neue Tradition, für die es in vielen unserer Ursprungsfamilien kein Vorbild gab. Eine Tradition, in der die Gemeinschaft zwischen Kindern und Eltern wachsen kann, statt es dem Schmerz, den Geheimnissen und Sorgen zu erlauben, uns alle unserer Energie und Vitalität zu berauben. Es geht also nicht nur darum, was für Kinder eventuell gesund oder schädlich ist, sondern darum, eine Gemeinschaft zu bereichern – vor allem die Gemeinschaften, die unsere Kinder selbst gründen werden, wenn sie erwachsen sind.[39]

Jul spielt darauf an, dass in unserer europäischen Kultur noch immer viel zu wenig über Gefühle gesprochen wird – vor allem über jene, die wir gewohnheitsmäßig in die Schublade »sehr unangenehm, sehr peinlich« wegsortieren. Dass Kinder immer noch nicht lernen, dass das gesamte Spektrum an Gefühlen erlaubt ist – auch Wut, auch große Traurigkeit – und dass es sich lohnt, gemeinsam in der Familie, notfalls mit therapeutischer Unterstützung, den Umgang mit großen Gefühlen konstruktiv zu gestalten.

Ich möchte das wahnsinnig gern tun. Mit den großen Gefühlen gut umgehen. Ein Vorbild sein. Und doch fehlt mir manchmal der Mumm. Das Know-how. Die eigenen Vorbilder. Fühle ich mich doch als Angehörige einer merkwürdig schwammigen Interimsgeneration, die nach Orientierung sucht – zwischen gestern und morgen. Gestern war alles noch so langsam, so analog, so »Festanstellung-auf-Lebenszeit«. Morgen wird alles durch und durch digital sein, bestenfalls durch und durch divers, ziemlich sicher durch und durch globalisiert und schlimmstenfalls – dank Klima- und anderen menschengemachten Katastrophen – durch und durch ruiniert, mindestens aber überaus herausfordernd. Und wir Mittvierziger hängen im Heute, hängen mittendrin, schlagen uns mit der Sprach- und Tatenlosigkeit unserer Vorgängergeneration herum und sollen mit unseren Kindern über all die großen Gefühle sprechen, die bislang stets verschwiegen wurden. Sollen auf unsere mentale Gesundheit achten und den Kindern vorleben, wie man sich am besten schützt und resilient bleibt. Dabei wissen wir – weiß ich – selbst nicht so richtig, wie Grenzen gezogen werden, wie man bei all dem Funktionswahn diplomatisch und doch bestimmt sagen kann: STOPP!

»Wir haben noch nicht gelernt, müssen aber schon können«, formuliert es die Poetin Sabine Magnet. »Wir sind die Generation, die noch mit den alten Meinungen, Einstellungen, Weisheiten aufgewachsen ist, müssen jetzt aber viel Neues anwenden können und so den nächsten Generationen den Weg bereiten. Es kann anstrengend und überfordernd sein, Neues umsetzen zu müssen: Gendern, Emanzipation und Inklusion ... und im Fall von Depressionen und anderen psychischen Krankheiten: die Entstigmatisierung und Selbstfürsorge. Und wenn wir darüber reden, sollten wir richtig darüber reden – also die richtige Sprache nutzen und die nötigen Informationen haben, um Depressionen beispielsweise von herkömmlichen und nicht schädlichen Stimmungsschwankungen zu unterscheiden. Das Sprechen über und das Erspüren von Gefühlen – das müssen wir alles noch lernen und für alle, die nach uns kommen, möglichst schnell beherrschen. Nun kann man das wieder dem Individuum auf die Schulter setzen oder aber man schaut gesamtgesellschaftlich: Wie können wir da gemeinsam an den Schrauben drehen? Können wir die Erziehung anpassen? Sollten wir nicht schon in der Schule anfangen, Kindern beizubringen, wie Körper und Geist zusammenhängen, wie sie sich gegenseitig beeinflussen? Ihnen ermöglichen, früher sensibler für ihre Seele zu werden, damit sie als Erwachsene nicht von all dem, was da ist, überrascht sind und sich schon ewig Dinge aufgestaut haben, die dann raus- und wegtherapiert werden wollen – so wie bei uns?! Ich finde, es ist an der Zeit, da jetzt anzusetzen.«

»Ja, es ist schon eigenartig«, sagt Benjamin Maack, »dein Auto, das bringst du alle Jahre wieder in die Inspektion, denn sonst hast du einen Reparaturstau, aber Menschen sollen trotz großer Belastungen immer einsatzbereit und leistungsfähig sein. Ich finde offensichtlich: Unsere Gesellschaft hat einen Reparaturstau. Da haben sich zu viele Leute zu lange nicht in die Inspektion getraut. Wenn ganz lange etwas zurückgehalten wird, schwappt irgendwann alles über, mit Überdruck. Dass immer mehr Menschen Plätze bei Psychologinnen und Psychologen suchen, weil sie sich schlecht und überfordert fühlen – egal, ob da dann wirklich was diagnostiziert wird oder nicht –, zeigt doch, dass da was falschläuft in unserer Gesellschaft.«

Und der Psychiater meines Vertrauens, Bert te Wildt, sagt zu diesem Thema: »Manche Menschen klagen: ›Mein Gott, was sind wir aber auch alle überzivilisiert und verhätschelt, reißen uns immer weniger zusammen, rennen zum Psychodoktor und haben Luxusprobleme im Gegensatz zu anderen auf der Welt.‹ Ich finde, natürlich ist eine globale Perspektive wichtig, ein relativierender Blick – solange wir *gesund* sind! Einem Menschen mit Depressionen wird es jedoch kaum gelingen, diesen Blickwinkel einzunehmen, und es wird auch nicht helfen, wenn wir ihm oder ihr vorhalten: ›Nun schau doch mal, in Afrika hungern die Kinder.‹ Das hat er/sie sich im Zweifelsfall schon tausendmal selbst gesagt, um durchzuhalten. Ich denke, mit dieser Argumentation wird vielmehr davon abgelenkt, dass in unserer Gesellschaft etwas sehr grundsätzlich schiefläuft. Zum einen der vermeintliche Sieg des Kapitalismus und die grassierende Selbstausbeutung, die an die Stelle der Fremdausbeutung getreten ist. Von uns verlangt kein Herr mehr etwas, wir haben diese Leistungserwartung internalisiert, wir verlangen uns selbst einiges ab – oft zu viel. Miteinander zu konkurrieren ist heute das Normalste der Welt, Sozialdarwinismus pur. Wer nichts leistet, ist nichts wert. Das ist das entscheidende Narrativ, unter dem wir immer noch leiden. Zum anderen merken wir, dass wir, die Menschen, als vermeintlich höchste und intelligenteste Lebensform, an eine Grenze stoßen. Wir spüren, dass wir den Planeten zugrunde rocken – für unser eigenes Aussterben verantwortlich sind. Wir ängstigen uns, dass wir durch Maschinen oder eine Lebensform, die nach uns kommt, ersetzt werden könnten. Dieser Wertverlust unserer Gattung ist kaum zu fassen, und um uns davon abzulenken, arbeiten wir noch mehr und nehmen uns Maschinen, die immer funktionieren, als Vorbilder, statt uns klarzumachen: ›Hey, was macht uns Menschen eigentlich besonders, was macht uns aus? Ist es wirklich das maschinenhafte Funktionieren oder vielleicht doch eher unsere Emotionalität, unser Bewusstsein?‹ Nicht nur individuelle, sondern auch kollektive Selbstwertkonflikte sind ganz entscheidend dafür verantwortlich, dass immer Menschen in die Depression rutschen.«

Vielleicht steckt unsere Menschheit tatsächlich in einem kollektiven Selbstwertkonflikt und gleichzeitig in einem individuellen. Und ja: Vielleicht suchen immer mehr Menschen Therapeut*innen auf, weil sie all die unangenehmen Gefühle überfordern, die sich mit Blick aufs kleine Private und aufs große Ganze breitmachen. Weil sie keinen rechten Umgang mit ihnen finden. Angst, Wut, Ohnmacht, Neid – all diese Schlammlöcher, in die wir alle immer wieder fallen und in denen wir hektisch um uns schlagen, weil wir partout nicht drinstecken wollen – und dadurch erst recht Kraft einbüßen und nur das Gegenteil erreichen: Wir sinken tiefer und tiefer und verlieren zusehends die Hoffnung.

14 Eines Abends bekoche ich eine langjährige Freundin. Wir lassen uns ein Risotto schmecken, trinken Weißwein und sprechen über unsere Töchter, das leistungs- und defizitorientierte deutsche Schulsystem und die Weltlage. Und schließlich über Suizid. Der Weg dorthin lässt sich nicht rekonstruieren, plötzlich ploppt dieses Thema auf, und meine Freundin erzählt, dass sich vor Kurzem der Bruder einer Bekannten das Leben genommen habe. Er sei schon immer eher ein Einzelgänger gewesen und auch in Therapie, das habe die Bekannte auch gewusst und ein gutes Verhältnis zu ihm gehabt. Niemals habe sie aber mit einer solchen Handlung gerechnet, zumal der Bruder noch Bandprobe hatte, an jenem letzten Abend seines Lebens – und er sei »echt gut drauf gewesen«. Tatsächlich habe er wohl schon länger an Depressionen gelitten. »Wusste deine Bekannte, dass er Depressionen hatte?«, frage ich sie. Und sie sagt: »Nee, das Wort ist wohl nie gefallen, er war halt so ein melancholischer Typ.« Und meine nächste Gabelfüllung Risotto rutscht schwerer, weil mir der Hals eng wird. »Das Wort Depression ist nie gefallen.« Mich macht diese Sprachlosigkeit so traurig.

Auf der Seite der Deutschen Depressionshilfe lässt sich nachlesen, dass Depressionen die Hauptursache von Suiziden sind. Und dass eine erfolgreiche Behandlung der Depression das Risiko für suizidale Handlungen senkt.

Dort steht auch, dass in Deutschland jährlich circa 9200 Menschen durch Suizid versterben. Also mehr Menschen, als im Straßenverkehr ums Leben kommen (circa 3000), durch Drogen (circa 1500) oder an AIDS (circa 270). In einem Artikel der Trauerbegleiterin Chris Paul, auf den ich später noch detaillierter zu sprechen komme, steht zudem: »Männer töten sich doppelt so häufig wie Frauen, während die Mehrzahl der Suizidversuche von Frauen durchgeführt wird. Nur 10 % der Suizide werden von Menschen begangen, die jünger als 25 sind (Suizidhandlungen werden ab Einsetzen der Pubertät begangen, also ab dem 10. oder 11. Lebensjahr). Die meisten Selbsttötungen gibt es im Alter zwischen 40 und 60 Jahren, in den letzten Jahren ist die Zahl der sog. Alterssuizide stark angestiegen, d.h., wir erleben auch Angehörige, die um über achtzigjährige Eltern oder Großeltern nach deren Suizid trauern. Vereinsamung und Armut gehören zu den Risikofaktoren für eine Selbsttötung, doch viele durch Suizid Verstorbene hatten Familien, waren beruflich erfolgreich und in der Gesellschaft als Ärzt*innen, Pfarrer, Lehrer*innen oder Unternehmer*innen angesehen.«[40]

Der Bruder der Bekannten meiner Freundin war über 50 und Single. Er hatte einen großen Freundeskreis, was man bei der Beerdigung habe sehen können. Die meisten seien fassungslos gewesen – weil er doch oft so gut drauf gewesen sei, vor allem gegen Ende seines Lebens.

Dieses Verhalten ist bekannt. Die Deutsche Depressionshilfe informiert: Wer fest zum Suizid entschlossen ist, wirkt oft ruhiger, gefestigter und weniger verzweifelt. Die Mitwelt kann zu dem trügerischen Schluss kommen, es gehe endlich wieder aufwärts.

Benjamin Maack hatte mir Ähnliches geschildert. Und dabei durchgehend das Wort »Selbstmord« benutzt. Mich lässt der Begriff zusammenzucken. Denn ich hatte ihn bislang als viel zu abwertend empfunden. Juristisch gesehen ist Mord die Tötung eines Menschen aus niederen Beweggründen. Moralisch absolut verwerflich. Und ich dachte, diese Verachtung strahle mit Verwendung des Begriffs »Selbstmord« auf die verzweifelten Menschen, die sich das Leben nehmen, ab. Maack sieht das anders. So unterschiedlich sind auch hier die Perspektiven. Er erzählt, dass er im beruflichen Umfeld Erfahrung mit »Selbstmord« gemacht habe. Es sei ein wahnsinnig zugewandter, toller Mensch und Kollege gewesen, der irgendwann einfach losgegangen sei und sich umgebracht habe. Maack sagt: »Ich wusste nicht, dass es ihm so schlecht ging. Mein Buch war schon draußen, er hat sich aber nicht an mich gewandt. Das hat mich erschüttert.« Auch er selbst hat in seinem Buch über suizidale Gedanken geschrieben. Über »Selbstmord«. Er sagt, er wüsste selbst, dass die meisten »Suizid« für die respektvollere Formulierung hielten. Doch er glaube nicht, dass die Entscheidung, sich umzubringen, wirklich mit der Person zu tun habe, die man eigentlich, also ohne die Krankheit, sei. Er sagt: »Ich kenne das selbst: je mehr ich an Selbstmord denke, umso kleiner wird meine Welt. Wenn man sich umbringt, muss die ganze Welt wahrscheinlich auf einen Minipunkt zusammengeschrumpft sein, der Rest drum herum abgefault, und ich glaube, das, was dann übrig ist und Selbstmord begeht, ist nicht der Mensch, den es mal gab, sondern das ist dieser kleine Punkt, dieser kleine Rest. Das ist meine Theorie und ich denke, das ist auch wichtig für alle Hinterbliebenen – sich sagen zu können: ›Das war nicht mehr mein Mann, nicht mehr meine Frau, das war ein Rest davon oder vielleicht auch etwas ganz anderes. Das war niemand, der aus Selbstbestimmung und Eigenverantwortung gehandelt hat. Es war die Krankheit, die bestimmt und gemordet hat.‹ Die Krankheit – niederträchtig und von Moral komplett befreit.«

Auf meine Frage hin, ob er manchmal vor sich selbst Angst hätte, falls seine Welt mal wieder schrumpfen würde, sagt Maack: »Nicht mehr. Durch all die Therapien ist mir mittlerweile klar, dass alles, was richtig schlimm ist – etwa die tiefe Verzweiflung, wenn man mal wieder nachts grübelnd wach liegt –, dass das alles eine gute Chance hat, nicht mehr da zu sein, wenn man es nur eine Zeit lang aushält. Und ich weiß, was es für die Menschen um einen bedeuten würde, wenn man es tut: sich das Leben nehmen. Wenn man das menschliche Grundprogramm – das Überlebenwollen, das uns alle eint – einfach umgeht und das Gegenteil macht. Das ist eine riesige Welle, die erst mal über alles und alle schwappt. Und es dauert lange, bis man wieder trocken ist. Ich will nicht alle nass machen.«

Bevor Maack beschlossen hat, in seinem Buch über seine schlimmsten, lebensbedrohlichen Gedanken zu schreiben, hatte er sich abgesichert und einen Suizidologen gefragt, ob man das denn dürfe: über Selbstmordgedanken schreiben. Und der versicherte ihm, es wäre gut und richtig, dass darüber geschrieben und gesprochen würde – wenn der Suizid nur nicht beschönigt oder heroisiert werde.

Vor diesem Hintergrund schreibe auch ich nun weiter. Über Suizid. Und auch meine folgende Gesprächspartnerin sagt: »Es war nicht mein Mann, der sich getötet hat. Es war die Krankheit, die ihn getötet hat.« Er selbst habe nicht sterben wollen, er habe Angst vor dem Tod gehabt. Die Krankheit habe ihn umgebracht.

Ihr Mann hieß Robert und war gerade mal 32 Jahre alt, als er am 10. November 2009 auf den Bahngleisen in der Nähe seines Heimatortes starb.

TERESA ENKE

15 Ich erreiche Teresa Enke per Zoom in ihrer neuen Heimat Portugal – sie lebt mittlerweile in Lissabon, mit ihrem zweiten Mann, ihrer Tochter und ihrem Sohn, der ab und an hinter ihr durch das Bild turnt. Er ist an jenem Tag nicht in der Schule, weil er kränkelt, und daddelt unweit seiner Mutter an der Spielkonsole herum. Er kann offensichtlich mithören, worüber wir uns unterhalten. Teresa Enke sagt, man spreche offen über das Thema. Ungern allerdings, wenn ihre Tochter da sei – denn der gehe der Tod des Papas immer noch sehr nahe.

KS: Wie ist es, immer wieder über Robert und seinen Tod zu sprechen?

TE: Ich bin dankbar, darüber sprechen zu können, weil der Tod vieler anderer Menschen, die ähnlich gelitten haben, in Vergessenheit gerät. Ich habe die Möglichkeit, Robert sozusagen am Leben zu halten und durch seine Geschichte auch Leben zu retten. Ich würde natürlich gerne über andere Dinge berichten, aber das ist nun mal die Geschichte. Das ist auch mein Schicksal, und es wäre wesentlich schlimmer, wenn sich keiner mehr dafür interessieren würde. Und ich merke, es hat sich etwas verändert. Am Anfang waren die Leute, wenn ich irgendwo angefragt wurde, vor allem an meinem Privatleben interessiert. Wollten wissen, wie ich den Schicksalsschlag verarbeitet habe, ich war hauptsächlich die »Witwe von«. Jetzt sind die Leute wirklich an dem Thema Depression interessiert. Aber immer noch ist es wichtig, diese Krankheit anhand von persönlichen Geschichten zu erklären – wenn Leute eine Frau sehen, die diese Krankheit zur Witwe gemacht hat, die alles miterlebt hat, dann weckt das Emotionen und dadurch hören mehr Leute hin.

KS: Was hat sich seit Roberts Tod, seit 2009, in der Wahrnehmung, in der öffentlichen Behandlung des Themas »Depression« getan?

TE: Zunächst einmal ist die Krankheit durch Roberts Tod sichtbar geworden. Menschen weltweit konnten es nicht fassen, dass einer, der so erfolgreich ist, der eine Familie hat, der natürlich auch Schicksalsschläge erlitten hat, aber trotzdem im Leben steht, dass der sich wirklich vor einen Zug stellt. Und dadurch sind viele Menschen wach geworden und haben sich auch helfen lassen. Es gab tatsächlich eine Studie darüber, dass nach Roberts Tod wirklich viel mehr Menschen die Praxen aufgesucht haben.[41] Und es gibt heutzutage wesentlich mehr Aufklärungsarbeit. Auch in den Firmen hat sich viel getan, und es wird über dieses Thema gesprochen. Mentale Gesundheit ist in aller Munde, auch die Unternehmen haben erkannt, dass diese Krankheit ganz viel vernichtet – auch finanziell, weil so viele Menschen dadurch ausfallen. Die machen das bestimmt nicht nur aus Nächstenliebe. Aber sie haben erkannt, dass sie etwas tun müssen, dass sie ihre Mitarbeiter unterstützen müssen. Natürlich ist da noch ganz viel Spielraum nach oben, aber die Erkenntnis, dass mentale Versorgung wichtig ist, nimmt zu. Und auch die Pandemie hat uns sozusagen geholfen, weil sie selbst den Menschen, die bislang gar nichts mit dem Thema am Hut hatten, gezeigt hat, wie es sich anfühlt, wenn man isoliert ist. Depressive haben ja durchgehend das Gefühl, in Isolation zu sein, getrennt von allen anderen. Immer mehr Leute haben das thematisiert und tun es noch, auf Social Media sind's etliche Influencer. Die erreichen die Jugend. Und natürlich wird es manchmal verwechselt, dass man sagt »Ich bin depressiv« und tatsächlich geht es einem einfach nur schlecht. Man muss da schon genau bleiben: Eine Depression ist eine Krankheit und man sollte sich dringend Hilfe holen, wenn man sich zwei Wochen lang so schlecht fühlt, dass man keinerlei Freude mehr hat und nur noch schwarze Gedanken. Erst dann kann man von einer Depression sprechen. Ansonsten gibt es halt einfach auch mal, um es vulgär auszudrücken, einen Kacktag. Und da müssen wir alle durch.

KS: Bei Robert haben sich solche Tage zu einer Krankheit entwickelt – wie haben Sie das ganz am Anfang bemerkt?

TE: Robert hatte insgesamt drei große Depressionsepisoden, die letzte führte zum Tod. Zuvor war er schon immer ein introvertierter Mensch gewesen, und wahrscheinlich hatte er auch »Minidepressiönchen«. Die konnte ich aber immer nachvollziehen. Also, dafür gab es immer einen Auslöser. Meistens waren das die Wechsel von einer Stadt in eine andere. Erst von Jena nach Mönchengladbach, zum ersten größeren Verein, in die Erste Bundesliga. Da war er nur der dritte Torhüter. Dadurch ging es ihm schlecht. Für mich gab es das Wort Depression da noch nicht. Ich dachte damals, na ja, er ist mental vielleicht nicht so stark oder hat mit Veränderungen Probleme. Was soll's, ist ja auch nachvollziehbar. Die nächste Episode war dann, wo wir nach Lissabon gezogen sind. Da hat er in einem Land unterschrieben, das er nicht kannte, wo die Presse penetrant fußballfokussiert ist. Es gibt drei tägliche Sportzeitungen und die haben Sachen geschrieben wie: »Robert Enke aß einen Apfel.« Über alles wurde berichtet, und das war eine Überforderung für einen so jungen Menschen. Da war die Depression schon stärker, aber ich fand sein Verhalten auch da logisch. Er hat immer so seinen Kopf schief gehalten. Das waren die ersten Anzeichen. Und ich habe ihm dann immer gesagt: »Robbie, Kopf gerade!« Dann ging der Kopf wieder hoch. Er hat gemerkt, hier in Lissabon will ich nicht bleiben. Es war ein gnadenloses Nein, ein »Ich will weg«. Er hat auch viel geweint, und das war schlimm, weil man ihn nicht greifen konnte. Ich habe ihn dann beruhigt, wir haben viel geredet, ich hatte viel

Geduld, habe ihm aber auch gesagt: »Du hast jetzt keine andere Wahl, du hast gerade den Vertrag unterschrieben, jetzt musst du gucken, wie wir es hinkriegen können. Wir können dir helfen, bei allem. Aber du musst nun zu deinem Wort stehen.« Und über das Müssen haben wir, seine Vertrauten, ihn gekriegt – die Depression war da noch nicht so extrem. Und zum Glück hat ihm der Trainer in Lissabon noch mal die Chance gegeben, und er hat ein tolles Spiel gemacht. Und dann war die Depression weg. Irgendwann später saßen wir mal in einem Swimmingpool, auf einem Gummiboot, und er hat ganz ironisch zu mir gesagt: »Warum wolltest du noch mal weg aus Lissabon?« Er hat dann seine Liebe für dieses Land entdeckt. Er ist damals noch ohne ärztliche Hilfe wieder aus der Depression herausgekommen. Der nächste Auslöser war schließlich Barcelona, wo man an ihm zweifelte. Und das, das war für ihn schlimm. Als wiederum unsere erste Tochter Lara gestorben ist, war er wahnsinnig stark. Er hat kurz nach ihrem Tod gespielt. Retroperspektivisch glaube ich, dass er sich dachte: »In einer solchen Situation, wenn das Kind stirbt, darf ich krank sein, jetzt wird es jeder verstehen.« Ich glaube, wenn er in der heutigen Zeit noch leben würde, dann würde er ganz anders mit der Krankheit umgehen. Dann würde er sagen: »Scheiße, jetzt habe ich sie, das nervt mich und macht mich fertig.« Aber er würde dazu stehen, weil er wüsste, die Akzeptanz ist da. Die war halt damals nicht da … (Teresa stockt und überlegt kurz). Wobei wir es auch einfach nicht ausgetestet haben, ob es Akzeptanz gibt.

KS: Warum denn nicht? Was waren die Gründe?

TE: Robbie hat gesagt: »Wenn wir an die Öffentlichkeit gehen, dann werde ich definitiv nicht mehr die Nummer eins sein. Dann wird mich keiner mehr ins Tor stellen. Ich werde dann immer angreifbar sein.« In seiner letzten schweren Depression war er sich sicher: »Wenn ich mich dazu bekenne, wird das mehr Aufsehen erregen, als wenn ich mich umbringe.« So war das in seinen Gedanken. Und ich konnte das verstehen. Denn es gab damals ja das Beispiel Sebastian Deisler. Mit dem ist man zwar super umgegangen, aber er kam halt wirklich nie mehr zurück aufs Spielfeld. Das war für Robbie kein positives Beispiel, und als Torhüter bist du eben der letzte Mann und hast natürlich noch mal eine ganz andere Verantwortung als einer, der sich vielleicht so ein bisschen unter seinen Mitspielern durchwurschteln kann. Und er hat gesagt: »Nee, dann bin ich weg und keiner wird es nachvollziehen können.« Ich meine, wir wussten auch selbst so wenig über Depressionen. Ich habe wirklich erst verstanden, was es bedeutet, eine Depression zu haben, durch meine Arbeit mit der Robert-Enke-Stiftung. Als Robbie noch lebte, kannte ich ja nur ihn, nur seine Depression. Ich konnte mich erinnern, dass sich in meiner Verwandtschaft mal jemand umgebracht hat, als ich noch ein kleines Kind war. Das war für mich damals ganz, ganz schlimm. Ich konnte nicht verstehen, wie verzweifelt man sein muss, um sich selbst etwas anzutun. Mich hat das lange beschäftigt – aber ich habe das nie mit dem Wort »Depression« oder »Krankheit« in Verbindung gebracht. Früher hat man nach anderen Gründen, äußeren Gründen, für eine solche Verzweiflungstat gesucht. Durch die Arbeit mit der Stiftung hatte ich mittlerweile die Gelegenheit, mit Betroffenen zu sprechen – mit Leuten, die Suizidversuche überlebt haben, und die habe ich gefragt: »Warum hast du das denn bloß gemacht, du hast doch auch Familie und Kinder?« Und diejenigen haben mir erklärt, dass sie sich als bloße Belastung empfunden hätten. Dass sie dachten, ohne sie wäre die Familie besser dran. Ich begreife jetzt, dass das eine Krankheit ist, die die Wahrnehmung derart verzerren kann. Die Betroffenen können ab einem Punkt gar nicht mehr anders denken, die halten das für echt. Und ich begreife, dass ein Robert, der gesund gewesen wäre, mich nie im Stich gelassen hätte. Das ist für mich schon eine Art Beruhigung.

KS: Hat Robert eigentlich jemals Kontakt zu Sebastian Deisler gesucht?

TE: Nee, gar nicht. Ich weiß nur, dass er mal eingeladen wurde zu Günter Jauch, in eine Talkshow, zusammen mit Sebastian Deisler. Und da hat er mit seinem schwarzen Humor reagiert. Den hatte er nämlich, und der hat uns oft oben gehalten und auch verbunden. Er hat von sich oft vom »Rob mit dem kaputten Kopp« gesprochen, also vor mir. Wir konnten auch manchmal über die Depression lachen, wenn sie vorbei war. Vielleicht war das Selbstschutz. Bei dieser Jauch-Einladung jedenfalls sagte er: »Ist ja super, da sitzen dann die zwei kaputten Köpfe nebeneinander – nee, lass mal.« Und er ist dann nicht hingegangen. Sebastian hat zur Beerdigung von Robbie einen schönen Kranz geschickt, aber ausgetauscht haben sie sich über die Krankheit wohl nie.

KS: Wie war Robert, bevor die Krankheit bei ihm ausgebrochen ist?

TE: Robbie wurde von Mitschülern schon in der Schule immer als Glückskind, als Sonnenkind, bezeichnet, dem alles in den Schoß fällt. Ein Freund hat immer gesagt: »Robbie, du bist an einem Sonntag geboren, bei strahlendem Sonnenschein. Und ich bin ein Montagskind, bei mir regnet's viel.« Da haben die dann so drüber Witze gerissen. Und echt: Alles, was Robbie damals angepackt hat, ist immer gut geworden. Bis zu seinem ersten Spiel in der Bundesliga hat er nie Rückschläge erlitten. Er war immer, bei jedem Turnier, der Torwart des Spiels oder des Turniers. Sein Weg ging immer geradeaus. Nach dem ersten Bundesligaspiel, in dem er sich selber ein Tor reingeschmissen hat, war er dann auch eine Woche lang nicht in der Schule, weil er da so dran geknapst hat. In der Zeit haben wir uns kennengelernt. Ich fand das damals logisch, denn sich selbst einen reinzuschmeißen in aller Öffentlichkeit – das muss man ja erst mal verarbeiten.

KS: Hat er sich denn später, als er immer mehr an Niederlagen geknapst hat, professionelle Hilfe gesucht – also beim Therapeuten?

TE: In Lissabon nicht. Da war er im Gespräch mit seinem Vater, der ist ja Psychotherapeut. Wobei du als Vater da echt nichts machen kannst. In Barcelona hatten wir dann einen Therapeuten, aber das hat nicht richtig gepasst. Der hat ihm gesagt, du musst erst mal pausieren, du musst da erst mal raus. Der hat nicht verstanden, dass das für

Robbie so gar nicht infrage kam, dass das für ihn in diesem Fußballzirkus – gerade in Barcelona – echt nicht ging. Und er hat ja dann gewechselt, wurde ausgeliehen nach Fenerbahçe Istanbul. Das ist echt das Einzige, wo ich heute sage, da hätte ich als seine Frau überlegen müssen, ob das so sinnvoll ist – von seinem Werdegang her und all den Problemen, die er bis dahin gehabt hatte: Schon wieder eine große Veränderung, ausgerechnet in einer Phase, wo es ihm nicht so gut geht?! Aber ich hab da echt gedacht: »Na komm, was soll schiefgehen? Einjahresvertrag, deutscher Trainerstab, tolle Stadt, notfalls sitzt er ein Jahr auf der Bank und verdient trotzdem Geld.« Aber dann ist er gescheitert. Und als er dann den Vertrag aufgelöst hat, als er nach Hause kam, da war ich dann damit konfrontiert, dass echt nichts mehr ging. Er konnte nicht aufstehen, er hat nicht mehr gegessen, er war total langsam in seinen Aktionen. Und ich habe dann versucht, ihn mitzunehmen, ins Tierheim von Barcelona, wo ich oft war, oder auch in den Stall. Aber natürlich wussten alle: »Oh, das ist ja dieser Torwart, der Star von Barcelona, und nun läuft der seiner Frau im Stall hinterher ...« Das war für ihn nicht gut, und irgendwann haben wir gemerkt, er war so weit unten – er muss zurück nach Deutschland. Aber das wollte er auch nicht und hat gesagt: »Du schickst mich weg, du lässt mich allein.« Und ich hab ihm gesagt: »Nein, das tue ich nicht, aber ich weiß, du brauchst Hilfe, wir brauchen Hilfe.« Und dann ist er losgelaufen in Deutschland und hat sich nach Therapeuten umgeschaut, zusammen mit seinem Manager. Er ist dann zum Glück an den Valentin Markser gekommen, der früher auch Handball in der Bundesliga gespielt hat. Bei ihm war er dann in Köln, und ich habe ihn an den Wochenenden besucht, denn in Barcelona hatten wir so viele Hunde, die mussten von mir betreut werden. In der Zeit hat Robbie, damals ja vereinslos, jeden Tag Therapie gemacht, und er war danach echt ein neuer Mensch. Deswegen möchte ich an dieser Stelle auch noch mal ganz klar sagen: Eine gute Therapie holt aus den Menschen so viel raus, das kann so sehr helfen! Aber: Man muss dranbleiben, man darf es nicht schleifen lassen. Leider haben wir das damals gemacht. Es ging ihm gut, wir dachten, er ist nun gesund. Er hat damals angefangen, Gedichte zu schreiben, hat mir jeden Tag eins geschrieben. Weihnachten hat er mir vor Freunden eines vorgetragen und war so stolz – es war hinreißend! Und dann ist er nach Teneriffa, als gestärkter Mann, in die zweite Liga, hat am Anfang noch nicht mal gespielt, weil der erste Torhüter auf einmal herausragend gehalten hat, und man durfte den nicht rausnehmen. Er hat da so ein Junggesellenleben geführt. Ich war mit Lara schwanger und bin in Barcelona geblieben. Er ist dort ins Kino gegangen. Hat die Sprache gut gelernt. Hat wirklich mit den Leuten dort kommuniziert. Das war dann »sein Santa Cruz«. Wenn ich dann angeflogen kam, hat er mir die Stadt gezeigt. Er war so glücklich. Das finde ich sowieso so schade, dass Robert immer mit dem Suizid und dem Tod in Verbindung gebracht wird, als wäre die Depression dauerhaft da gewesen. Aber wir hatten auch ganz viele glückliche Jahre – und lustige Jahre. Vor allem im Ausland, wo wir so tolle Freunde gefunden haben.

KS: Das hört sich schön an.

TE: Das war es auch. Die Therapie hatte ihm viel gebracht. Die meisten Menschen gehen gestärkt aus Therapien raus. Und dann ist es so wichtig dranzubleiben. Und auch die Medikamente weiterzunehmen, nicht so früh abzusetzen. Er hat sie leider recht früh ausgeschlichen. Er hat sich gesund gefühlt. Es ging ihm lange gut. Und wir wechselten 2004 nach Hannover. Dann ist Lara geboren, mit einem Herzfehler. Ich habe mich dann hauptsächlich um sie gekümmert, doch so schwer es war: Es lief alles. Robbie hat so erfolgreich gespielt wie nie, ist Nationaltorhüter geworden. Dann ist Lara gestorben. Aber selbst das haben wir gut verarbeitet. Und zwar ohne therapeutische Hilfe. Wir dachten, wir sind zu zweit und wir können das. Erst als Leila (das Adoptivkind) im Mai 2009 da war, haben wir gemerkt, dass wir beide große Ängste hatten. Wir sorgten uns um ihr Leben, wir waren durch und durch verunsichert. Und plötzlich ist Robbie wieder krank geworden. Diesmal ohne offensichtlichen Auslöser. Denn wir waren froh über Leila und sportlich lief es, wie gesagt, bestens. Die »Bild«-Zeitung hat damals getitelt: »Papa Enke fliegt als Nummer eins in den Urlaub nach Lissabon«. Denn Jogi Löw hatte sich auf Robbie als Torhüter festgelegt. Es war alles so vermeintlich perfekt. Mir hat später ein Arzt erklärt: »Wenn man ganz oben ist, dann wird die Angst manchmal umso größer, dass es wieder nach unten gehen kann.« Vielleicht war es das. Aber damals konnte es sich Robbie nicht erklären. Er sagte schon im Trainingslager: »Mir geht es nicht so gut, ich bin nicht so gut drauf, ich weiß auch nicht warum – auch konditionell nicht.« Und dann ging es immer, immer schlechter und Ende August 2009 war die Depression auf dem Höhepunkt.

KS: Und wie war das für Sie?

TE: Es war furchtbar schwer. Man kann die Depression ja nicht greifen. Der Erkrankte trägt keinen Gips oder Verband. Er hat kein Fieber und liegt im Bett – da hätte ich ja gewusst, wie ich mich kümmern kann. So war er vermeintlich da und funktionsfähig. Wenn man nicht visuell sieht, dass jemand krank ist, dann ist das schwer zu begreifen. Ich hab manchmal echt zu ihm gesagt: »Ach komm, nun steh halt bitte auf und hilf mir mal mit dem Kind, das muss doch möglich sein!« Heute weiß ich von Betroffenen, dass das eben nicht möglich ist. Dass es denen so vorkommt, als würden ihre Beine sie nicht tragen. Sodass ein Spruch wie »Komm, nun steh schon auf« so wirkt, also würde man das jemandem sagen, der im Rollstuhl sitzt. Und das muss man erst mal verinnerlichen. Aber solang ich auch mit Robbie zusammengelebt habe, ich konnte nicht nachempfinden, wie man sich mit dieser Krankheit fühlt. Ja, also ich vermag es mir nicht vorzustellen, was man da für Gedanken hat. Ich glaube, dass kann man nur begreifen, wenn man selbst mal eine Depression hatte.

KS: Nun hat es Ihr Mann aber ja auch perfekt geschafft, nach außen so zu wirken, als wäre nichts. Sie kannten ihn ganz anders. Wie war das Leben mit diesen beiden Roberts, mit dem einen und dem anderen Gesicht Ihres Mannes?

TE: Sehr krass. Für mich auch schwer zu verstehen. Mich hat das teilweise auch wütend gemacht, wenn ich gemerkt

habe: »Boah, der kann woanders super schauspielern.«
Den wenigsten ist etwas aufgefallen, weil er ja sowieso
kein besonders extrovertierter Typ war. Manch einer hat
mal gefragt, ob alles okay ist. Da hat er dann nur »jaja«
gesagt und es war ein Haken hinter. Ja, dieses Zusammenreißen war schon extrem, draußen ging alles und dann
Tür zu, er war bei mir, und ist in seine Dunkelkammer
gegangen und hat sich die Decke über den Kopf gezogen.
Das muss für ihn im Außen ein solcher Kraftakt gewesen
sein. Diese Schauspielerei. Und er hat das dann eben auch
bei dem Therapeuten gemacht. Von Hannover aus hat
er mit dem nur am Telefon sprechen können – und das
Schauspiel hat Robbie echt perfektioniert. Also bis auf
die paar Tage, wo wirklich gar nichts ging. Ich meine, bis
zwei Tage vor seinem Tod stand er noch im Tor. Er hat mit
Diazepam (ein starkes Beruhigungsmittel) Bälle gehalten,
und hinten raus hat er auch mir vorgespielt, dass es ihm
besser geht und dass er jetzt wieder angreifen möchte.
Und ich habe gedacht, wir schaffen das. Wir hatten ja diesen Satz: »Mit Liebe schaffen wir das.« Ich glaube, so was
stand mal auf einer Diddl-Tasse: »Mit Liebe geht alles.«
Am Tag vor seinem Suizid kam er auf mich zu, hat mich
gedrückt, und ich habe ihm noch gesagt: »Robbie, mit
Liebe geht das – wir schaffen das!« Deshalb kam mir dieser Satz auch in der Pressekonferenz nach seinem Tod in
den Kopf.

KS: War es nicht so, dass Sie kurz vor seinem Suizid über
eine stationäre Behandlung nachgedacht hatten?

TE: Ja, wir hatten uns da eine Klinik in Bad Zwischenahn angeschaut, so eine Privatklinik war das, mit nur 20 Betten, und eigentlich war die toll. Doch auf der Fahrt nach Hause sagte Robbie, er wolle da nicht hingehen. Für ihn war das doch unvorstellbar. Es hat dann nicht mehr lange gedauert, bis er gestorben ist.

KS: Aber Sie sagen, er hatte eigentlich Angst vor dem Sterben?

TE: Ja, er wollte nicht sterben, da bin ich mir sicher. Noch drei Tage vor seinem Tod hat er in sein Tagebuch geschrieben, er sehne sich nach Lissabon. Wir wollten da irgendwann wieder zusammen hinziehen, es war unser Sehnsuchtsort. Er wollte nur einfach die Krankheit nicht mehr haben. Er wollte, dass das aufhört. Er meinte immer: »Wenn du nur eine Minute in meinem Kopf wärst, dann wüsstest du, wovon ich rede.« Er sagte, es sei alles schwarz. Nur schwarze Gedanken. Keine Hoffnung, keine Freude. Wie ein dunkler Tunnel. Und wenn du ganz viel Glück hast, wenn du einen guten Tag hast, dann siehst du ganz weit hinten noch ein bisschen Licht aufflackern. Aber wenn nicht, dann ist es komplett dunkel. Ich erinnere mich an einen Moment in Lissabon, als seine erste Depression gerade abklang. Wir guckten auf den Tejo, es war warm, es war toll, und wir saßen da romantisch zusammen, und ich sagte: »Schau nur, wow, so schön!«, und er sagte: »Nee, ist so laut hier – ich höre nur das Geknalle von den Fahnen.« Da wehten nämlich welche und klackerten gegen die Masten. Er war damals noch so durchlässig und hat nur dieses nervige Geräusch gehört, konnte die Situation null genießen. Und in den Hochphasen der Depression hat ihn noch nicht mal mehr irgendetwas genervt. Da war gar kein Gefühl mehr da. Nur noch Hoffnungslosigkeit. Und nichts, auch nicht der Fußball, hat ihm noch Freude gemacht. Ich habe damals die Zeit zurückgesehnt, wo er noch Emotionen gezeigt hat, wo er noch geweint oder auch mal geschimpft hat. Da aber war nichts mehr. Und im Nachhinein kann ich das auf Bildern von damals in seinem Gesicht sehen. Wenn ich zum Beispiel die Bilder des letzten Spieles sehe, wo er gegen Hamburg gespielt hat, sehe ich, dass der Tod schon in ihm drinsteckte. Der Tod war da schon bei ihm im Kopf – der musste nur noch vollstreckt werden. Also dieses Gefühl, das werde ich hoffentlich nie nachvollziehen können – das möchte ich nie erleben.

KS: Ich habe Sie in der Talkshow von Bettina Böttinger vom September 2021 gesehen. Da fragt Sie Frau Böttinger, warum Sie eigentlich nie Depressionen bekommen haben, warum Sie so stark seien. Und Sie haben geantwortet, weil Sie ein verantwortungsbewusster Mensch seien und keine andere Wahl gehabt hätten. War denn Robert kein verantwortungsvoller Mensch – Sie meinten doch sicher nicht, dass er »schwach« gewesen ist?

TE: Nein, so habe ich das nicht gemeint. Robbie war sehr verantwortungsbewusst! Er war nicht schwach. Er war krank! Depressionen sind kein Zeichen von Schwäche – wir sprechen hier von einer anerkannten, schweren Krankheit. Ich habe scheinbar keine Prädisposition für diese Krankheit. Deswegen ist sie trotz allem bei mir nicht ausgelöst worden. Ich hatte durchaus dunkle Phasen, und hätte ich Leila nicht gehabt oder die Hunde – ich weiß nicht, was aus mir geworden wäre. Ich hatte kurz nach Robbies Tod der Frau von Oliver Bierhoff gestanden: »Eigentlich will ich nicht mehr.« Ich habe da null an Suizid gedacht, aber ich meinte, wenn ich jetzt eine schlimme Krankheit hätte, fände ich es nicht schlimm, dann würde ich halt auch sterben. Sie hat mich ernst genommen, was mir sehr gutgetan hat. Und sie hat gesagt: »Ja, dieses Gefühl ist verständlicherweise da, gib ihm Zeit und lass es zu.« Und das habe ich. Gleichzeitig wusste ich aber auch, dass für meine Tochter und meine Hunde niemand mehr sonst da gewesen wäre. Und so habe ich mich fürs Leben entschieden. Mein Überlebensdrang war groß. Ich bin später dann auch in Therapie gegangen. Dass ich das machen will, ist mir in einem Moment mit meiner Tochter bewusst geworden. Wir liefen mit den Hunden durch eine Winterlandschaft, es schneite, es war wunderschön. Und ich habe gemerkt, ich würde das so gern mit Robbie teilen. Er war da schon zwei Jahre tot. Mir liefen die Tränen runter, und da kam diese kleine Hand von meiner Tochter, meiner Kleinen, die bis dahin hauptsächlich »Mama« oder »Hunger« gebrabbelt hatte, und nun sagte sie: »Mama, nicht weinen!« Und dann habe ich, sowie wir wieder zu Hause waren, nach Kliniken recherchiert. Ich habe meine Krankenkasse in die Spur geschickt, und die haben mir dann tatsächlich Bad Zwischenahn vorgeschlagen. Also die Klinik, die ich einst mit Robbie angeschaut hatte. Das fand ich geradezu schicksalhaft. Und mir haben sie dort wirklich geholfen, ich bin zur Ruhe gekommen, ich konnte sprechen und mich austauschen.

Gerade der Austausch mit Leidensgenossen hat mich sehr aufgebaut.

Teresa Enke und ich sprechen noch ein bisschen weiter. Sie erzählt mir, wie sie ihren jetzigen Mann kennengelernt hat. Im Kölner Karneval. Wir schwärmen uns gegenseitig von Köln vor – nach Lissabon ist Köln ihre Lieblingsstadt – und zum Schluss des Gesprächs traue ich mich noch die Frage zu stellen, ob ihr Robert ein wenig Verantwortung abgenommen hätte – durch einen Abschiedsbrief. Und Teresa sagt: »Ja, das hat er. Und in diesem Brief kam wirklich der Robbie durch. Das war nicht nur die Krankheit. Ich bin wirklich froh, dass ich das habe. Dass er mir das hinterlassen hat. Denn ohne wäre es noch viel schwerer gewesen.«

In meiner ehrenamtlichen Arbeit als Trauerbegleiterin habe ich schon einige Male erlebt, wie zermürbend die Schuldgefühle von Hinterbliebenen sein können, wenn sich jemand das Leben nimmt. Eine der bekanntesten Trauerbegleiterinnen Deutschlands, Chris Paul, verlinkt auf ihrer Homepage einen Artikel, den sie 2010 für das Fachmagazin »Psychotherapie und Seelsorge« geschrieben hat, ich habe bereits darauf verwiesen. Sie formuliert darin ganz klar: »Suizidtrauernde tragen ein doppeltes Leid. Als Trauernde erleben sie die Hilflosigkeit, mit der in unserer Gesellschaft immer noch vielfach auf Tod, Trauer und Krisen reagiert wird. Die Todesursache Suizid bringt sie darüber hinaus in schwierige Situationen mit anderen Menschen, denn Suizid ist immer noch eine tabuisierte Todesursache. Dazu kommen die intensiven Gefühle von Zurückweisung, Ablehnung und Ohnmacht, die der Suizid eines nahen Menschen auslöst. (...)« Sie schreibt davon, dass viele Suizide von depressiven Patienten in Übergangszeiten begangen würden, kurz vor der Einweisung in eine Entzugsklinik, dem ersten Termin bei einem Psychiater oder einige Tage nach der Entlassung aus einer stationären Behandlung. Das Umfeld vertraue dann häufig darauf, dass nun alles besser werde – wenn dann ein Suizid erfolge, bedeute das für die Hinterbliebenen einen doppelten Vertrauensbruch, der intensive Zweifel an der eigenen Aufmerksamkeit und Sensibilität auslöse. In vielen Fällen käme größte Ohnmacht auf – hatte man doch alle Kraft in den Kampf um das Leben des depressiv Erkrankten gesteckt. Die Selbsttötung eines nahen Menschen erschüttere bei den meisten Hinterbliebenen das Vertrauen in das Leben und in sich selbst.

Dabei ist es leider eine Tatsache, dass sich die meisten fest ins Auge gefassten Suizide von außen nicht verhindern lassen, wenn sie dem Betroffenen wie eine Erlösung vorkommen. Niemand ist da explizit schuld.

Auch darüber klärt Teresa mit der Robert-Enke-Stiftung auf. 2010 hat sie die Stiftung ins Leben gerufen. Auf der Internetseite findet sich ein empfehlenswertes Informationsheft zum Krankheitsbild der Depression. Darin wird Angehörigen und Vertrauten von schwer Erkrankten erklärt:

»Menschen mit Depressionen erscheint manchmal die Situation so hoffnungslos, dass sie nicht mehr leben möchten und keinen anderen Ausweg als den Tod sehen.

Die Erkrankung drängt sie dazu, ihr Leben zu beenden. Sie (als Vertraute) können eine Entscheidung zu einem Suizid(versuch) leider nicht in jedem Fall verhindern.«[42]

Und weiter:

»Für einen Notfall kann es deutliche oder weniger eindeutige Anzeichen geben: etwa eine Andeutung mittels Bemerkungen durch den Betroffenen selbst, und in wenigen Fällen haben Angehörige tatsächlich den Eindruck, dass etwas geplant wird. Sollten Sie den Eindruck haben, es droht eine Gefahr, sollten Sie angepasst an die jeweils vorliegende Situation handeln.

– Nehmen Sie die Lage ernst.
– Hören Sie dem Betroffenen zu und binden Sie ihn an ein Gespräch mit Ihnen.
– Rufen Sie einen Notarzt und/oder die Polizei.
– Lassen Sie den Angehörigen nicht alleine, bevor professionelle Hilfe eintrifft.
– Beseitigen Sie Gegenstände, mit denen man sich schwer verletzen kann.

Sollte eine akute Selbst- oder Fremdgefährdung vorliegen, kann eine Einweisung in ein Krankenhaus auch ohne das Einverständnis des Betroffenen selbst nötig sein und stattfinden. Für die Umsetzung ist im Notfall die Polizei im Zusammenwirken mit dem Rettungsdienst zuständig.«[43]

Ausgehend von der Tatsache, dass circa 20 % aller Deutschen einmal in ihrem Leben an einer Depression leiden, halte ich solche Handlungsempfehlungen für enorm wichtig. Ebenso wie jene, die ebenfalls auf der Seite der

Stiftung zu finden sind und Möglichkeiten aufzeigen, mitfühlend, aber auch selbstfürsorglich mit depressiv Erkrankten umzugehen.

Dazu gehört vor allem, die Depression als Krankheit anzuerkennen und nicht herunterzuspielen. Sich Ratschläge, Aufmunterungen oder gar Vorwürfe zu verkneifen. Dem oder der Betroffenen zu vermitteln, dass er oder sie die Schuld für die Symptome nicht bei sich selbst suchen, sondern professionelle Hilfe gegen die Krankheit in Anspruch nehmen sollte. Ihn oder sie dabei zu unterstützen, da Depressionen Kraft rauben. Struktur in den Tag bringen. Und selbst wenn der oder die Betroffene sie zurückweist: dranbleiben und vor allem dableiben – mit Geduld, auch wenn es schwerfällt. Noch mal: Depressive »dramatisieren« nicht, Krankheitsängste und körperliche Missempfindungen sind nicht übertrieben oder nur psychisch bedingt, sondern die Depression steigert Missempfindungen und Schmerzen ins nur schwer Erträgliche. Ganz wichtig: den oder die Betroffene*n von wichtigen Entscheidungen abhalten (Job kündigen, Beziehungen beenden etc.), denn er oder sie sieht alles wie durch eine depressive Brille und würde Entscheidungen im gesunden Zustand höchstwahrscheinlich ganz anders treffen. Und, mindestens ebenso wichtig: Sich immer wieder auch für sich selbst entscheiden und an sich selbst denken! Denn depressive Phasen können lange andauern und damit mitunter auch sehr belastend für Angehörige sein. Dem oder der Betroffenen ist nicht damit geholfen, dass sie ihre Kraft verlieren. Auch Angehörige können sich austauschen oder selbst professionelle Hilfe suchen, um die Herausforderung zu meistern. Denn, das möchte ich an dieser Stelle sehr klar sagen: Es ist zweifellos eine große Herausforderung. Allen, die sich ihr stellen, zolle ich größten Respekt. Und Dankbarkeit.

Eine Brücke in die Empfindungswelt depressiv Erkrankter zu schlagen ist schwer. Teresa Enke und ihre Stiftung versuchen es durch das Projekt bzw. die virtuelle Ausstellung »Impression Depression«. Man kann sich bei der Stiftung dafür anmelden, große Konzerne und Hochschulen haben bereits angefragt, um die Mitarbeiter*innen aufzuklären und für die Krankheit zu sensibilisieren. Mithilfe von Virtual Reality lässt sich eine Depressionserfahrung machen. Im Einsatz sind Bleiwesten, die angezogen werden, um in die Welt der Depression einzutauchen – denn die Krankheit zieht die Betroffenen nach unten und beschwert sie wie Blei. Eine VR-Brille und Kopfhörer schotten von der übrigen Welt ab und simulieren, was depressiv Erkrankte hören und sehen: Die kritischen Stimmen im Kopf und der verzerrte Blick auf die Wirklichkeit. In Dauerschleife werden all die Beschreibungen wiederholt, die Robert Enke seiner Frau hinterlassen hat und die sich mit den Schilderungen anderer Erkrankter decken: »Ich bin so müde, alles fällt mir schwer, ich kann nichts, ich werde nie wieder lachen können ...« Dazu sieht man wahlweise die Szenerie einer Umkleidekabine im Fußballstadion oder ein Wohnzimmer zu Hause, das sich zu Enkes »Dunkelkammer« entwickelt. In der Umkleidekabine hört man den depressiv Erkrankten sagen: »Zum Glück ist das Spiel vorbei und ich hab's geschafft, nicht aufzufallen.« Auch René Adler, Freund der Familie Enke, hat seine Stimme beigesteuert – von ihm hört man in der Kabine Aufforderungen wie »Komm Robbie, los jetzt, gemeinsam schaffen wir das!«. Und sieht dann mit Enkes getrübtem Blick den besagten dunklen Tunnel auf sich zukommen und das kleine, funzelige Licht in weiter Ferne.

Menschen, die schon eine Depression erlitten haben, dürfen »Impression Depression« nicht nutzen – es könnte sie triggern. Wohl aber deren Angehörige, Kolleg*innen oder Freund*innen, die von Betreuer*innen auf das Erlebnis vorbereitet und während der Session begleitet werden und dann gemeinsam reflektieren können. Neuerdings macht das Projekt auch Schule. Die Stiftung hat Unterrichtsmaterial entwickelt, das Lehrer*innen nutzen können, um aufzuklären. Der Titel: »No. Maybe. Okay. Wie geht es mir?«[44] Großartiges Material, denn gerade in diesen postpandemischen Zeiten ist es meines Erachtens Gold wert, sein Befinden artikulieren zu können ...

16 Nachdem ich dieses Kapitel geschrieben habe, fehlt mir erst mal die Puste. Der Hund liegt in der Sonne, auch mir scheint sie am Küchentisch ins Gesicht und doch lassen mich die Bilder vom dunklen Tunnel nicht los. Getriggert fühle ich mich nicht. Aber sehr berührt. Wie einsam Robert Enke in diesem Tunnel gewesen sein muss? Wie sehr hat ihn das Schweigen und das Schauspielern in die Enge getrieben, die Depression noch verschärft? Teresa Enke hat recht: 2009 war das Stigma der Krankheit noch wuchtiger als heute. Ich habe in jenem Jahr mein Kind geboren. Und bin zum Glück von postpartaler Depression, selbst von dem berühmt-berüchtigten Babyblues, verschont geblieben. Nebenbei: Auch dies sind Themen, die schmerzlich selten besprochen werden. Dabei kommt die postpartale Depression, im Volksmund auch »Wochenbettdepression«, bei bis zu 15 bis 18 % aller Mütter vor[45] (die Angaben zur Häufigkeit dieses Krankheitsbildes schwanken je nach diagnostischen Kriterien und Beobachtungszeiträumen). Tage oder Wochen nach der Entbindung entwickeln die betroffenen Frauen eine gedrückte Stimmung, Interessen- und Appetitverlust, Schlafstörungen, erhöhte Ermüdbarkeit, Wertlosigkeits- und Schuldgefühle, verminderte Konzentration und sogar Suizidgedanken und -handlungen. Mindestens fünf Symptome müssen über mindestens zwei Wochen vorhanden sein, um die Diagnose einer postpartalen Depression zu erfüllen. Der sogenannte postpartale Blues bzw. Baby Blues ist davon abzugrenzen: Er geht mit leichten depressiven Verstimmungen, Traurigkeit, Stimmungslabilität und Irritierbarkeit einher. Und tritt bei sage und schreibe 25 bis 50 % aller Wöchnerinnen in den ersten Wochen nach der Geburt auf, verschwindet aber meist spontan wieder, nach höchstens ein paar Tagen.[46] Die postpartale Depression bleibt teilweise monatelang. Und viele Betroffene verschweigen auch diese Variante der Krankheit: aus Scham, Schuldgefühlen oder Angst.

GESINE SCHWAN

17 2009, als mein Kind auf die Welt kam und Robert Enke die Welt verließ, stellte sich Gesine Schwan gerade zum zweiten Mal als Kandidatin für das Amt der Bundespräsidentin auf. Sie war da schon einige Jahre zum zweiten Mal verheiratet – und hatte ihre depressive Episode längst überwunden. Eine »einmalige Sache«, wie sie zu betonen pflegt – so auch in der Talkshow, in der sie zusammen mit Teresa Enke saß: im Kölner Treff mit Bettina Böttinger vom September 2021. Die Selbstverständlichkeit und detailreiche Offenheit, mit der Schwan über die Krankheit sprach, imponierte mir. Und unbedingt wollte auch ich sie interviewen. Immerhin ist sie eine, wenn nicht gar DIE Vorreiterin auf dem Gebiet, öffentlich über psychische Erkrankungen zu sprechen. Schon 2004, bei ihrer ersten Kandidatur als Bundespräsidentin, hatte sie bekannt: »Ich litt an Depressionen.«

GS: Ich habe das ganz bewusst entschieden, dass ich darüber reden will – weil psychische Erkrankungen damals noch für viele etwas Genantes oder Dubioses waren, und ich die Gelegenheit nutzen wollte, andere zu ermutigen, das doch anzunehmen und sich helfen zu lassen. Ich gehörte ja auch zu diesen Frauen, bei denen gemeinhin gesagt wird: »Starke Frau, so einer passiert das nicht.« Ich wollte das unbedingt sagen, zumal ich mich ruhig und sicher fühlte, dass ich auch nicht wieder einbrechen, die Depression nicht zurückkommen würde. Das war der Hauptgrund – abgesehen davon, dass ich dann auch glaubte, angesichts der Öffentlichkeit, die die Bewerbung für so ein politisches Amt mit sich bringt, ließe sich das sowieso nicht geheim halten.

Gesine Schwan sitzt mir auf dem Bildschirm gegenüber, ein gemütliches Wohnzimmer ist im Hintergrund zu sehen und hin und wieder grinst sie mit ihrem großen Mund von einem Ohr zum anderen. Ich frage sie, ob die Scham von damals, die so viele psychisch Erkrankte empfunden haben, sich heute ein wenig gelegt habe.

GS: Och, damals haben sich noch viele geschämt – und ganz ehrlich: Es ist ja auch bis heute noch so. Auch wenn jetzt viel in Zeitungen und Fernsehsendungen von Depressionen die Rede ist – wenn es einen dann persönlich betrifft, wenn es konkret wird, dann lassen es die meisten doch nicht so richtig an sich heran, dass sie Depressionen haben. Ich war insofern ein bisschen vorgewarnt, weil meine Mutter 30 Jahre lang manisch-depressiv war, und zwar heftig. Als das ausbrach in den 60ern, war ich völlig perplex, damals hatte ich überhaupt keine Ahnung, dass es so etwas gab, das wusste ich alles gar nicht, aber dann hatte ich eben viel Anlass, mich damit zu befassen, auch mit den sogenannten endogenen und exogenen Faktoren. Und deswegen war ich da nicht unbeleckt, als es mich traf. Ob ich es in meinem Fall direkt »Krankheit« nennen würde, hmmmm – das ist mir bis heute irgendwie zuwider. Denn das typische Anzeichen dieser Krankheit, also dass man sie immer wieder bekommt, das habe ich so nicht gehabt – bis heute nicht.

KS: Sie sprechen also von einer einzigen depressiven Episode – die wie begann?

GS: Ich konnte in meiner Jugend die Dinge, die mich emotional bedrängten, im Kopf immer ganz gut sortieren. Ich habe da viel trainiert, aus Notwehr sozusagen. Ich war nämlich immer schon sehr empathisch – da musste ich gleichsam gegen antrainieren, sonst hätte ich ständig heulen müssen. Schon als Kind habe ich es vermieden, Märchen zu hören, weil ich da immer weinen musste. Ich habe meiner Mutter verboten, mir Nils Holgerssons wunderbare Reise mit den Schwänen vorzulesen, weil der ja dazu von seiner Familie wegmusste. Das konnte ich nicht aushalten. Ich habe mich immer sehr mit allem identifiziert, und mein Training war unter anderem auch, alles Übel abstrakt zu betrachten, zu analysieren, weshalb ich dann auch Philosophie studiert habe. Ich wollte mich nicht immer den Emotionen aussetzen. So hatte ich die Möglichkeit, mich ein wenig zu distanzieren.

Doch dann wurde mein erster Mann schwer krank. Er hatte die Tendenz, seine Krankheit und seine Therapie an mich zu delegieren – er selbst hat sich damit kaum befasst. Das war eine jahrelange Überforderung für mich. Als zum zweiten Mal der Krebs ausbrach, waren unsere Tochter neun und der Sohn elf Jahre alt – drei Jahre lang wollte mein Mann nicht wahrhaben, dass es mit ihm zu Ende ging. Hinzu kam noch, dass sein liebevoller, ihn behandelnder Arzt das Ausmaß der Krankheit ihm gegenüber nicht deutlich gemacht hat – mir gegenüber aber schon. Ich habe also die Wahrheit gekannt: dass der Krebs fortgeschritten ist, der Arzt hat es aber nicht übers Herz gebracht, das meinem Mann zu sagen. Und ich habe meinen Mann in dem Glauben gelassen, dass es nicht ganz so schlimm sei, sondern heilbar. Ich wollte ihm nicht das Vertrauen in den Arzt nehmen, ich habe also einfach mitgespielt. Und das war der Wahnsinn. Es war so, als ob wir in zwei Welten lebten. Denn ich habe dann natürlich auch gegenüber den Kindern nicht die Wahrheit gesagt. Es war schrecklich, ein fürchterlicher Druck, ich bin dann oft eine Stunde allein im Wald spazieren gegangen, weil es kaum auszuhalten war. Aber es musste durchgestanden werden!

Ich hatte viele Schuldgefühle. Zum einen, weil ich zusehen musste, wie mein Mann verfällt, und ich nichts daran ändern konnte. Man geht aus dem Zimmer im Krankenhaus raus und bleibt ein gesunder Mensch. Ist ja auch richtig, man kann ja nicht mitsterben, mit dem anderen Menschen. Das ist so eine Art Überlebensschuld, das kennt man auch aus anderen Kontexten – etwa aus Auschwitz. Das andere ist, dass ich mich emotional von ihm wegbewegte – das habe ich als eine sehr große Untreue empfunden. Das hat mir dann zusätzliche moralische Schuldgefühle geliefert. Ich konnte darüber mit niemandem sprechen, erst nach seinem Tod 1989 habe ich mit einem Geistlichen darüber geredet. Dieser Mann war fantastisch, mit ihm konnte ich die verschiedenen Facetten der Schuldgefühle gut besprechen, aber es hat mich trotzdem noch nicht von diesen depressiven Anwandlungen befreit – deshalb habe ich dann auch noch einen Arzt aufgesucht.

KS: Wie haben sich diese »Anwandlungen« in Ihrem Fall geäußert?

GS: Mich hatte es damals verblüfft, dass ich beruflich sehr gut funktioniert habe – ich war damals Dekanin des Fachbereichs Politikwissenschaft, und das hat mir irgendwie auch geholfen. Es war keine Depression, bei der ich gar nicht mehr aus dem Bett gekommen wäre, ich konnte funktionieren, ich habe Feiern organisiert und sehr viel Neues eingeführt als Dekanin, aber wenn ich dann nach Hause kam und die Kinder waren nicht da, da habe ich erst mal geheult. Wenn die Kinder da waren, konnte ich das nicht. Ich musste schon aufpassen, dass die Kinder nicht noch weiter zusätzlichen Schaden erleiden, nachdem sie jahrelang das Sterben ihres Vaters miterleben mussten. Das war ja schlimm genug. Es war also in erster Linie eine Verantwortung gegenüber den Kindern, die ich ganz stark gespürt habe. Aber ich spürte eben auch diese völlig ungewohnte Traurigkeit mit Weinanfällen. Und von einem bestimmten Zeitpunkt ab, nachdem mir auch Freunde geraten hatten, dagegen etwas zu tun, habe ich gedacht: Nun muss ich was unternehmen – die Kleinen können nicht auch noch ihre Mutter verlieren. Kleinen Kindern gegenüber hat man die Verantwortung, sie nicht emotional zu überfordern, selbst wenn es einem dreckig geht. Kindern kann man nichts vorspielen, sie merken immer, wenn man ein Problem hat. Aber als Erwachsene sollte man doch mehr im Repertoire haben, um nicht in die totale Hilflosigkeit zu kommen. Ich konnte mir Hilfe suchen. Wenigstens das.

KS: Und was haben Sie dann unternommen?

GS: Ich habe lange gebraucht, bis ich mir Hilfe gesucht habe. Wohl erst so nach zwei Jahren. Obwohl ... (Schwan denkt geräuschvoll nach und zählt die Jahreszahlen auf) 1989 ist mein Mann gestorben, 90, 91 – oder 92? Warten Sie mal, nee – das war ja am Ende meines Dekanats sogar erst! Also ich glaube, 1993 oder 1994. Also das waren dann doch so vier Jahre, die ich so irgendwie hinbekommen habe. Ich war einfach immer so eingespannt, das gehört sozusagen zu meiner Konstitution, und dann musste ich ja erst mal einen Therapeuten finden, der geeignet ist. Bei mir war es schließlich die klare Entscheidung für die Psychoanalyse.

KS: Warum genau dieses Verfahren?

GS: Ich habe schon immer viel Selbstreflexion betrieben, es war nicht so, dass ich mit der Analyse total in eine neue Welt kam, allerdings insofern schon, als dass es hier eben darum ging, das, was in einem emotional und auch körperlich vorgeht, nicht zu kaschieren oder zu disziplinieren, sondern laufen zu lassen. Ich musste das wie einen Befehl an mich selbst verstehen, sonst hätte ich da nicht loslassen können, ich bin eher eine selbstbeherrschte Person. Das laufen zu lassen, war aber entscheidend, um diese Kur zum Erfolg zu führen – es gab da einige Momente, die sehr zentral waren, und die wären nicht ohne dieses Setting möglich gewesen, dass der Analytiker hinter mir gesessen hat und ich da so lag und es laufen lassen konnte.

Die entscheidende emotionale Erfahrung war an einem Punkt, als wir auf eine Situation aus meiner Kindheit zu sprechen kamen.

Und dann erzählt Schwan sehr offen davon, wie sie – ein Mama-Kind – im Berlin der 50er-Jahre mit Scharlach im überfüllten Krankenhaus gelegen habe. In einem Achtbettzimmer mit anderen Kindern, die zweimal in der Woche Besuch empfangen durften, wegen der Quarantäne nur durchs Fenster. Sie erzählt, wie alle anderen Eltern pünktlich zur Besuchszeit erschienen seien und ihre Mutter immer erst auf den letzten Drücker – immer zu spät, einfach weil sie so ein unpünktlicher Mensch war. Dieses Warten auf die Mutter habe sich ihr eingebrannt, und als die Sprache darauf kam, als sie beim Analytiker auf der Couch lag, habe sie plötzlich am ganzen Körper zu zittern und zu schluchzen angefangen und gefragt: »Wie konnte meine Mutter mir das antun?« Sie glaubt, dies sei einer der Schlüsselsätze gewesen, um ihr gesamtes Problem zu erfassen: dass man nämlich nicht wahrhaben will, dass Menschen, die man liebt, von denen man emotional abhängig ist, einem wehtun. Vielleicht nicht absichtlich, aber doch heftig. Ihren Kummer habe sie damals für sich behalten, denn ihre Mutter war sonst eine gute Mutter. Und diese Erfahrung habe sich dann wie ein roter Faden durch ihr Leben gezogen: Enttäuschungen habe sie immer weggesteckt, um die Harmonie zu wahren. Und stets habe sie sich zuständig dafür gefühlt, dass es anderen gut ging. Sie sagt: »Ich war sozusagen immer die Person, die alles zusammenhalten musste. Ich fühlte mich dabei auch wirklich stark, ich dachte, ich kann mir das alles zumuten. Auch in der Krankheitsphase meines Mannes. In Wirklichkeit war ich völlig überfordert. In der Analyse habe ich gelernt, wachsam zu sein, dass ich mich nicht überschätzen darf, weil es sonst für mich nach hinten losgehen kann.«

KS: Und so konnten Sie bis jetzt die Depression in Schach halten? Ist sie nie mehr zurückgekommen?

GS: Genau. Und ich habe auch keine Angst, dass sie wiederkommen könnte. Die Verkettungen und Verknotungen, die sich bei mir damals über eine längere Zeit angesammelt hatten, die habe ich doch ganz gut lösen können. Und heute bin ich sehr glücklich verheiratet, habe viele Freunde und bin emotional rundum gut abgesichert. Sicher habe ich auch meine Portion Lebenskummer, aber niemand hat Anspruch darauf, dass das Leben nur sonnig ist. Ein Damoklesschwert der Depression empfinde ich nicht, im Gegenteil: Ich habe eher den Eindruck, dass das zwar fürchterliche Tiefen waren, ich aber ja die Erfahrung gemacht habe, dass es dann doch anders wurde. Ich wollte damals nicht mehr leben, ich konnte mir überhaupt nicht vorstellen, dass das Leben noch mal etwas Gutes sein würde. Und doch ist es das jetzt. Es war und ist nicht ausweglos. Ich habe nicht für möglich gehalten, dass ich mich noch einmal freuen könnte, und doch ist es ganz anders gekommen. Ich habe also die Erfahrung: Ich habe es schon mal geschafft, und sollte nun noch mal eine große Traurigkeit kommen, werde ich damit umgehen können.

KS: Wie gehen Sie denn mental mit all den Herausforderungen unserer Zeit um: mit der Pandemie und ihren Nachwirkungen, dem Krieg, dem Populismus in Europa, der Inflation?

GS: Das ist herausfordernd, zweifellos. Wir leben in unseren Breitengraden in einer Anhäufung von Krisen, wie ich es so nicht in Erinnerung habe. Aber in anderen Kontinenten hat man mit einer solchen Anhäufung von Krisen schon immer gelebt. Es ist alles schwierig, aber so ist eben die condition humaine, so ist unsere Situation. Es wird uns einiges abgefordert, jetzt und hier, selbst im friedlichen Deutschland – doch ich fühle mich in dieser Umgebung mit vielen guten Möglichkeiten ausgestattet, vor allem mit einer guten Gesundheit, sowohl körperlich als auch psychisch. Und ich bin dankbar und nutze die Gaben, die ich geschenkt bekommen habe.

KS: Wie finden Sie es, dass immer mehr Menschen offen zu ihren psychischen Erkrankungen stehen?

GS: Ich finde den Impetus, rauszugehen, mit dem, was man hat und fühlt, richtig. Das entspricht mir. Ich habe auch das Gefühl, diejenigen, die das nicht tun, verbergen zu viel in sich und werden schließlich absorbiert von den Dingen, die sie nicht geklärt haben, sodass sogar das Immunsystem geschwächt wird. Dass der Körper in Mitleidenschaft gezogen wird. Damit habe ich mich viel befasst – gerade in Hinblick auf all die Krebserkrankungen in meiner Familie. Mein Mann, meine Mutter – die haben viel in sich hineingesteckt. Und mein Bruder, der gerade im Sterben liegt, auch. Mir war immer wichtig, mir möglichst viel transparent zu machen – den Dingen ins Gesicht zu blicken, um dann in einer gewissen Distanz mit ihnen umzugehen, so gedeihlich wie möglich. Wenn man das aber wie eine Monstranz vor sich herträgt, finde ich es auch nicht dienlich. Das führt dann zu Selbstmitleid und zu Selbstzentrismus – der Vergleich mit anderen ist da schon wichtig. Man sollte nicht denken, man ist alleine im Zentrum des Orkans. Es gibt viele, die Depressionen haben und lernen, mit ihnen zu leben. Und der Grad ist schmal, dahingehend, schlechte Stimmung zu pathologisieren. Es gibt das naive Menschenbild, dass man nur gesund ist, wenn man keinen Kummer hat. Das ist Quatsch. Kummer gehört zum Menschen, ebenso wie Traurigkeit. Es gibt keinen Menschen, der durch diese Welt ohne Kummer gehen kann. Und wenn man suggeriert, dass man, wenn man traurig ist, schon furchtbar krank ist und Gesundheit sich dadurch definiert, dass man zu 180 Prozent funktioniert, was ja ein ökonomisches Prinzip ist und mit Neoliberalismus zu tun hat, dann ist dieses Bild doch arg schief. Ich habe damals definitiv den Unterschied gespürt zwischen einer Traurigkeit, wie ich sie nun etwa in Hinblick auf das Leid meines Bruders empfinde, und der Depression, die ich hatte.

KS: Und dennoch sträuben Sie sich gegen den Begriff Krankheit in Bezug auf Ihre Depression – warum noch gleich?

GS: Na ja, eine Depression ist eben keine Krankheit wie ein Beinbruch – der verheilt, und dann ist die Krankheit vorbei. Man ist genesen. Eine depressive Episode hinterlässt Spuren: Spuren der Traurigkeit, aber auch Spuren der Stärke – mit Hilfe kann man dem Ganzen entkommen und gestärkt daraus hervorgehen. So habe ich es erlebt. Ich empfinde Depression nicht als eine Bedrohung, sondern als eine tiefe Erfahrung, die sozusagen seitdem als Begleitung bei mir ist. Ohne dauernde Beeinträchtigung, mehr als Mahnung. Auch wenn es mich nie mehr so hart getroffen hat – es ist doch etwas, das nicht einfach beendet ist.

18 Für Gesine Schwan ist ihre längst überstandene Depression etwas, das bleibt. Eine Mahnung.

Tatsächlich haben mir viele meiner Interviewpartner*innen hingegen von einer Art Gedächtnisschwund, einer »Depressionsamnesie«, berichtet. Davon, dass sie, wenn sie eine Episode hinter sich gelassen haben, nicht mehr nachvollziehen können, wie es mittendrin – im Tunnel – war. Bei Benjamin Maack stehen die passenden Sätze dazu direkt auf dem Einband seines Buches: »Depressionen sind geschickt. Ist man gesund, kann man sich nicht mehr daran erinnern, wie es war, krank zu sein. Und ist man krank, kann man sich nicht vorstellen, je wieder gesund zu werden.« Ronja von Rönne sagte mir im Gespräch: »Ich kann mich an meine Gedanken erinnern, wenn ich drüber spreche, jetzt kann ich es auch wieder mehr nachempfinden. Aber die tatsächlichen Gefühle sind wirklich so furchtbar, dass man sie noch nicht mal in Erinnerung haben will.« Und doch sagt auch sie, dass sie diese Unschuld, mit der sie einst durchs Leben gelaufen sei, nicht mehr zurückbekomme. Das Wissen um die Krankheit, um all die bereits überstandenen Episoden, mache sie ein bisschen rücksichtslos. »Weil ich dann in Zeiten, in denen es mir gut geht, unbedingt leben, leben, leben will. Und möglichst nicht schlafen, möglichst alles machen, all die Jobs, all die Freunde treffen – weil die Depression schon immer so ein bisschen über mir wabert.«

Mahnung? Oder Damoklesschwert?

So oder so: die Depression ist eine deutliche Kerbe in der Biografie. Eine Kerbe, durch die man sich Splitter einfangen kann, wenn man zurückblickend darüberstreicht. Viele wollen nicht mehr daran rühren. Ich verstehe das gut. Zumal es Angst einflößt, dass auf eine Kerbe leider häufig weitere folgen. Statistisch gesehen sogar meistens.

ICH FRAGE MICH: Wird man eine Depression wirklich los?

Es dürfte bis hierhin klar geworden sein, dass eine Depression sehr unterschiedlich verlaufen kann. Leider ist ebenso klar: Wer eine depressive Episode durchmacht, hat eine Veranlagung zu dieser Erkrankung und ein hohes Risiko, weitere Episoden zu erleiden (*rezidivierende*

Depression). Laut der aktuellen *Nationalen Versorgungs-leitlinien* (NVL) kommt es nach einer ersten depressiven Episode bei etwa 40–60 % der Patient*innen zu einem Rückfall/Rezidiv. Und das Risiko steigt mit jeder folgenden Episode um weitere 16 % an. Eine Studie vom Schweizer Psychiater Jules Angst wird zitiert: Demnach verlaufen nur 20–30 % der affektiven Störungen singulär, 70–80 % dagegen rezidivierend. Betrachtet nach Jahresintervallen, liegt das Rückfallrisiko abhängig von der Art der Behandlung nach dem ersten Jahr bei 30–40 % und nach zwei Jahren bei 40–50 %. Das kumulative Risiko für eine erneute depressive Episode steigt also, je länger der Beobachtungszeitraum ist. Und das individuelle Risiko sinkt, je länger die Patient*innen rezidivfrei bleiben.

Wer das liest, kann durchaus den Mut verlieren. Denn alle Menschen, die bereits zwei oder mehr depressive Episoden in ihrem Leben erlitten haben, sind von Rückfällen massiv bedroht. Vor allem, wenn sich die Risikofaktoren häufen. Wenn etwa ein kurzer Zeitraum zwischen vorangegangenen Episoden und Rezidiven liegt (zwei Rezidiven innerhalb von circa fünf Jahren). Wenn die vorangegangenen Episoden lange anhielten. Wenn sie nicht vollständig überwunden wurden. Die Symptome besonders stark waren. Oder die Depression in sehr jungen Jahren aufgetaucht ist. Wenn schon Verwandte ersten Grades betroffen waren. Wenn komorbide psychische Störungen wie eine Angststörung mit einhergehen. Oder eine Substanzabhängigkeit. Wenn man in der Kindheit physisch oder psychisch misshandelt wurde. Wenn man in schwierigen

Lebensumständen steckt (Stress, Armut, Arbeitslosigkeit). Wenn man Stress schwer bewältigt bekommt oder wenig bis keine soziale Unterstützung erfährt – etwa wenn man alleine lebt. Bei etwa zwei von zehn Betroffenen wird die Depression chronisch. Das bedeutet, sie dauert zwei Jahre oder länger an.

An dieser Stelle seufze ich laut.

Und möchte das Steuer herumreißen: von Hoffnungslosigkeit zu Hoffnung. Denn die gibt es! Das Risiko eines Rückfalls kann durch rückfallvorbeugende Maßnahmen deutlich reduziert werden. Die Betroffenen selbst können etwas dafür tun, das Risiko zu senken. Gegen Ohnmacht hilft machen.

HILFE – WAS KANN ICH TUN?

Siehst fertig aus, doch es ist vorbei
Merkst, wie erstes Licht auf deine Trümmer scheint
Hast dich gestellt, hast nix vergraben, bist ausgeweint
Durch tiefste Tunnel und Kummer auf Schotter,
Richtung Sunnyside

BOSSE, SUNNYSIDE[47]

1 Was kann helfen? Schnöde aufgezählt:
Medikamente, Psychotherapieverfahren unterschiedlichster Art, neurostimulatorische Verfahren, weitere Verfahren und Behandlungsansätze wie zum Beispiel Licht-, Wach-, Bewegungs- oder Ergotherapie sowie künstlerische oder Musiktherapien und darüber hinaus Selbsthilfe-Manuale, DVDs oder Onlineprogramme mit Übungen und Anregungen, die auf psychotherapeutischen Verfahren beruhen. Nachzulesen ist das in den »Patientenleitlinien«, die die NVL in eine allgemein verständliche Sprache übersetzen, und die im Netz zu finden sind.

There's a lot to try.
Auch hier gibt es nicht den *einen* Weg.

Die meisten meiner Gesprächspartner*innen haben es mit Medikamenten versucht, viele nehmen sie auch aktuell. Ronja von Rönne etwa sagt: »Ich gehe davon aus, dass ich ein Leben lang Medikamente nehmen werde. Ich habe es immer wieder versucht ohne und bin in der Klinik gelandet. War nicht so eine richtig gute Idee. Ist aber auch okay so. Ich habe keine krassen Nebenwirkungen oder so was. Die ersten zwei Wochen sind ätzend, wenn man das anfängt zu nehmen. Da wirken die Medikamente meist noch nicht antidepressiv, dafür hast du direkt alle Nebenwirkungen. Es kann teilweise panisch machen oder schlaflos. Und das ist nicht nur geil. Aber ansonsten lebe ich damit ein komplett normales Leben, so wie wenn andere Leute die Pille nehmen oder Insulin spritzen. Mir tut das gut. Ich habe ein Bild dafür, das sich mir total eingeprägt hat – als ich zum ersten Mal Antidepressiva genommen habe und sie wirkten. Das war in einer sehr düsteren Phase. Und ich weiß noch, wie ich mit meinem damaligen Freund nach Hause gegangen und an einem Supermarkt vorbeigekommen bin. Ein Ort, der bis dahin eine Bedrohung für mich war – der mich total überfordert hat. An dem Tag schaute ich hoch und sah: Der Lidl-Supermarkt ist einfach nur ein Lidl-Supermarkt. Und die Leute, die da einkauften, waren einfach nur irgendwelche Leute. Und das, was auf meiner Einkaufsliste stand, war halt irgendwas, was ich erledigen musste. Die ewigen Gedankenkreise waren beruhigt. Ich hatte das Gefühl, ich nehme wieder eine normale Welt wahr. Und ich hatte sogar den verwegenen Gedanken: ›Vielleicht setze ich mich heute mal mit einem Buch in den Park.‹ Ich hatte das Vertrauen, das könnte echt klappen und mich nicht in Untiefen stürzen, weil mich alles heraus- und überfordert. So war es bei mir. Aber das ist natürlich bei jedem unterschiedlich. Deswegen bin ich vorsichtig, wenn Leute nach meinen Medikamenten fragen, weil ich dann nicht möchte, dass sie zur Psychiaterin gehen und sagen: ›Ich möchte bitte dasselbe, was sie hat!‹ Die Medikamente passen nicht immer. Ich hatte auch schon mal ein Antidepressivum, das auf einmal nicht mehr gewirkt hat. Da wusste keiner, woran es liegt. Und dann wechselt man, und plötzlich geht es wieder. Ist ja sowieso ein ganz komisches Forschungsfeld. Soweit ich weiß, kann niemand wirklich erklären, wie und warum das Zeug überhaupt wirkt.«

Und da liegt von Rönne richtig. Bert te Wildt bestätigt: »Man weiß weder ganz genau, warum Antidepressiva wirken, als auch generell, was genau bei einer Depression im Hirn geschieht. So ungefähr ist klar, welche biochemischen Prozesse, welche Neurotransmitter und welche anatomischen Areale im Hirn bei einer Depression betroffen sind – aber es stellt sich die Frage nach der Henne und dem Ei: Ist das, was da körperlich passiert, *Ausdruck* einer Depression, oder sind die Dysbalancen der Neurotransmitter ein *Grund* für eine Depression? Bei den Antidepressiva wissen wir, dass bestimmte Medikamente die Serotoninkonzentration im synaptischen Spalt in bestimmten Hirnarealen erhöhen, indem sie die Serotonin-Wiederaufnahme hemmen. Und es gibt noch andere Wirkmechanismen, die beim Adrenalin oder Dopamin ansetzen. Antidepressiva sind zu Recht nicht ganz unumstritten, denn der Evidenzgrad, dass sie wirken, ist nicht besonders groß. Und doch helfen sie Menschen und sind definitiv bei schweren Depressionen ein probates Mittel, um die Patient*innen zu stabilisieren, bis eine Psychotherapie quasi von innen heraus zu einer Linderung führt. Zudem muss ich sagen, dass auch leichte oder mittelgradige Depressionen mit ihren ewigen Grübelschleifen auf lange Sicht, ohne Therapie, unser Hirn verändern können. Da sind die Pfade irgendwann festgetreten, es wird immer schwerer, aus dem Grübeln herauszukommen. Und wenn das Biologische, Organische eine Rolle spielt, können Medikamente auch in diesem Fall sehr wichtig sein.«

Noch immer fischt die Wissenschaft im Trüben, was die Wirkungsmechanismen von Antidepressiva angeht. In den Nationalen Versorgungslinien von 2022 liest es sich kompliziert, aber durchaus spannend: »Nahezu alle der heute in Deutschland verfügbaren Antidepressiva wurden ursprünglich auf Basis der Serotoninmangel- bzw. Mono-amin-Hypothese entwickelt. Sie erhöhen auf unterschied-lichem Weg die Konzentration von Monoaminen (Seroto-nin, Noradrenalin, evtl. auch Dopamin) im synaptischen Spalt. Heute ist umstritten, ob ein Monoamin-Mangel ursächlich für eine Depression ist. Tatsächlich erklären die Serotonin- bzw. Monoamin-Hypothese nicht, warum nur ein Teil der PatientInnen auf Antidepressiva anspricht oder warum das Ansprechen mit zeitlicher Verzögerung erfolgt. Daher wird vermutet, dass andere, noch nicht bekannte Mechanismen für die Wirksamkeit der Antide-pressiva (mit)verantwortlich sind, z.B. die Beeinflussung der neuronalen Plastizität oder neurotropher Faktoren. Neue Ansätze zur Entwicklung von Antidepressiva zielen u.a. auf das mit der Stressachse assoziierte Glutamatsys-tem (z.B. Ketamin/Esketamin).«[48]

Manche Wissenschaftler*innen stellen laut NVL die kli-nische Bedeutung von Antidepressiva generell infrage. Die Leitliniengruppe der NVL hält Antidepressiva da-gegen weiterhin für klinisch relevant – selbst wenn die Wirkung zu Teilen auf Placebo- und unspezifische Effekte zurückzuführen und die Wirkungsdifferenz zu Placebo eher klein sei. Schwer irritiert bin ich, als ich in der NVL lese, dass Therapeut*innen die Wirkung von Medikamen-ten bei ihren Patient*innen häufig zu spät oder überhaupt nicht überprüfen würden, sodass in manchen Fällen über Monate ohne konkreten Nutzen mit Antidepressiva weiterbehandelt werde – was von den Fachleuten der NVL scharf als »unethisch« und »nicht rational« kritisiert wird. Und ich schnaube zustimmend und empört.

So oder so: Die Leitlinie empfiehlt grundsätzlich die Einbettung einer medikamentösen Therapie in ein therapeutisches Gesamtkonzept – so wie auch Bert te Wildt und andere Psychiater*innen für eine begleitende Psychotherapie plädieren. Te Wildt sagt: »Wichtiger als Psychopharmaka sind gerade bei depressiven Erkrankungen psychotherapeutische Anwendungen. Ein Antidepressivum zu geben, ohne Psychotherapie anzubieten, ist fast ein Kunstfehler.«
Vor allem die »Verhaltenstherapie« wird dabei als lohnend und hilfreich beschrieben. Unter diesen Begriff fallen verschiedene kognitive und behaviorale Therapieansätze, die auch kombiniert werden können. Mit ihnen soll, einfach gesagt, das Problemverhalten von depressiv Erkrankten verändert und ein verbessertes Problemlöserepertoire entwickelt werden. Denk- und Verhaltensschemata werden bestenfalls geändert.
Relativ neu ist bei den Verhaltenstherapien die ACT und das CBASP.
Die Akzeptanz- und Commitmenttherapie (ACT) zielt laut NVL darauf ab, Vermeidungsverhalten in Bezug auf unangenehmes Erleben zu reduzieren und wertorientiertes Handeln zu stärken. Dabei werden klassisch verhaltenstherapeutische Techniken mit achtsamkeits- und akzeptanzbasierten Strategien und Interventionen zur Werteklärung kombiniert.

CBASP, das »Cognitive Behavioral Analysis System for Psychotherapy«, ist eine psychotherapeutische Methode, die spezifisch zur Behandlung chronischer Depressionen entwickelt wurde. Der Ansatz vereint kognitive, behaviorale, interpersonelle und auch psychodynamische Strategien.

Ich persönlich habe mich für Psychotherapie ohne den Einsatz von Medikamenten entschieden. Da steht mir meine Angst vor der medikamentösen Behandlung einfach im Weg. Da ich meinen Bruder an Medikamente, wenn auch an völlig andere, verloren habe, bin ich diesbezüglich blockiert. Das ist, wie überhaupt Angst, nicht rational – das weiß ich und freue mich für alle, denen Medikamente helfen. Während der Klinikzeit habe ich den Satz aufgeschnappt: »Aus einer Krise heraus muss man auf eigenen Beinen gehen und nicht auf fremden.«

Um es also nochmals zu betonen: Alles, was ich hier über meinen Weg schreibe, ist subjektiv und kein Ratschlag. Es ist der Weg, den ICH auf eigenen Beinen gegangen bin – kein Weg, der universell gilt und eingeschlagen werden müsste.

Menschen, die mir nahe sind und noch nie in Therapie waren, fragen mich manchmal, ob es nun nicht langsam reiche. Ob meine Therapie-Biografie nicht langsam dicht und mein Bücherregal voll genug mit Werken zum Thema sei, ob ich mich da wirklich noch mit beschäftigen müsse, wo es mir doch wieder gut gehe?!

Ich selbst habe mir diese Frage auch oft gestellt. Scharf im Ton. Mittlerweile lautet die Antwort, die ich geben kann, aus dem Bauch heraus, schlicht und absolut: NÖ! Denn: Mit den Therapieverfahren und all dem Know-how schaffe ich mir gerade in guten Zeiten, in denen die Depression nur eine schwammige Erinnerung ist, Werkzeuge an, die ich – wenn es mal wieder dunkel wird – herausholen und nutzen kann. Warum sollte ich mich mit einem einzelnen Schraubenzieher zufriedengeben, wenn ich meine Werkbank doch mit allerlei nützlichem Kram bestücken kann?!

Und da kommt mir noch eine Assoziation. Ich muss tatsächlich an einen Clip aus der Sesamstraße denken, an diese hochintelligenten, tiefgründigen Sketche mit Ernie und Bert.

Ernie läuft darin am lesenden Bert vorbei, der Oberkörper nackt, um die Stoffhüften hat er ein Handtuch geschlungen. Er sagt Bert, er nehme nun ein Stückchen Seife mit ins Bad. Außerdem sein Flauschhandtuch und – natürlich – sein Quietscheentchen. Bert schlussfolgert in die Kamera: »Aha, wenn das so ist, geht der Ernie wohl baden.« Dann holt Ernie eine Taschenlampe, einen Schirm und will auch noch Berts Ball mit ins Bad nehmen. Bert wird grimmig und weist Ernie zurecht: Was der Quatsch denn bitte solle? Das sei ja wohl maßlos übertrieben! Ernie bleibt ruhig und freundlich – Achtsamkeit in Stofffigur – und erklärt, man könne doch nie wissen, was so alles im Bad passiert ... Ernie will für alles gewappnet sein. Bert aber untersagt ihm, auch noch den Ball mitzunehmen, und wettert rigoros: »Ernie, das ist wohl die verrückteste Idee, die du jemals hattest!« Ernie sagt, dann nehme er den Ball eben nicht mit, brummelt sich noch kurz ein »Lieber vorsorgen als sich ärgern« in den nicht vorhandenen Bart und verschwindet. Grumpy Bert folgt ihm und sagt zum fröhlich planschenden Wannen-Ernie: »Weißt du eigentlich, wie komisch du so in der Badewanne aussiehst?« Und dann passiert es: Die Sicherung fliegt raus, es wird dunkel, und Ernie nutzt die Taschenlampe. Es fängt an zu regnen – im Bad! –, Bert wird klitschnass, und Ernie sitzt unterm Regenschirm. Und dann erscheint eine weitere Figur, die sich dringend einen Ball leihen möchte. Bert zieht resigniert die Monobraue hoch und schlurft nassen Kopfes davon, den Ball holen.

Also: Warum nicht optimal ausgestattet durchs Leben mit einer Depression gehen – mit Schirm, Taschenlampe und Quietscheentchen?

Wenn der Schirm meine Therapie ist und die Taschenlampe in Form meiner vielen Bücher daherkommt, ist mein Quietscheentchen die Achtsamkeit. Und wer dabei weniger an eine Ente, sondern an die Sau, die durchs Dorf gejagt wird, denkt, dem sei das nächste Kapitel besonders ans Herz gelegt.

CURSE

2 Bevor ich über meine Erfahrung mit achtsamkeitsbasierter Bewältigung von mentalen Krisen spreche,
möchte ich Curse zu Wort kommen lassen.

Curse heißt eigentlich Michael Kurth, kommt aus Minden
und ist ein erfolgreicher Rapper. Außerdem ist er systemischer Coach. Meditationslehrer noch dazu. Auf seiner
Homepage steht:
»Ich mache eigentlich nur eine einzige Sache: Das, was
mein Leben so sehr bereichert hat, mit anderen zu teilen.«

Per Zoom treffe ich ihn in seiner Wahlheimat Berlin, er
sitzt in seinem Arbeitszimmer, eine Hornbrille auf der
Nase und die markante warme Stimme in der Kehle, mit
der er seit 2017 auch seinen Podcast *Meditation, Coaching
& Life* einspricht. Er sagt, dass das, was er damals gefühlt
habe, sehr nah ist an dem, was man vermutlich als eine
Depression diagnostizieren würde. Direkt zu Beginn des
Gesprächs stellt er freundlich klar: »Unabhängig davon,
dass ich nie eine Depression habe diagnostizieren lassen,
habe ich mich intensiv damit auseinandergesetzt und
weiß heute etwas besser damit umzugehen. Ich verstehe
mittlerweile meine Konditionierung dank der Reflexion
durch andere und durch mich selbst und habe nun die
Tools in der Hand, um mit potenziellen, neuen Episoden
umzugehen. Dennoch würde ich definitiv in einer akuten
Phase fachmännische Hilfe suchen.«

KS: Und Therapieerfahrungen hast du tatsächlich einige gemacht in deinem Leben, konnte ich lesen ...

C: Das stimmt. Schon als Kind in der zweiten Klasse, da hatten meine Eltern das Gefühl, »bei dem Jungen stimmt was nicht«. Ich bin viel angeeckt in der Schule, und so wurde ich zu einem befreundeten Kinderpsychologen geschickt. Das war der erste erwachsene Mensch, der mir wirklich zugehört und mich ernst genommen hat – meine Eltern haben mich dann auch besser verstanden, mein ganzes Leben hat sich damals verbessert. Deshalb wollte ich selbst immer Psychologe werden. Da konnte ich mir nichts Schöneres vorstellen. Ich hab angefangen Psychologie zu studieren – doch dann kam die Musikkarriere dazwischen. Später, mit Ende 20, habe ich dann noch mal Hilfe gesucht. Hab bei der Notfallhotline der telefonischen Seelsorge zur Suizidprävention angerufen (Telefon 08001110111, Anmerkung KS). Ich wollte mich damals zwar nicht wirklich umbringen, aber ich war wieder mal in so eine richtig schwarze Phase gerutscht, in der ich einfach keine Lösung mehr gesehen habe. Ich habe da also angerufen, weil ich mir nicht mehr zu helfen wusste, weil das ja auch anonym war und ich nirgends hinfahren musste, und ich hab da zum ersten Mal einem Menschen erzählt, was mich wirklich plagt. Die Reaktion hat mich dann doch verwundert, denn ich bekam zu hören, dass man mir zwar nichts kleinreden wolle, die Gedanken und Ängste, die ich beschrieben hatte, aber doch eher normal seien und »nicht so schlimm«. In dem Moment habe ich mich kein bisschen ernst genommen gefühlt – von heute aus kann ich verstehen, dass da wohl etwas relativiert werden sollte – aber für mich war in dem Moment eben alles groß und dunkel. Und ich habe dann aufgelegt und das Ganze wieder ruhen lassen, weil ich dachte, nun hab ich schon dort angerufen, wo man sich um die höchste Eskalationsstufe kümmert – und ich werde selbst dort nicht verstanden. Erst ein paar Jahre später habe ich mich dann wieder getraut und einen Therapieplatz gesucht, um das eine und andere spezifische Thema anzugehen. Leider hat da die Connection nicht gestimmt, ich bin nach sechs, sieben Stunden gegangen, habe mir aber durchaus einiges mitgenommen – einige wertvolle Impulse waren selbst dort da. Und mittlerweile weiß ich, und das sage ich auch allen, die verzweifelt sind: Erste Hilfe ist besser als keine Hilfe. Unbedingt irgendwo anrufen im Akutfall und auch direkt den erstbesten Therapieplatz nehmen, um überhaupt ins Reden zu kommen – immer erst mal machen, sodass man stabilisiert wird – und dann kann man weitergucken. Wenn man sich das Bein bricht, bleibt man auch nicht zu Hause und versucht, sich das Bein selbst zu schienen ...

KS: Wenn du von richtig schwarzen Phasen sprichst – wie haben die sich angefühlt?

C: Da habe ich mich auch körperlich geschwächt gefühlt, klein und eingefallen, da gab es viel Angst, viel Hoffnungslosigkeit, und es war, als wäre mein Körper abwechselnd zwischen zwei Polen eingeklemmt: zum einen das ewige Katastrophisieren – furchtbare Projektionen in die Zukunft. Zum anderen die Erinnerungen, Scham und Schuld aus der Vergangenheit, die mich hoffnungslos für die Zukunft machten – ich fühlte mich durch beides im Hier und Jetzt gelähmt. Diese Teile, die große Angst und die Hoffnungslosigkeit und noch einige mehr, kommunizierten miteinander, die umwaberten sich und nährten sich gegenseitig. Dazu kamen laute Stimmen des inneren Kritikers: »Du bist ein schlechter Mensch« war der deutlichste Satz. »Du hast sowieso komplett verkackt, und es gibt für dich keine Rettung, kein Glück – denn das hast du gar nicht verdient. Du kannst die schönsten Sachen in deinem Leben machen, wie du willst, aber tief in dir drinnen weißt du ganz genau: Du bist das Letzte.«

KS: Oh weia – diese Stimmen in deinem Kopf. Und im Außen gab's Applaus, weil du auf der Bühne Erfolge gefeiert hast?

C: Ja, es ist skurril – ich war zu der Zeit echt sehr erfolgreich. Und mir ist es auch ganz wichtig zu sagen, dass Erfolg, finanzielle Sicherheit, die Möglichkeit, die eigenen Träume umzusetzen – dass dieses Gesamtpaket per se natürlich sehr positiv ist für die mentale Gesundheit. Das gibt dem, der es hat, ein Gefühl von Selbstwirksamkeit. Doch echte Depressionen oder Angststörungen, auch PTBS, lassen sich nicht durch Erfolg im Job, durch eine gute Partnerschaft oder ein Drei-Sterne-Essen kompensieren – das sind schöne Momente, und kurzweilig fühlt man sich dann vielleicht auch gut. Aber das hält nicht, das dauert nicht an. Das kann ich aus Erfahrung sagen. Bei mir kam dann auch noch die Scham hinzu, dass ich dachte: »Oh Mann, mir geht es doch eigentlich gut, ich sollte mal besser schön die Klappe halten und aufhören zu

jammern.« Und dann, wenn ich doch mal drüber gesprochen habe, dann kamen selbst von Freunden, die mich definitiv lieben und die für mich da sind, die Beteuerungen:
»Hey Junge, mach dir mal keinen Kopp – wir gehen heute
Abend auf Party, haben Spaß und dann wird das schon
wieder.« Auch wenn das einfach nur gut gemeint war,
hat mir das natürlich nicht dabei geholfen, die Wurzel zu
packen. Ich hatte auch Menschen um mich herum, die
ihre eigenen Themen mitgebracht und auf mich projiziert
haben – à la: »So isses eben – wir sitzen im selben Boot.«
Also etwa Leute, die extrem viel unter und mit Druck gearbeitet haben. So soldatisch, nach dem Motto: »Wir sind
stark, wir robben uns durch den Schlamm, um ans Ziel
zu kommen, wir sind die Harten.« Das hab ich mir dann
versucht anzuziehen, es hat aber nicht gepasst. Sprich: Ich
war in einer Situation, in der ich mich von meiner gesamten Umgebung nicht verstanden gefühlt habe, in der ein
immenser Druck von außen kam, immenser Erfolgsdruck.
Das gesamte Umfeld war für mich damals nicht gesund.
Gerade Mitte der 2000er-Jahre war die deutsche Rapszene
in Teilen knallhart – da ging es nur darum, wer ist härter,
wer hat die meisten Leute im Rücken, wer kann mehr
Angst und Schrecken verbreiten? Und dann kam ich, so
ein zartes Seelchen – da musste ich mir schon 'ne massive
Fassade draufschaffen. Ich hab nicht nur gespielt, klar. Ich
meine, das Wort »Persönlichkeit« kommt von lateinisch
»persona«, und das bedeutet: Maske. Und wir haben einige
Masken zur Verfügung, die wir je nach Setting wechseln
können. Verschiedene Anteile in uns, die wir in verschiedenen sozialen Kontexten zeigen. Wir wägen ab: »Welche
Teile meiner komplexen Persönlichkeit stelle ich in wel-

cher Situation in den Vordergrund? Oder überzeichne sie sogar ein wenig?« Es ist total okay, wenn das in einem gesunden Rahmen passiert, ausbalanciert. Ungesund ist es, wenn man bestimmte Anteile von sich, die gesehen und gezeigt werden möchten, versteckt hält – das Gefühl hat, sie nie zeigen zu können. Ich musste alle Energie darauf verwenden, die harte Fassade zu halten. Ich musste immer meinen inneren Zustand managen, parallel dazu meinen äußeren Zustand, musste mich ständig im Außen positionieren, musste mich hart machen, Mauern aufbauen, auch mich verteidigen. Ich meine, ich bin massiv angegriffen worden von anderen Rappern – es haben Leute damals Doubles gecastet und mich in den Videos an den Marterpfahl gebunden ... Auch in Texten sind die mir echt an den Kragen gegangen, haben dazu aufgerufen, mich auf der Straße zu bespucken. Es hat den Großteil meines Lebens eingenommen, meine inneren und meine äußeren Herausforderungen irgendwie zu managen. Was natürlich dazu geführt hat, dass diese inneren Zustände immer intensiver geworden sind, weil ich mich mental komplett verausgabt habe – das war ein konstantes Maß an Stress. Und die Kluft zwischen dem Innen und dem Außen ist immer tiefer geworden. Das kennen ja viele Menschen. Dazu muss man nicht im Rapbusiness tätig sein. Es kann eine Inkongruenz entstehen, die einen fast zerreißt. Dann kommen Fragen auf wie: »Ist das das Leben, das ich leben möchte? Werde ich überhaupt angenommen, wie ich bin? Nehme ich mich selbst so an, wie ich bin?«

KS: Und wie hast du diese Fragen damals beantwortet?

C: Mit einem dreifachen Nein. Ich habe 2010 einen radikalen Bruch gemacht. Hab eine künstlerische Auszeit genommen. Es ist total wichtig, auf die verschiedenen Spielarten von Depression hinzuweisen. Da gibt es eben die High-Functioning-Variante, da geht vermeintlich einiges, während es im Inneren dunkel ist. Bis vielleicht doch mal der Zusammenbruch kommt, sodass man sich zurückzieht und allein zu Hause rumsitzt – aber das merkt ja keiner. Und wenn man dann wieder auf der Bühne steht, merkt das auch keiner. Dann ist den Leuten ja auch egal, was vorher war oder wie es vorher ging. Die denken einfach: »Ey, läuft doch!« Ich habe Familienmitglieder, die kommen durch die Krankheit wirklich gar nicht aus dem Bett. Und die bekommen ganz automatisch mehr Zuspruch, mehr Fürsorge, weil es schlichtweg gar nicht anders geht. Das ist wunderschön und soll genauso sein. Nur genau das passiert beim High-Functioning nicht. Bei mir hat keiner nachgefragt, ob sie mir mal helfen können, mal was kochen oder die Wohnung aufräumen – weil es so wirkte, als geht es mir zwar nicht so gut, aber ich kriege ja doch alles hin. Dieses Leid wird schlicht nicht wahrgenommen. Und ich habe gemerkt: So wollte ich nicht mein Leben weiterleben. Es ist ja so: Egal, welche Partnerschaft ich habe, wie viel Geld ich verdiene, welche tolle Reise ich mache – meine Themen nehme ich immer mit. Und wenn ich mein Leben mit innerer Ruhe leben will, muss ich mich den Themen stellen. Das war ein Knockout-Argument – ich musste mir Hilfe suchen. Ich hab dann zig Therapieformen ausprobiert in dieser Zeit, sowohl Therapie als auch Coaching – schließlich bin ich bei einem Mann gelandet, der sowohl psychologischer

Psychotherapeut war als auch systemischer Coach. Und das war das perfekte Match. Und: Ich habe angefangen, zu meditieren.

KS: Dazu bitte gleich mehr. Aber erst mal: Wie findest du es, dass vermeintlich immer mehr Menschen, darunter auch Showgrößen, sich trauen, ihre anderen Gesichter fern der polierten Fassade zu zeigen? So eine gewisse Verletzlichkeit ...?

C: Schon irgendwie super. Als Mitte Zwanzigjähriger hätte ich mir eine solche Offenheit, letztlich ja Menschlichkeit, sehr gewünscht. Dass man überhaupt das Vokabular hat, Gefühle auszudrücken. Gefühle zu benennen. Immer mehr Menschen finden nun eine Sprache dafür, das ist großartig, denn ich glaube, wir können davon nur profitieren. Denn wir alle wollen ja geliebt werden, wir möchten nicht leiden, wir haben Ängste, wissen alle nicht so richtig, wie das überhaupt geht mit diesem Leben hier – sind ständig am Improvisieren. Alle haben wir diese Unsicherheit und Verletzbarkeit, und je mehr wir offen miteinander umgehen, umso mehr werden wir uns gegenseitig verstehen. Das generiert Mitgefühl. Wenn ich bei mir selber weiß, was ich manchmal für ein schräger Typ bin, in was für Zuständen ich feststecke, kann ich auch bei einem anderen Menschen viel leichter fünfe gerade sein lassen. Vielleicht kommen wir dann mal von der Oberfläche weg und tauchen tiefer, auf den Grund, und erfahren, was eigentlich los ist, wenn jemand so oder so agiert. Aber natürlich hat alles Schöne auch Schattenseiten, denn diese Offenheit wird hier und da auch zu einem selbstdarstellerischen, performativen Ding. Es gibt aktuell auch sehr viele selbst ernannte Expert*innen, die es sich leichtmachen und erzählen, was sie mal in einem Buch von Eckhart Tolle gelesen haben, viele Scharlatane sind unterwegs. Und an meinem Teenagersohn bekomme ich auch mit, dass es in dem Alter schon auch schick ist, eine psychische Diagnose zu haben – sonst ist man nicht cool und Teil der Clique. Ich denke, das ist hier und da ein bisschen viel, auch viel Quatsch, aber das ruckelt sich jetzt ein. Und dass das Thema mentale Gesundheit überhaupt in der Öffentlichkeit steht, ist goldrichtig. Ich denke, die Aufgabe ist nun, etwas mehr Tiefe und Substanz in dieses Mainstreamige hineinzubringen. Dass die Leute, die möchten, nicht nur den ersten Faden greifen können, sondern irgendwann ein festes Seil in der Hand halten, das sie trägt.

KS: Lass uns über Meditation reden. Wie genau bist du damit in Kontakt gekommen?

C: In der Therapie. Also, es ist ja so: Ich war schon immer sehr kopfig, sehr intellektuell unterwegs. Habe viele Bücher über Buddhismus gelesen und dann gesagt: »Das habe ich verstanden. Haken dran.« Nach dem Motto: »Dann muss ich ja nichts mehr ausprobieren und machen. Ich weiß ja längst alles.« Das ist aber natürlich übertriebene Selbstverarsche. In der Therapie habe ich Dinge nicht nur verstanden, sondern auch erfahren. Da wurde mit mir eine buddhistische Übung gemacht, die hatte mit dem Selbstbild zu tun. Mit wem bin ich eigentlich identifiziert? Bin ich mein Körper, bin ich meine Gedanken, meine Emotionen, meine Erinnerungen? Was ist denn dieses Ich, das ich sein will? Und da hat es bei mir so gescheppert, dafür finde ich gar keine Worte – ich habe dadurch etwas erfahren, von dem ich gar nicht wusste, dass es existiert. Und ich habe Wochen später immer wieder versucht, das intellektuell zu durchdringen – aber mein Therapeut hat mir da klar zu verstehen gegeben, dass mir das nicht gelingen wird. Ich musste weiter die Erfahrung machen. Und dadurch ist bei mir echt eine Tür aufgegangen. Ich habe dann wahnsinnig viel ausprobiert, Kurse und Retreats – mittlerweile habe ich eine eigene Meditationspraxis. Meine Basis ist das, was man im Buddhismus Shamata oder Shiné nennt: ganz grundlegende Sammlungs-Meditationen. Den Geist beruhigen, die Aufmerksamkeit bündeln und eine Präsenz kultivieren. Es geht letztlich immer darum, das Chaos im Kopf zu beruhigen, es sich setzen zu lassen und dann zu schauen, woraus besteht dieses Chaos – was ist da überhaupt alles? Welche Emotionen, welche Gedanken? Wo kommen die her, wo gehen die hin? Ich kann das dann beobachten, mit Abstand, und bin mit alldem dann nicht mehr hautnah identifiziert. In meinen Kursen nutze ich heute oft das Bild der Wasserflasche – Wasser mit Sand drin. Ich mache das in zwei Phasen. Ich schüttele die Flasche, dann halte ich sie still und der Sand setzt sich ab. Dann sage ich meinen Teilnehmer*innen: »Das probieren wir jetzt mal aus. Setzt euch ruhig hin und konzentriert euch eine Minute nur auf euren Atem.« Nach meistens schon 45 Sekunden merke ich, die werden alle unruhig, und dann breche ich ab und frage sie: »Na, seid ihr jetzt ruhiger?« Und alle so: »Na ja, also nee, also ...« Und dann kommt Phase zwei. Ich erkläre ihnen, dass das Erste, was passiert, wenn du dich still hinsetzt, eben nicht der Sand ist, der sich setzt. Sondern der Sand, der wirbelt, jetzt aber dabei beobachtet wird. Dann sieht man erst mal, was da alles wild durch die Gegend saust – und dann siehst du ein Sandkorn, und dem läufst du hinterher und gerätst in den Strudel. Das ist dann auch oft der Punkt, an dem Leute aufgeben und sagen: »Meditation funktioniert bei mir nicht, ich habe einfach zu viele Gedanken, ich komme im Leben nicht runter und omm shanti-shanti bringt mir nix ...« Dabei funktioniert es sehr wohl – nämlich genau dann, wenn du zum ersten Mal siehst, wie viel Sand in der Flasche ist – und da habe ich bei den meisten Menschen den »Aha-Effekt«. Da breche ich dann mit dem Klischee: »Meditation bedeutet, ich werde ganz ruhig.« Ich gratuliere jedem, der bemerkt, wie unruhig er oder sie ist. Die sollten sich freuen, weil sie auf dem richtigen Weg sind. Das tibetische Wort für Meditation ist »Gom« – das bedeutet »sich mit etwas bekannt machen«. Das nutze ich gern: Meditation heißt, du machst dich bekannt mit dem, was in dir ist.

KS: Wenn man nun aber in einer depressiven Episode steckt und nur noch schwarzsieht, oder wenn man merkt, man steuert auf diesen Tunnel zu: Ist es dann hilfreich, sich damit bekannt zu machen?

C: Da kann ich jetzt nur von mir sprechen und von meiner Erfahrung. In akuten Fällen ist es auch bei mir nicht so, dass ich denke: »Oh, jetzt muss ich schnell mal meditieren, damit es besser wird.« Ich nutze Meditation nicht als medizinische Intervention, als Medizin, die ich mal eben

einwerfen kann. Aber es ist so, dass mich meine langjährige Meditationspraxis mittlerweile trägt. Eben weil sie
mir die Möglichkeit gibt, meinen Geist viel klarer zu beobachten und zu sehen, dass da eben verschiedene Teile
sind und dass das nicht ich in Gänze bin. Ich bin nicht
dieser dunkle Zustand, sondern es ist ein Zustand, der
in mir ist. Ich kann das anders differenzieren. Und zwar
nicht, weil ich es mal gelesen habe, sondern weil ich es
wirklich immer wieder erfahren habe.

Meditation macht mich in besagten Situationen nicht
heil, aber sie schafft einen anderen Raum. Ich glaube,
wenn man die Aufmerksamkeit zusammenzieht, in dem
man zum Beispiel auf seinen Atem achtet – dann kann
es passieren, dass die Vehemenz des düsteren Zustands
ein bisschen sanfter wird, weil man nicht so viel in den
Gedanken, im Gestern und im Morgen hängt, sondern nur
im Hier und Jetzt. Und im Hier und Jetzt sitze ich eben
auf dem Meditationskissen und achte auf meinen Atem –
sprich: Da ist gerade nichts Böses, in diesem Moment, auf
dieser Mikroebene. Und andererseits – wenn man sein
Bewusstsein öffnet und ins sogenannte offene Gewahr-
sein geht, also sensorisch viel mehr wahrnimmt als nur
den Atem, eröffnet man sich einen riesigen Raum und
erlebt vielleicht, dass in diesem Raum neben den dunklen
Zuständen noch viel mehr Platz für alles andere ist: Da ist
neben allem Ungemach auch noch Liebe, da passt auch
noch rein, dass heute schönes Wetter ist – wenn der Raum
unendlich ist, passt viel hinein und man könnte erkennen,
dass eine Depression oder eine Angst nicht den ganzen
Raum einnimmt. Sie ist vielleicht überall im Raum, aber
alle anderen Dinge sind auch noch in diesem Raum. Ich

denke, Meditation kann die Heftigkeit einer Depression abpuffern. Ich würde aber niemandem empfehlen: »Meditiere mal als Allheilmittel – das macht deine Depression weg. Das wäre dann Mainstream-Quatsch.«

KS: Wir schreiben das Jahr 2023 – du hast mittlerweile zwei Achtsamkeits-Bücher geschrieben, du bist Coach – und du bist nach wie vor Rapper, der dieses Jahr ein neues Album rausbringen möchte. Wie verbindest du diese Welten – wie leicht fällt es dir, all diese Gesichter zu zeigen?

C: Ich möchte nicht mehr in solchen Schubladen denken. Als ich meine erste Ausbildung zum systemischen Coach abgeschlossen hatte, bin ich zurück ins Studio gegangen, weil ich wieder den Mut hatte, Musik zu machen. Und da habe ich mich noch gefragt: »Bin ich jetzt Rapper oder bin ich jetzt Coach? Brauche ich zwei verschiedene Visitenkarten? In der Coachingwelt halten die mich bestimmt für nicht seriös, weil ich ein Rapper bin. In der Rapszene finden es alle sicher total esoterisch, wenn ich nun plötzlich coache.« In dieser Welt der Schubladen habe ich mich selbst über Monate eingesperrt, und dann ist mir der Groschen gefallen und mir war klar: Egal, wer da was sagt – ich bin ein Mensch, ein lebender Organismus, der komplex ist, und mein Problem war doch gerade immer, dass ich mir nie erlaubt habe, die verschiedenen Seiten zu leben – dass ich oft vorgegeben habe, etwas ganz ausschließlich zu sein. Nun kann ich doch nicht wieder denselben Scheiß machen, nur mit einem anderen Etikett vorne drauf: »Ab jetzt bin ich nur noch Coach.« Nee, das mache ich nicht. Weißt du, mein Podcast, der hat als Intro »Wahre Liebe«, das ist einer meiner ersten Songs, den ich je veröffentlicht habe. Die Musik fließt in meine Coaching-Welt ein, und all die Gedanken, die ich im Coaching denke, die waren auch schon immer in meiner Musik. Ich weiß heute: Ich bin alles und noch viel mehr.

3 Meinen ersten Kontakt mit Achtsamkeit hatte ich 2013, als mir Christine Westermann einen Achtsamkeitstrainer in Köln empfahl, mit den Worten: »Da kommst du sicher auch mal runter.« Christine hatte ihn im Zuge von Dreharbeiten kennen- und später als Coach schätzen gelernt. Ich hatte ihr damals erzählt, dass ich selbst genervt von meiner ständigen Hibbeligkeit sei und nie im Leben meditieren könnte. Sie war überzeugt: »Doch, dort schaffst du das.« Und ich probierte es aus. Ging zuerst zu Achtsamkeitskursen und war vor allem begeistert von der Theorie, die dort an die gestresste Frau und den hochtourigen Mann gebracht wurde. G., mein Lehrer, hatte lange in Plum Village gelebt, das ist das französische Zentrum, in dem viele Jahre der vietnamesische buddhistische Mönch Thich Nhat Hanh gelehrt hatte. »Are you sure?« stand an einer Wand in den Räumen von G. und spielte auf eine der Kernbotschaften von Thich Nhat Hanh an, die sich Kurt Krömer später als Buchtitel ausgesucht hat: »Du darfst nicht alles glauben, was du denkst.« Wir übten in der Gruppe das Sitzen in Stille, die Konzentration auf den Atem und die Realitätsüberprüfung unserer Gedanken, fanden regelmäßig, dass die Antwort auf die Frage »Bist du dir sicher?« lautete: »Nein, so gar nicht – wahr-

scheinlich sind all die Zukunftsängste, Gedankenkreise und Hätte-hätte-Fahrradkette-Grübeleien sogar ziemlicher Mist.« Und weil mir die Theorie so sehr einleuchtete und die Praxis noch nicht ganz so zufriedenstellend funktionierte, schrieb ich mich für eine dreijährige Ausbildung bei G. ein. Ziel: das Zertifikat als »Bewusstseinstrainerin« – und noch viel wichtiger: das eigene Bewusstsein wirklich zu trainieren, zu schärfen, um den Mist von der Wahrheit zu unterscheiden. Mir tat das alles sehr gut. Ich fühlte mich hier und da erleuchtet, bildete mir ein: »Wow, und nun wird mein Geist ganz still, meine Gedanken kommen zur Ruhe, ich bin ganz entspannt.« Und es hätte ewig so weitergehen können, wenn nicht der Lkw in meine Straße eingebogen wäre. An dem Tag, als der Unfall passierte, hatte ich abends rein zufällig Achtsamkeitsgruppe und weinte mir in der Sitzrunde die Augen aus. Und alles Atmen, Meditieren und Austauschen versagte kläglich. Ich ließ fortan die Praxis schleifen. Setzte mich zu Hause nicht mehr auf das Meditationskissen, ging auch seltener zur Gruppe. Die Ausbildung war allerdings in ihren letzten Zügen. Und an einem, ich glaube sogar dem letzten Ausbildungswochenende passierte mir das, wovon auch Sophie Passmann mir gegenüber sprach: Ich meditierte und bekam meine erste und hoffentlich, hoffentlich letzte Panikattacke meines Lebens. Ich atmete still und verbunden vor mich hin. Und hatte exakt ein Jahr nach dem Unfall einen fulminanten Flashback. Es war, als liefe mein Nachbar schreiend durch meinen Kopf, und mehr möchte ich jetzt nicht offenlegen. Es war schlimm, so viel sei gesagt. Und tatsächlich blieb ich in diesem Gefühl hängen. Wurde auch darüber depressiv. Ich ließ alle

Achtsamkeit sausen, reagierte allergisch auf jedes *Flow*-Magazin im Laden und verbannte mein Meditationskissen ernüchtert in den Keller. Wieder knapp ein Jahr später sagte man mir in der Klinik, Meditation könne durchaus unschöne, gar gefährliche Nebenwirkungen haben, und gerade bei PTBS oder depressiv Erkrankten sei eine traumasensitive Achtsamkeitspraxis von höchster Wichtigkeit. Die war bei mir offenbar nicht erfolgt.

4 Für dieses Buch nehme ich Kontakt zu einigen Koryphäen des Fachs auf: zu einem der deutschen Meditationsforscher schlechthin, dem Psychologen und Neurowissenschaftler Dr. Ulrich Ott, zu Professor Dr. Johannes Michalak und der Diplom-Psychologin Petra Meibert, die gemeinsam das »Achtsamkeitsinstitut Ruhr« leiten und achtsamkeitsbasierte Therapie anbieten. Und zu Dr. Thorsten Barnhofer, der sich schon lange und aktuell an der University of Exeter als Forscher und klinischer Psychologe mit der Entwicklung von achtsamkeitsbasierten Verfahren zur Prävention und Behandlung von affektiven Störungen wie der Depression beschäftigt. Denn: Tadaaaa – dies ist eine weitere Methode, Rückfällen vorzubeugen. Spoiler: der ich mittlerweile felsenfest überzeugt und erneut für Achtsamkeit entflammt anhänge.

Thorsten Barnhofer erreiche ich per Zoom in London. Die Forschung zu Achtsamkeitsmeditation sei mittlerweile ein weites Feld, sagt er mir. Knapp 1800 wissenschaftliche Publikationen gebe es dazu pro Jahr. Kurz nach seiner Ausbildung als kognitiver Verhaltenstherapeut stieß er 2003 zur Oxforder Arbeitsgruppe von Mark Williams – einer von drei Forschern, die das MBCT-Verfahren entwickelt haben. MBCT heißt »Mindfulness Based Cognitive Therapy«, zu Deutsch: achtsamkeitsbasierte kognitive Therapie, die Techniken der kognitiven Verhaltenstherapie mit Übungen zur Achtsamkeit kombiniert. Nicht nur Barnhofer ist überzeugt davon, dass das Programm ebenso gut ist wie andere, wenn es darum geht, Rückfällen in die Depression vorzubeugen und akute Depressionen zu behandeln. Er erklärt mir, warum:

»MBCT legt verschiedene depressive Denkmuster offen, die negative Stimmungen hervorrufen können. Negative Interpretationen von Situationen und Ereignissen, die in die Rumination, also ins Dauergrübeln, münden. Leute, die in einer akuten Depression sind, verbringen bis zu 75 % ihrer Zeit am Tag mit ruminieren. Sie befinden sich in einem Modus des Denkens, der auf Problemlösung ausgerichtet ist. Das ist, wenn man nicht erkrankt ist, gut und zielführend – wer aber depressiv ist, der denkt aus einer schlechten Stimmung heraus und hat es schwerer, zu einer Problemlösung zu kommen, da die Probleme häufig nicht klar definiert sind – alles ist schwarz, Problemlösung nicht möglich, das Denken kreist, was die Stimmung weiter verdunkelt. Das ist eine Spirale nach unten. Stellen Sie sich vor: Der oder die depressiv Erkrankte ruminiert in einer Episode wochenlang, jeden Tag zu 75 % der Zeit. Wenn man dieselbe Zeit damit verbringen würde, ein Stück am Piano zu erlernen, könnte man dieses Stück nach einigen Wochen richtig, richtig gut spielen. Und genau das passiert auch mit den negativen Gedanken: Die werden richtig, richtig ›gut‹ eingeübt – funktionieren irgendwann automatisch. Wenn dann mal wieder auch nur der Funken einer schlechten Stimmung kommt, kann die Depression wieder relativ leicht angestoßen werden, so wie ein Stück auf dem Piano aus der Erinnerung heraus perfekt heruntergespielt werden kann. Depressive Prozesse sind also von Episode zu Episode leichter loszutreten. Die erste depressive Episode ist häufig assoziiert mit Herausforderungen im Leben, mit schwierigen Ereignissen, da wird viel Energie aufgebracht, um die Herausforderungen zu meistern, und wenn das nicht gelingt, kann es in die Überforderung, in die Depression führen. Wenn man sich die zweite Episode anguckt, dann findet man dieses Muster auch noch, bei der dritten Episode aber schwindet dieses Muster. Es sind sehr viel subtilere Ereignisse, die dann in die Episode führen können. Dazu gab es etliche Experimente. Im Labor haben wir gezeigt, dass schon kleine Stimmungsveränderungen, etwa ausgelöst durch traurige Musik, depressives Denken auslösen können. Wir nennen das ›kognitive Reaktivität‹. Ist die besonders hoch, erleidet man schneller einen Rückfall. Und da setzen achtsamkeitsbasierte Verfahren wie MBCT an: Sie zielen darauf ab, diese Muster zu erkennen, wenn sie auftreten, zu begreifen, wie sie angestoßen werden, und schließlich eine andere Form des Umgangs mit negativer Stimmung zu finden. Das hört sich trivial an, es gehören aber viel Zeit und viel Übung dazu. Wir üben mit den Patient*innen, präsent zu sein im jeweiligen Moment und nicht verstrickt in Gedanken an gestern und morgen. Wir üben mit ihnen, ein klares Bewusstsein zu entwickeln, was sich gerade im Geist und im Körper abspielt, und dann darauf flexibel zu reagieren. So laufen sie nicht automatisch in die Abwärtsspirale, variieren immer wieder die Reaktion auf Herausforderungen und unterminieren somit die Gewohnheiten und auch die physiologischen Prozesse, die ausgelöst werden und Stress verursachen.«

Mit Ulrich Ott spreche ich über ebendiese physiologischen Prozesse – die Prozesse im Hirn, die bei großem Stress, der sich bei einer Depression einstellt, ablaufen.

Eine Depression lässt sich demnach strukturell im Hirn nachvollziehen. Ott erklärt:
»Es gibt drei zentrale neuronale Netzwerke im Hirn, dargestellt durch das Triple Network Modell. Da ist das ›Central Executive Network‹, das Netzwerk, mit dem du Probleme lösen und Entscheidungen finden kannst. Es reagiert auf das, was im Außen passiert. Dann ist da das Ruhezustands-Netzwerk, deine Innenwelt, wo du planst, erinnerst und tagträumst: das ›Default Mode Network‹. Und dann hast du das ›Salience Network‹, das bewertet und dein Verhalten steuert: ›Was ist jetzt dran? Was muss oder will ich jetzt machen?‹ Das funktioniert über Triebe oder auch über Anreize, irgendetwas zu machen, weil es dafür eine Belohnung gibt. Nun gibt es im gesunden Zustand immer so einen Schaukelprozess zwischen dem ›Ich bin im Außen‹ und ›Ich bin im Inneren‹. Und der Switch zwischen diesen beiden ist das Salienz-Netzwerk. Menschen in einer depressiven Episode stecken vor allem im Default-Modus fest. In einer Art von Selbstprojektion: Wir versetzen uns in die Vergangenheit oder Zukunft, projizie-

ren uns in eine andere Situation oder in Personen hinein. Der biologische Nutzen dieser Fähigkeit zur Simulation von Szenarien liegt auf der Hand: Wir können vergangene Situationen auswerten und daraus für zukünftige Situationen lernen, mit welchem Verhalten wir vermutlich am ehesten unsere Ziele erreichen. Wir können verschiedene Handlungsalternativen im Geiste durchspielen und uns in die beteiligten Personen hineinversetzen, um ihre Reaktion auf unser Verhalten abzuschätzen.

Problematisch wird diese Art der Geistestätigkeit, wenn sie sich wie in einer Depression verselbstständigt und die Lebensqualität darunter leidet. Wenn wir nicht abschalten können, obwohl wir gerne möchten, wenn wir nicht bei der Sache sind, die wir gerade tun, sondern im Geiste schon den nächsten Schritt planen und so den Kontakt zur Gegenwart verlieren. Zudem scheint bei depressiv Erkrankten der Schalter sozusagen eingerastet zu sein – die Gedanken kreisen fortwährend um negative Inhalte, das Salienz-Netzwerk ist in einer negativ getönten Stimmung festgefahren und kann nicht mehr auf positive Anreize umschalten, um aktive Handlungen zu initiieren. Achtsamkeitsmeditation zielt darauf ab, die gesamte Aufmerksamkeit auf das zu richten, was gerade in diesem Augenblick an Erfahrungen gegeben ist. Nicht in die Zukunft zu wandern und nicht in der Vergangenheit zu wühlen. Der ›Default-Modus‹ wird also unterbrochen. Es entsteht wieder Handlungsraum.«

Ott ist der Meinung, dass es in einer akuten depressiven Episode dringend notwendig ist, sich beim Meditieren begleiten zu lassen. Und schlägt damit in dieselbe Kerbe wie Thorsten Barnhofer, der sagt:

»Es ist ganz wichtig zu betonen, dass man, wenn man akut unter einer Depression leidet, nicht aufgefordert ist, nun mal schön eine dieser Apps zu nutzen, die sich für Gesunde anbieten, ›Headspace‹ oder Ähnliches. Achtsamkeit ist kein Allheilmittel, ist aber in vielen Kontexten hilfreich – nicht nur in Bezug auf das Krankheitsbild der Depression. Das MBCT-Verfahren wiederum ist keine Selbsttherapie, sie wird durch gelernte Kliniker unterstützt. Das Verfahren war ursprünglich zur Rückfallprävention entwickelt worden, aber wird zunehmend für weitere Anwendung erforscht. Aktuell arbeiten wir daran, diverse Forschungsergebnisse zu MBCT für akute Depressionen in einer Metaanalyse zusammenzusetzen, die bis zur Publikation noch ein wenig Zeit braucht. Was sich aus einzelnen Studien ersehen lässt, ist, dass wir keinen Punkt festmachen können, wo dieses klinische Verfahren der MBCT nicht mehr hilfreich sein kann – auch bei schweren Depressionen sind positive Effekte möglich. Es kommt letztlich darauf an, die Inhalte und Verfahren für Patienten in ihrer jeweiligen Situation zugänglich zu machen: Die Vermittlung unterscheidet sich je nachdem, ob ich als Trainer oder Trainerin gute Effekte bei der Rückfallprophylaxe bewirken oder Menschen in einer akuten Depression helfen möchte.«

Weil ich es ganz genau wissen möchte, melde ich mich Anfang 2023 zu einer Fortbildung zur MBCT-Trainerin im Achtsamkeitsinstitut Ruhr an. Mein MBSR-Trainerinnen-Zertifikat habe ich da bereits seit einigen Monaten in der Tasche, dies ist die Voraussetzung für die Fortbildung. MBSR ist sozusagen das Basisformat, aus dem das

MBCT-Verfahren abgeleitet wurde. MBSR gibt es bereits seit den späten 70er-Jahren. Der US-Molekularbiologe Jon Kabat Zinn hat es erfunden, ausbuchstabiert heißt es: »Mindfulness based stress reduction«, also achtsamkeitsbasierte Stressbewältigung. Es ist das am besten erforschte Achtsamkeitstraining der Welt, ist medizinisch und wissenschaftlich fundiert und hat mich achtsamkeitsverunsicherte Traumapatientin bestens abgeholt. Es ist ein 8-Wochen-Kurs, der in der Gruppe absolviert wird, und verbindet meditative Übungen in Ruhe und Bewegung mit Ansätzen aus der modernen Psychologie und Stressforschung. Hier wird der Umgang mit der allgemeinen Vulnerabilität des Menschen austariert. In der MBCT steht die spezifische Vulnerabilität von depressiv Erkrankten und auch angstgestörten Menschen im Fokus. Im Gegensatz zu MBSR-Kursen darf ich als Quereinsteigerin keine MBCT-Kurse geben, da ich keinen medizinischen Background und somit keine Heilerlaubnis habe. Das finde ich hochplausibel, spannend ist die Fortbildung allemal.

Vor allem Psychotherapeut*innen und Neurolog*innen sind mit am Start, als Petra Meibert und Professor Johannes Michalak den wissenschaftlichen Stand der Dinge erläutern: So gilt MBCT mittlerweile offiziell als mögliche Alternative zur medikamentösen Rückfallprävention bei der Behandlung von Depressionen. In einer Studie von 2015 sei MBCT mit medikamentöser Erhaltungstherapie an über 400 Patienten verglichen worden. Das Ergebnis: MBCT hat tatsächlich eine vergleichbare Wirkung auf das Rückfallrisiko wie der sogenannte Goldstandard, die Antidepressiva.[49] Weitere zahlreiche systematische Studien folgten, sodass nun auch die Nationale Versorgungsleitlinie S3 MBCT als geeignete Rückfallbehandlung empfiehlt.

Warum Depressionen rezidivieren, erklären die beiden Ausbilder*innen so: »Wenn Menschen depressiv sind, denken sie negativer als in Zeiten, in denen es ihnen relativ gut geht. Während der ersten depressiven Episode braucht es eine gewisse Zeit, bis sich diese Negativität aufbaut. Nach wiederholten depressiven Episoden formen sich starke Verknüpfungen, was bedeutet, dass selbst kleine Auslöser, wie eine niedergeschlagene Stimmung, zum Ausgangspunkt einer Depression werden können. Die darauffolgende Spirale negativen Denkens, die nun in Bewegung gesetzt wird, kann zu Hoffnungslosigkeit führen. Dies wiederum verleitet dazu, sich zurückzuziehen und mehr und mehr Situationen zu vermeiden. Sobald die alten Überzeugungen und Glaubenssätze aktiviert sind, kann es schwierig werden, aus dieser Dynamik auszusteigen. Es fühlt sich so an, als würde man versuchen, dem Treibsand zu entkommen.«

Statt in einem neuen Rückfall zu enden, so Meibert, könne man jedoch lernen, einen Schritt zurückzutreten und einen anderen Umgang mit dem Problem zu finden. Michalak hebt darauf ab, dass MBCT nicht so sehr versuche, die Inhalte von Kognitionen zu verändern – also aus negativen, dysfunktionalen Gedanken positive, funktionale Gedanken zu machen. Denn veränderungsorientierte Arbeit führe oft in den Widerstand, gerade bei depressiv Erkrankten, die sich nicht ernst genommen fühlten, wenn ihnen empfohlen werde, doch »einfach« das Denken und das Verhalten zu ändern (»Hey, denk doch mal positiv und geh raus in die Sonne!«). Es gehe vielmehr um das Etablieren von Akzeptanz, um eine andere Beziehung zu den Gedanken, die nicht von Kampf und Ablehnung geprägt ist. Stattdessen von Hinwendung und Wohlwollen. Die Gedanken, die da sind, wahrzunehmen und ohne Bewertung zu beobachten, mit Selbstfreundlichkeit im Sinne von: »Ich bin okay, auch wenn ich diese Gedanken habe.«

»Hier haben wir es wieder«, denke ich mir an dieser Stelle: Da sind Gedanken, ich bin aber nicht meine Gedanken. Ich nehme wahr: Ich grübele, doch ich verändere nicht die Gedanken, sondern meine Haltung zu diesen Gedanken. Ich begreife: Gedanken sind mentale Ereignisse – Gedanken sind nicht mehr und nicht weniger als Gedanken, auch wenn sie etwas ganz anderes behaupten. Um mal eben Descartes vom Thron zu stoßen und Buddha draufzuhieven: Nicht »*Ich denke, also bin ich*«, sondern: »*Ich bin, also denke ich.*« Da kann ich nichts gegen machen. Aber ich kann es bemerken.

Meibert ist sich sicher: Durch die stetige Schärfung des Bewusstseins für seine depressiven Muster könne man eine gewisse innere Stabilität aufbauen. Verbunden mit der Fähigkeit, etwas Abstand zu seiner Erfahrung zu bekommen. Man könne erkennen, dass man Entscheidungen treffen kann, statt immer wieder in alte Muster zurückzufallen. Auch könne man Frühwarnsymptome wahrnehmen und lernen, angemessen darauf zu reagieren. Und ganz wunderbar: Die praktischen Übungen der

MBCT führen den Denkenden bzw. Dauergrübelnden endlich mal wieder vom Kopf zurück in den Körper, mithilfe des Body Scans oder einer Meditation auf den Atem kommen die Patient*innen wieder ins Spüren.

Das alles sei mit MBCT möglich – Wunder dagegen leider nicht. Petra Meibert macht klar: Kein Psychotherapieverfahren schützt zu 100 % vor Rückfällen. Und: die Praxis müsse kontinuierlich fortgeführt werden. Wer nach einem 8-Wochen-Kurs direkt wieder aufhört mit den Übungen, verliere den Effekt von MBCT schnell wieder. Das sei wie Muskeltraining – um die Muskeln zu behalten, müsse das Training andauern.

Auch Nebenwirkungen seien möglich, wie bei allen Psychotherapieverfahren. Es sei ein Balanceakt, so Johannes Michalak, sich in schwierige Zustände zu begeben, in Kontakt zu gehen mit Dingen, die man bisher zur Seite gedrängt habe, und gleichzeitig die persönlichen Grenzen zu wahren, sich nicht zu überfordern. Auch deshalb sei eine Begleitung durch qualifizierte Trainer*innen wichtig.

Ich frage auch Thorsten Barnhofer nach möglichen Risiken und Nebenwirkungen. Er antwortet:
»Ich halte die Diskussion um die Gefahr von Achtsamkeitspraxis für etwas überzogen. Man darf nicht vergessen, dass es nicht nur darum geht, mit diesen Verfahren Entspannung zu erzielen, sondern dass das Verfahren sind, die einen psychotherapeutischen Effekt haben. Sprich: Ein gewisses Maß an Unwohlsein, wenn man sich mit Dingen konfrontiert, die nicht so einfach sind, ist Teil

des Prozesses. Ehrlich gesagt, erst wenn das vorhanden ist, wächst überhaupt das Potenzial für Veränderung.«

»No mud, no lotus«. Noch so ein Buchtitel, noch so eine Weisheit von Thich Nhat Hanh. Denn: Die edle Lotosblüte wächst nicht auf Marmor, sie braucht schmoddrigen Schlamm, um zu wachsen. Was so viel heißt wie: Aus Scheiße kann Gold entstehen. Wobei ich diese Weisheit selbstredend keinem akut depressiv Erkrankten entgegenbringen würde. Er oder sie würde Schlamm nach mir werfen. Ich selbst hätte die Behauptung damals als geradezu frech und ignorant empfunden. Jetzt, in einer stabilen Phase, ahne ich: Da ist was dran.

Und mir selbst hat die Erfahrung mit achtsamkeitsbasierter Therapie die Werkbank vervollständigt – ich bin mir sicher, ich habe nun genug Schraubenzieher, um mal wieder lockere Schrauben festzudrehen – ich vertraue darauf, dass ich mithilfe von kontinuierlich praktizierter Achtsamkeit mein Leben mit der Depression irgendwie gedübelt bekomme. Ganz im Sinne der US-amerikanischen Singer-Songschreiberin Portia Nelson, deren »Biografie in fünf Kapiteln« weltberühmt ist – und in jedem MBSR-Kurs zum Zuge kommt:

1. *Ich gehe die Straße entlang. Plötzlich liegt ein großes Loch vor mir. Ich falle hinein. Ich bin verloren. Ich kann nichts dafür. Nach langen Mühen finde ich heraus.*

2. *Ich gehe dieselbe Straße entlang. Plötzlich liegt ein großes Loch vor mir. Ich tue so, als ob ich es nicht sehe, und falle wieder hinein. Ich bin wieder in dieser Situation, aber es ist nicht meine Schuld. Nach langer Zeit finde ich heraus.*

3. *Ich gehe dieselbe Straße entlang. Plötzlich liegt ein großes Loch vor mir. Ich sehe es. Trotzdem falle ich hinein, aus Gewohnheit. Meine Augen sind offen. Ich weiß, wo ich bin, und trage die Verantwortung. Sofort komme ich heraus.*

4. *Ich gehe dieselbe Straße entlang. Plötzlich liegt ein großes Loch vor mir. Ich mache einen großen Bogen um das Loch.*

5. *Ich gehe eine andere Straße entlang.*[50]

5 Und wenn ich nun aber doch mal wieder straight und mit Vollgas zu einem klassischen Psychotherapeuten, einer -therapeutin gehen möchte?

Dann kann ich lange warten. Laut Untersuchungen der Deutschen Psychotherapeuten-Vereinigung schon allein auf das Erstgespräch mindestens sechs Wochen. Die Situation habe sich durch die Pandemie deutlich verschlechtert und schon in 2018/2019 belegte eine Studie der Bundespsychotherapeutenkammer (BPTK) die Notlage. Schon damals lag die Zeitspanne zwischen Erstgespräch und erster Therapie-Sitzung laut BPTK bei drei bis neun Monaten.[51] Was für die Wartenden teilweise zum existenziellen Problem wird, denn bleiben psychische Erkrankungen unbehandelt, steigt das Risiko, dass sie chronisch werden, sich verschlechtern und schwerer behandelbar sind.

Warum müssen Erkrankte so lange warten? Wo Deutschland doch im internationalen Vergleich gut aufgestellt ist, was die Zahl praktizierender Psychotherapeut*innen angeht. Laut der Deutschen Gesellschaft für Psychiatrie und Psychotherapie, Psychosomatik und Nervenheilkunde e.V. gab es 2020 50641 aktive Psychotherapeut*innen in Deutschland, wovon 39571 in ambulanten Einrichtungen arbeiten. Doch: Nicht alle dieser Fachleute haben einen kassenärztlich zugelassenen Sitz, sodass die Therapie mit der gesetzlichen Krankenkasse abgerechnet werden kann.

Wie viele Kassensitze in einer Region zugelassen werden, regelt der Gemeinsame Bundesausschuss (G-BA) mit der sogenannten Bedarfsplanungs-Richtlinie. Und ebendiese Bedarfsplanung wird von etlichen Kritiker*innen als hoffnungslos veraltet gebrandmarkt. Auf der Homepage der Psychotherapeutenkammer meines Bundeslandes NRW ist zu lesen: »Die Versorgungsplanung wurde vor circa 30 Jahren in Deutschland eingeführt, um bei der damals hohen Anzahl von Ärztinnen und Ärzten bundesweit einen möglichst ausgewogenen Zugang der gesetzlich Krankenversicherten zur haus- und fachärztlichen Versorgung zu gewährleisten. Aufgrund der in der Bedarfsplanungs-Richtlinie des Gemeinsamen Bundesausschusses (G-BA) definierten bundeseinheitlichen Vorgaben erstellen die Kassenärztlichen Vereinigungen (KV) im Einvernehmen mit den Landesverbänden der Krankenkassen und der Ersatzkassen regionale Bedarfspläne, die in den Landesausschüssen umgesetzt werden. In diesen Entscheidungsprozessen wird festgelegt, ob frei werdende Sitze in einem Planungsbereich gesperrt oder dort zusätzliche Niederlassungen ermöglicht werden. Der Regulierungsbereich der Bedarfsplanung wurde mehrfach durch Reformen erweitert.

Mit dem aktuell gültigen G-BA-Beschluss, der am 30. Juni 2019 in Kraft trat, wurde die bisherige Planungssystematik um eine morbiditätsbedingte, regionale und fachgruppeninterne Steuerungsmöglichkeit ergänzt. Durch den neu eingeführten Demografiefaktor wurde allerdings ein Automatismus geschaffen, der zu einem jährlichen Abbau von vorgesehenen psychotherapeutischen Praxissitzen führen wird. Dabei bleibt der aktuelle Beschluss ohnehin schon weit hinter dem fachlich und wissenschaftlich festgestellten Bedarf neuer Zulassungen für Psychotherapeutinnen und Psychotherapeuten zurück. Ein vom G-BA in Auftrag gegebenes Gutachten (von Wissenschaftler*innen der Ludwig-Maximilians-Universität München) zur Weiterentwicklung der Bedarfsplanung, hatte im September 2018 bundesweit mehr als 2400 neue Psychotherapie-Praxissitze empfohlen. Durch die Reform wurden 2019 jedoch deutschlandweit lediglich 738 zusätzliche Niederlassungsmöglichkeiten für Psychotherapeutinnen und Psychotherapeuten geschaffen. (...) Auch in Nordrhein-Westfalen gibt es weiterhin Regionen, in denen gesetzlich Krankenversicherte mit langen Wartezeiten rechnen müssen, um eine psychotherapeutische Behandlung zu erhalten. Aufgrund einer Fehleinschätzung der ersten Bedarfsplanung für Psychotherapeutinnen und Psychotherapeuten von 1999, die über jede Reform hinweg weitergetragen wurde, gilt dies vornehmlich für das Ruhrgebiet.«[52]

Was das heißt, finde ich an anderer Stelle im Netz: Im Pott wartet man demnach rund sieben Monate auf einen Psychotherapieplatz.

Im Stern[53] wird Dr. Dietrich Munz, der Präsident der BPTK, zu der Misere zitiert. Er kritisiert, dass der Spitzenverband der gesetzlichen Krankenkassen das Ergebnis des Gutachtens ignoriert habe und die Zahl von nur weiteren circa 800 Sitzen der Kompromiss gewesen sei, aus dem Gutachten und der Blockade der Krankenkassen, die eine Kostenexplosion fürchteten.

Und dann steht Aussage gegen Aussage: Der Spitzenverband der gesetzlichen Krankenkassen sagt, dass es ausreichend Therapieplätze gebe und längere Wartezeiten vor allem an der mangelnden Transparenz der Therapeut*innen liege, die freie Plätze nicht rechtzeitig meldeten. Außerdem könnten fast alle Patienten innerhalb von 30 bis 60 Tagen, ein Drittel sogar nach vier bis sieben Tagen nach dem Erstgespräch eine Therapie beginnen. »Diese Zahlen sind schlichtweg falsch«, sagt wiederum Dietrich Munz. »Unsere aktuellen Zahlen beruhen auf den Abrechnungsdaten der kassenärztlichen Vereinigungen und stammen von 300000 Versicherten. Das Ergebnis sind nach wie vor im Schnitt 142 Tage Wartezeit zwischen Erstgespräch und Therapiebeginn.«

Ein anderer Vorwurf der Krankenkassen lautet, dass es Psychotherapeuten gebe, die ihren Versorgungsauftrag nicht voll ausschöpfen; sie könnten mehr Patienten behandeln, tun dies aber nicht. Außerdem würden leichtere Fälle bevorzugt. Tatsächlich sprang auf diese These im Februar 2023 sogar Bundesgesundheitsminister Karl Lauterbach auf. In einer digitalen »Sprechstunde« sagte er: »Die Fälle, die besonders schwer sind, tun sich schwer, einen Platz zu bekommen.« In der Kommentarspalte unter dem Video wehte ihm herbe Kritik entgegen. Und auch Dietrich Munz sagt im Stern-Artikel: »Dass die leicht Kranken den Schwerkranken die Plätze wegnehmen, ist eine Desinformation, es gibt mehrere Studien, die das Gegenteil belegen. Wir finden es hochproblematisch, wenn der Gesundheitsminister so eine Aussage aufgreift und Patienten gegeneinander ausgespielt werden. Ich kenne Patienten, die deswegen Schuldgefühle haben, weil sie fürchten, dass sie anderen einen Therapieplatz wegnehmen. Ich finde so eine Argumentation zutiefst unethisch. Sie ist ein Schlag ins Gesicht der Menschen, die Hilfe suchen.«

Warten auf Hilfe. Besonders kritisch sei es, wenn Patient*innen aus der Klinik entlassen werden und nicht sofort Anschluss an eine ambulante Psychotherapie finden, schrieb der Spiegel schon im Sommer 2020. Also genau zu dem Zeitpunkt, als ich aus meiner Klinik entlassen wurde und als gesetzlich Versicherte ebenfalls auf eine Nachversorgung warten musste. Im Spiegel wird der Facharzt für Psychiatrie und Psychotherapie Hauke Wiegand zitiert, der gemeinsam mit Kolleg*innen die Abrechnungszahlen der Barmer Krankenkasse von fast 23000 Patient*innen zwischen 18 und 65 Jahren ausgewertet hat, die wegen der Hauptdiagnose »Depression« in einer Klinik behandelt worden sind. Wiegands Studie bestätigt demnach nicht nur frühere Untersuchungen über die unzureichende Versorgung depressiv erkrankter Menschen, sie liefert alarmierende Zahlen: 92 Prozent der Patient*innen mit einer schweren Depression hätten im Anschluss an einen

Klinikaufenthalt keine Therapie erhalten, die den Leitlinien entspricht, also den empfohlenen medizinischen Standards. Bei den mittelgradig Erkrankten seien es noch 50 Prozent gewesen. Jeder fünfte der Patienten aus Wiegands Datensatz sei vor Ablauf eines Jahres erneut in einer Klinik für Psychiatrie oder Psychosomatik behandelt worden. Und verglichen mit der Durchschnittsbevölkerung seien in dieser Gruppe 3,4-mal so viele Menschen verstorben. Keiner von jenen Menschen sei nach der Entlassung aus dem Krankenhaus gemäß den Leitlinien behandelt worden.[54]

Auch im bereits zitierten Bericht des RKI zur Psychischen Gesundheit in Deutschland ergeben sich anhand von Abrechnungsdaten der Krankenkassen Hinweise auf Qualitätsmängel in der Versorgung von Depressionen. So erhielte ein gravierender Anteil der Versicherten mit administrativ erfasster Depressionsdiagnose auch bei erfolgtem Arztkontakt keine oder keine adäquate bzw. leitliniengerechte Behandlung. Etwa zwei Drittel erführen keine fachärztliche Abklärung und würden ausschließlich hausärztlich versorgt. Und dann wird in ebendiesem Bericht mit Nachdruck der Satz hinterhergeschoben: »Es kann davon ausgegangen werden, dass circa 70 % der stationär behandelten Depressionen (F32, F33) durch eine rechtzeitige ambulante Behandlung vermeidbar wären.«[55]

Auch die Präsidentin der Psychotherapeutenkammer Hamburg, Heike Peper, findet in einem Interview mit der Welt im Februar 2023 deutliche Worte. Die Nachfrage nach psychotherapeutischen Angeboten gerade für Kinder und Jugendliche habe sich während der Pandemie um mehr als 40 Prozent erhöht und die Wartezeiten im Durchschnitt um 17 Wochen verlängert. Peper habe schon vor Pandemiebeginn auf eine Reform der Bedarfsplanung gedrängt, da die Richtlinie vor viel zu langer Zeit auf Grundlage einer eigentlich falschen und längst überholten Logik erlassen wurde und dadurch die Zahl der Kassensitze gedeckelt sei. Deshalb ließen sich viele Kolleg*innen erst einmal in Privatpraxen nieder oder teilten sich einen sogenannten Versorgungsauftrag. Und so komme es zur Unterversorgung mit Therapieplätzen.[56]

Ich lasse Luft durch die Zähne entweichen. Wahlweise könnte ich mir auch die Haare raufen.

Was Armin Rösl aus Mangel an Haaren nicht tun kann. Dafür hat er im Herbst 2022 mit der Deutschen DepressionsLiga Alarm geschlagen und unter dem Hashtag #22WochenWarten eine Kampagne gestartet und am 10. Oktober (Welttag der Seelischen Gesundheit) die gleichlautende Onlinepetition zur Verkürzung der Wartezeiten auf Psychotherapieplätze mit 110512 Unterstützer*innen an die Vorsitzende des Gesundheitsausschusses im Bundestag übergegeben. Denn im Koalitionsvertrag steht auf Seite 86: »Wir reformieren die psychotherapeutische Bedarfsplanung, um Wartezeiten auf einen Behandlungsplatz, insbesondere für Kinder- und Jugendliche, aber auch in ländlichen und strukturschwachen Gebieten deutlich zu reduzieren. Wir verbessern die ambulante psychotherapeutische Versorgung insbesondere für Patienten mit schweren und komplexen Erkrankungen und stellen den Zugang zu ambulanten Komplexleistungen sicher. Die Kapazitäten bauen wir bedarfsgerecht, passgenau und stärker koordiniert aus. Im stationären Bereich sorgen wir für eine leitliniengerechte psychotherapeutische Versorgung und eine bedarfsgerechte Personalausstattung. Die psychiatrische Notfall- und Krisenversorgung bauen wir flächendeckend aus.«

Was für verheißungsvolle Worte.

Dr. Kirsten Kappert-Gonther von Bündnis90/Die Grünen nahm die Petition entgegen. Sie leitet den Bundesgesundheitsausschuss und unterstützt alle Forderungen für eine Veränderung der Versorgung. Sie trete ein für die schnellstmögliche Überarbeitung der Bedarfsplanung Psychotherapie, eine einfachere, schnellere Kostenerstattung durch Krankenkassen und ein Stimmrecht für Patientenvertretungen im Gemeinsamen Bundesausschuss (G-BA), der nun mal für die Bedarfsplanung zuständig ist. Und laut Rösl habe Kappert-Gonther angekündigt, den G-BA mit der Überarbeitung der Bedarfsplanung zu beauftragen. Ich bin gespannt. Und Armin Rösl ist es auch. Im Netz gibt er sich hoffnungsfroh und kämpferisch: Er bliebe dran, werde weiter beobachten, ob und was sich »da oben« bei den Verantwortlichen tue. Und sollte sich weiterhin nichts tun, werde er wieder seine Stimme erheben. Und auf Unterstützung bauen.

Die bekommt er auch von der Bundespsychotherapeutenkammer: im Januar 2023 veröffentlicht die BPTK eine Pressemitteilung zur Kleinen Anfrage, die die Unionsfraktion zur »Zukunft der psychotherapeutischen Versorgung« gestellt habe. Demnach setze die Bundesregierung trotz der deutlichen Unterversorgung mit Therapieplätzen auf »Instrumente der Einzelfallentscheidung«. Dr. Dietrich Munz, Präsident der BPTK, schnaubt förmlich durch jede Zeile der Pressemitteilung: »Ermächtigungen und Sonderbedarfszulassungen können das strukturelle Problem von fehlenden Kassensitzen insbesondere in ländlichen und strukturschwachen Regionen nicht lösen«, sagt er und weiter: »Wir brauchen eine echte Reform der Bedarfsplanung, die eine zeitnahe und wohnortnahe Versorgung von Menschen mit psychischen Erkrankungen sicherstellt. Insbesondere für Kinder und Jugendliche, ältere oder sozial benachteiligte Menschen sind lange Anfahrtswege in die Psychotherapie-Praxis nicht machbar.« Um Wartezeiten abzubauen, hält es die BPTK für notwendig, die allgemeinen Verhältniszahlen (Anzahl Einwohner*in pro Ärzt*in) für die Arztgruppe der Psychotherapeut*innen um mindestens 20 Prozent abzusenken. Dadurch würden die noch notwendigen rund 1600 zusätzlichen Kassensitze insbesondere in ländlichen und strukturschwachen Regionen entstehen. Außerdem sollten Psychotherapeut*innen, die ausschließlich Kinder und Jugendliche behandeln, in einer eigenen Arztgruppe geplant werden, damit das Versorgungsangebot für psychisch erkrankte Kinder und Jugendliche gezielt weiterentwickelt werden kann.

Ende der Ansage.

Es wird wirklich Zeit. Im März 2023 greifen etliche Medien die Ergebnisse einer repräsentativen Onlineumfrage auf, die der Versicherungskonzern AXA beim Meinungsforschungsinstitut Ipsos in Auftrag gegeben hat. Dazu wurden 2000 Menschen zwischen 18 und 74 Jahren in Deutschland zu ihrer mentalen Gesundheit befragt. Und 32 Prozent erklärten, dass sie unter Depressionen und Angststörungen leiden. Ein Drittel unserer Bevölkerung! Insbesondere junge Frauen im Alter zwischen 18 und 34 Jahren hatten häufig angegeben, aktuell psychisch erkrankt zu sein – satte 41 Prozent. Nun kann man sagen, dass Onlinebefragungen methodisch keine verlässliche Messung der Häufigkeit psychischer Erkrankungen erlauben – und genau das tut etwa Andreas Meyer-Lindenberg, Präsident der Deutschen Gesellschaft für Psychiatrie und Psychotherapie, Psychosomatik und Nervenheilkunde (DGPPN). Er sagt aber auch, dass die Zahlen an sich nicht sehr überraschend seien. Offensichtlich hält er sie durchaus für aussagekräftig.

Das sollte uns zu denken geben. Im Gespräch mit mir zog Benjamin Maack folgenden Vergleich: »Wenn sich so viele Leute psychisch krank fühlen, dann ist das ein gesellschaftliches Problem. Die Menschen suchen Hilfe. Immer mehr. Was sagt uns das? Das ist ein bisschen so wie mit dem 9-Euro-Ticket, durch das die Züge verstopfen und nichts mehr läuft. Es darf der Politik dann nicht darum gehen, dafür zu sorgen, dass weniger Menschen Bahn fahren, sondern dass das Bahnnetz besser wird. Übertragen auf unser Thema: Es geht nicht darum, den Leuten, die nun endlich offen sagen: ›Mir geht es scheiße‹, zu vermitteln, ›Komm, stell dich mal nicht so an‹. Es geht darum, endlich für eine bessere psychotherapeutische Versorgung zu sorgen.«

Die Kampagne #22 WochenWarten, die komplett ehrenamtlich und ohne finanzielle Mittel gestartet worden ist und weiterhin läuft, hat national und international für Aufmerksamkeit gesorgt. Sie wurde mit dem Internationalen Deutschen PR-Preis in der Kategorie »Public Affairs« ausgezeichnet und bei den weltweiten PRWeek

Global Awards in London mit zweimal »Highly Commendend« (quasi die Silbermedaille) in den Kategorien »Öffentlicher Sektor« und »Beste Influencer-Marketing-Kampagne«. Vereinfacht gesagt gehört #22 WochenWarten zu den besten Kampagnen weltweit. »Diese Auszeichnungen helfen, das Thema weiterhin in der Öffentlichkeit zu halten und Druck auf die Verantwortlichen auszuüben«, sagt Armin Rösl.

DIE SEELISCHE HAUSAPOTHEKE

6 Und was tun wir bis dahin?
Die Onlinepetition unterschreiben!
Und großzügig unsere »seelische Hausapotheke« bestücken! Diese schöne Bezeichnung setzte mir Schauspielerin und Komikerin Annette Frier ins Ohr, sie selbst hatte sie wiederum der »lyrischen Hausapotheke« von Erich Kästner entlehnt. Frier sind während der Pandemie die vielen substanzlosen Gespräche über Inzidenzen und andere Oberflächlichkeiten auf die Nerven gegangen. Um ihre Nerven stattdessen mit dem Balsam geschmeidig zu halten, wie es nur zwischenmenschliche Beziehungen hergeben, hat sie Interviews zu zwanzig großen Fragen mit Menschen aus ihrem persönlichen Kosmos geführt, diese mit der Kamera mitgeschnitten und berührende Filmchen auf Youtube gestellt. Einer trägt die Überschrift »Seele«, und hier stellt Frier ebendie Frage: »Was gehört in deine seelische Hausapotheke?«

Ich möchte das ein wenig spezifizieren und frage meine Gesprächspartner*innen, was die erkrankte Seele zu streicheln vermag? Nicht alle haben explizite Antworten darauf, aber die, die ich bekommen habe, geben meiner Seele Inspiration und Mut ...

Miriam Davoudvandi: Ich weiß, dass Struktur, Sport und gute Ernährung wichtig sind. Ich denke da immer an das Computerspiel »Sims«. Da spielst du das Leben nach, organisierst darin Menschen. Und musst dich um diese Menschen kümmern. Da werden dann Grundbedürfnisse eingefordert: sozialer Kontakt, Komfort, Essen und Spaß. Das sind alles Dinge, die man in der Depression total vergisst. Da ist man froh, wenn man die Basics hinbekommt, wie Hygiene und überhaupt mal aufs Klo gehen. Bei den Sims gibt es da so einen grünen Balken, der sehr schnell rot wird, wenn du nicht die Grundbedürfnisse deiner Spielfigur befriedigst, und die Figur kann krank werden und auch sterben, wenn ein Faktor komplett nicht bedient wird. So frage ich mich jeden Tag im echten Leben: Habe ich wie im Spiel die Grundbedürfnisse gedeckt? Und dann hake ich ab.

Benjamin Maack: Früher habe ich mich in der Depression vor allem nutzlos gefühlt, und das wollte ich auf keinen Fall sein. Also habe ich immer zig To-do-Listen gemacht, die habe ich abgearbeitet – habe dann gemerkt, ich könnte auch noch dies machen und das machen und dies und das besorgen. Und letztens war ich mal im Baumarkt und habe gesehen: Oh, du hast den Einkaufswagen schon wieder so vollgeladen – und ich habe die Warnung gespürt:

»Benjamin, das passiert dir eigentlich nur, wenn es dir gerade sehr schlecht geht!« Und dann habe ich ganz viele Sachen wieder zurückgelegt und bin mit wenig nach Hause. Ich weiß mittlerweile, dass es vor allem sehr wichtig ist, mir Ruhe zu gönnen. Viel zu schlafen. Fernsehen, ohne schlechtes Gewissen zu haben – es ist so wichtig, dass ich es schaffe, die Dinge zu tun, die gut für mich sind, ohne ein schlechtes Gewissen zu haben – auch wenn ich dabei vermeintlich nutzlos bin.

Zoë Beck: Na ja, mittendrin in so einer Episode ist natürlich alles scheiße. Aber wenn ich danach wieder auftauche und mich wieder berappele, ist Kultur für mich sehr wichtig. In Ausstellungen gehen und Kunst betrachten. Mir mehr Zeit für so was zu nehmen und darauf zu pfeifen, was für ein Tempo die anderen an den Tag legen – das ist für mich heilsam. Wenn ich vor einem Bild sitzen bleibe, eine Stunde lang, dann tut mir das gut und dann ist doch wurscht, ob ich den Rest der Ausstellung gesehen habe. Also tatsächlich hilft es mir, gesellschaftliche Konventionen über Bord zu werfen, was angeblich getan werden muss, was sich gehört, was wie sein soll. Bloß nicht zu viel Druck aufbauen. »Hast du das Buch gelesen? Das muss man doch gelesen haben!« »Nee, muss ich nicht – ich habe nach der ersten Seite aufgehört.« Scheiß drauf! Ich habe mich viel zu oft zu bestimmten Sachen zwingen lassen, weil andere sagen, das muss aber so sein, du musst doch jetzt dahingehen, du musst doch. Nee, ich muss gar nichts. Ich glaube, es ist auch wichtig, ruhig mal zu sagen: »Davon habe ich keine Ahnung. Ich kenne mich nicht aus.« Denn: Ich muss ja nicht alles wissen. Also weg von diesem gesellschaftlichen Perfektionsanspruch. Musik ist für mich auch wahnsinnig wichtig. Und auch ins Theater zu gehen. Und natürlich: zu lesen. Da findet man ja manchmal irgendeine Zeile, in der etwas steckt, das man als Stärkung mitnimmt. Auch die Geschichten von anderen Betroffenen zu hören. Nicht die von gewissen Selbstdarstellungsmännern, die gelitten haben und jetzt wieder ruckzuck komplett hergestellt sind. Auch nicht die Geschichten von Leuten, die sich mit Marathon laufen da rausgezogen haben oder nur noch Rohkost essen, damit die Depression in Schach gehalten wird. Mir hilft es eher, dass es Leute gibt, die sagen: »Kenn ich. Geht mir auch so, irgendwie wurschtle ich mich trotzdem durch.« Es ist gut, wenn man eine Geschichte findet, die so ähnlich ist wie die eigene. Für mich eben nicht die Erfolgsgeschichten von Leuten, die drei Monate in der Klinik waren und seitdem total geheilt sind. Das hat mit meiner Geschichte nichts zu tun. Die ist aber eben auch nicht so aufregend. Wir wissen: Nur die ganz aufregenden Geschichten stehen in Büchern. Ich meine aber die Geschichten von Leuten, die man so aus Zufall trifft. Bei mir in der Nachbarschaft wohnt jemand, der hat das auch schon seit Ewigkeiten. Und manchmal, früher, war es ganz schlimm, dann saß der auch mal heulend auf der Treppe. Und irgendwie haben wir uns dann so erkannt, im Gespräch, und dann macht man so Andeutungen. Und heute können wir uns offen fragen: »Na, wie ist es heute so?« Das hilft, wenn ich antworten kann: »Na ja, heute ist wieder so ein Tag.« Und dann kommt zurück: »Ah ja. Hatte ich letzte Woche auch.« Und so kommen dann halt immer mehr Leute zusammen, die echtes Verständnis haben, und das hilft zu wissen, dass man nicht irgendwie so ein kleines Alien ist, um das alle Ärzte und all die anderen herumstehen und kopfschüttelnd sagen: »Komisch, das verstehen wir nicht.«

Ronja von Rönne: Im schlimmsten Fall hilft gar nichts, aber meistens hilft Musik. Und davon viel und laut. Ich bin großer Fan von Auto fahren und laut mitsingen. Und sonst: Gerade wenn man gut ist im Intellektualisieren und Abstrahieren und Katastrophisieren, kann es helfen, etwas sehr Körperliches zu machen. Manchmal ist der Mensch einfach vor allem Tier, und dann muss er sich bewegen. Dann hören auch die Gedanken auf. Bei mir ist das nicht das Joggen, auch wenn das ja gemeinhin helfen soll. Sondern: Tanzen gehen oder irgendwie Leute küssen, sich umarmen, Sex. Achterbahn fahren und extra scharf essen. In eiskaltes Wasser springen. Über eine Wiese rennen. Halt alles, was das Gegenteil von Depression ist, nämlich Leben und Fühlen und Bewegung. Alles, was irgendwie Leben bedeutet, alles, was das Gegenteil von grau und beige und diffus ist – das hilft. Manchmal aber auch Filme und Serien schauen, so was wie »After Life« von und mit Ricky Gervais oder was von Robin Williams – damit man weiß, dass man nicht alleine ist mit diesen komischen, unbequemen Haustieren namens Depressionen, die man sich da angeschafft hat.

Torsten Sträter: Weinen verbessert manchmal die Situation. Die Leute mögen denken, du bist nur am Heulen – ja, das hat aber ja einen Grund. Ich weine gerne. Es gibt Filme, bei denen ich zuverlässig weine, und auch fünf Songs, davon ist einer ausgerechnet von Nena – wie peinlich ist das denn ... Und bei Filmen ist es: »Schlaflos in Seattle« oder »Rendezvous mit Joe Black« mit Brad Pitt – Hilfe! Moulin Rouge – auch sehr toll. Kann man als Hilfsmittel benutzen, biste einmal durchgereinigt, der Tränenkanal gespült. Und sonst bin ich mittlerweile der große »In-mich-hinein-Horcher«, schon morgens nach dem Aufstehen – und wenn dann eine schlechte Phase kommt, kann ich die sofort auf einer Skala einordnen. Und kann sofort sagen, oh, da werde ich jetzt wohl ein bisschen Sport drauflegen oder Tageslichtlampe, ich glaube, ich lasse jetzt mal ein bisschen locker. Ich versuche dann also gegenzusteuern und das ein, zwei Tage zu beobachten, ob es besser wird. Das habe ich früher nie gemacht. Da war eine schwarze Wand und an der lief ich entlang.

Till Raether: Wenn ich merke, da kommt es angerauscht, dann ist mein Instinkt, mich so richtig zu verkriechen. Ich kann zum Glück sehr gut schlafen – und flüchte mich oft in den Schlaf. Ich könnte mich um 14 Uhr hinlegen und um 19 Uhr wieder aufstehen, um dann nachts auch wieder tief zu schlafen. Und so lasse ich die Phase dann so über mich ergehen. Aber ich merke schon auch, dass ich manche Dinge tun muss, damit es mir besser geht, auch wenn ich die eigentlich nicht tun will. Das ist dann so was wie mal eine Stunde spazieren gehen oder so. Und als dritte Komponente, die mir hilft, kommt dann eben nun auch das Kommunizieren hinzu – dass ich auch dem Außen mitteile, dass ich mich jetzt dringend zurückziehen muss. Es ist auf eine Art wirklich ein echter Fortschritt, dass ich weiß, ich darf mich in einer Episode auch mal ohne Scham verkriechen. Ich lege mich dann hin, oft mit einem guten Buch. Denn glücklicherweise kann ich immer noch lesen, das ist echt eine tolle Fluchtmöglichkeit, das hilft mir oft, diese Phase zu überstehen.

Ich freue mich, dass verschiedenste Tiegel und Fläschchen voll mit Kultur in den seelischen Hausapotheken stehen. Mir geht es ähnlich, ich hebe mir meine Worte dazu für den Schluss, für das Nachwort, auf.

In Erich Kästners »Lyrischer Hausapotheke« stehen Gedichte, die »gegen die Störung des seelischen Gleichgewichts, gegen die kleinen und großen Schwierigkeiten der menschlichen Existenz« eingenommen werden können.

Sich selbst konnte Kästner damit nicht kurieren – auch er litt an Depressionen, mindestens im letzten Drittel seines Lebens. Doch schon mit Mitte dreißig veröffentlichte er in seinem Gedichtband »Gesang zwischen den Stühlen« einen Text, den ich als Seelenstreichler empfinde. Er trägt den Titel »Traurigkeit, die jeder kennt« und spricht mir mit Zeilen wie diesen aus dem Herzen – wohl nicht nur mir: »Die Trauer kommt und geht ganz ohne Grund, und angefüllt ist man mit nichts als Leere. Man ist nicht krank und ist auch nicht gesund. Es ist, als ob der Seele unwohl wäre.« Kästner schreibt vom »verrenkten Gemüt«. Aber auch davon, dass die Seelen wieder zahm werden. Dies allerdings nicht als Trost gemeint sei. Und auch das kann ich gut nachvollziehen, denn wie mehrfach erwähnt: »verrenkte Gemüter« lassen sich schwer trösten.

DER SCHLUSS –
UND EIN
LETZTES
KLEINES
INTERVIEW

An einem mittelprächtigen, verregneten Tag im März 2023, kurz vor Abgabe des Manuskripts, weit weg von einem der Löcher, in die ich gefallen bin und womöglich noch ein paarmal fallen werde, mache ich mir Gedanken über die bereits von anderen beschriebene Depressionsamnesie. Und auch ich spüre ganz deutlich: Auch ich habe eine Art Sicherheitstür zwischen dem Jetzt und dem düsteren Gestern, eine zentnerschwere Tresortür, eine hitzefeste Feuerschutztür, ein besonders dickes Exemplar, wie man es von Kühlkammern kennt, eine Zugbrücke in meiner Burg, die ich fest verrammelt halte, damit mich die Depression nicht mehr kriegen kann. Ich will nicht mehr spüren, was ich in den schlimmsten Zeiten gespürt habe, noch nicht mal in Erinnerung. Doch manchmal, ganz selten, ist es, als sei da ein Guckloch in meiner Abschottung, und ohne wirklich bedroht zu sein, kann ich hindurchschauen und sehen und fühlen, was die Depression für mich ausgemacht hat: Ich fühlte mich in den schlimmsten Phasen lose. Losgelöst von allem, was mich ansonsten hält. Gute Beziehungen, die mir den Rücken stärken, meine familiäre Basis, auf der ich stehe, der Puffer, den ich mir mit allerlei Wissen angesammelt habe und der mich schützt, auf dass mir nicht der Himmel auf den Kopf falle – in den schlimmsten Phasen war all das weg und ich fiel ins Bodenlose. Kraftlos, schutzlos, haltlos, hoffnungslos. Ich machte dennoch meine Schritte, von außen gesehen unbeirrt, doch jeder von ihnen fühlte sich an, wie ins Leere zu treten. Als seien da überall Schlaglöcher im Boden versteckt, die ich nicht sehen konnte – ich war hochgradig verunsichert und wackelig, tastete mich vor und trat ins Leere, stolperte, fiel, rappelte mich wieder auf, ging weiter, fiel wieder, bald schon ziemlich verschrammt, und doch blieb ich nicht stehen, rollte ich mich nicht in einem dieser Löcher zusammen, todmüde wie ich war, sondern lief, lief, lief, weil ich doch musste, musste, musste. Und die Außenwelt behandelte mich, als sei alles wie immer. Sah nicht die Blessuren, sah nicht die wachsende Angst in meinen Augen – schon, weil ich die Augen niederschlug. Weil ich mich schämte, wie ich so ungelenk vor mich hin stolperte, weil ich mir einbildete, dass alle anderen locker federnd an mir vorbeigingen und mich womöglich auf immer und ewig abhängen würden, wenn ich nicht dranbliebe.

Damit soll nun Schluss sein. Es muss anders werden. Um den Meister des Aphorismus zu zitieren, Georg Christoph Lichtenberg: »Ich weiß nicht, ob es besser wird, wenn es anders wird. Aber es muss anders werden, wenn es besser werden soll.«

Wenn ich heute mal wieder unsicheren Boden unter den Füßen spüre, möchte ich stehen bleiben. Die Lage sondieren. Und ganz genau hinschauen, mit dem Nachtsichtgerät, das ich nun besitze. Und dann gehe ich in meinem Tempo, sachte, an den Löchern vorbei. Oder einen anderen Weg. Oder ich pausiere und warte, bis die Schlaglöcher auf meinem Weg ausgebessert werden, von – sagen wir mal – Heinzelmännchen. Denn die kommen sicher, wenn ich nur nicht hetze. Sie arbeiten, wenn ich mir Ruhe gönne. Und schon nach kurzer Zeit liegt der Weg wieder einigermaßen plan vor mir. Zeit und Ruhe, die Raum für Selbstfürsorge lassen, haben Zauberkraft. In meinem Fall. Wieder spreche ich nur von mir und nicht von allen anderen, die Schlaglöcher fürchten. Wieder spreche ich nur in diesem Moment, ohne auch nur den nächsten Moment zu kennen, geschweige denn die ferne Zukunft. Aber im Hier und Jetzt bin ich hoffnungsfroh.

Und dann blicke ich zurück, lese mir einen Eintrag im Tagebuch durch, den ich im letzten Frankreichurlaub geschrieben habe. Im Sommer 2022 – der Plan, Interviews mit anderen Betroffenen zu führen und dieses Buch zu schreiben, war da schon gefasst. Ich schrieb:

Ich liege in Frankreich im Bett, in unserem liebsten Urlaubsörtchen am Atlantik. Es ist frühmorgens und meine Tochter schläft noch, der Mann schraubt draußen am Surfbrett. Gestern hatte ich einen Einbruch, bin ins Loch gefallen, habe mich selbst wieder rausgezogen. Die anderen haben es gemerkt, und für alle Beteiligten war es anstrengend. Ich spüre die Schrammen, die ich mir zugezogen habe. Und bin sicher: Die anderen wurden auch verletzt. Das macht mich ein bisschen traurig – und doch geht es mir heute wieder besser, wieder »normal«. Ich bin aufgewacht, und da war nicht diese Panik, dieses untrügliche Gefühl, dass die Welt unaufhaltsam ins Dunkle kippt. Keine schwarze Wolke, die sich rund um meinen Kopf zusammenzieht. Kein Watterascheln in den Ohren. Ich liege also im Bett und mache das, was ich im Urlaub, bevor die Sonne und das Meer oder die anderen zu sehr locken, wahnsinnig gerne tue: Ich schaue noch eine Folge meiner Lieblingsserie. Aktuell ist das »Stranger Things«, die Serie der Duffer Brothers, die – wie manche sagen – ziemlich viel eingeworfen haben müssen, um sich diesen Sci-Fi-Plot auszudenken. Ich schaue die Folge der vierten Staffel, in der die Protagonistin Maxine vom Übermonster gestellt wird: Vecna aus der Upsidedown-Welt. Und es drängt sich der Verdacht auf: Vielleicht haben die Brothers gar nichts eingeworfen, vielleicht verarbeiten sie, wie einst J. K. Rowling, ihre mentalen Abstürze?! Und selbst wenn es nicht so sein sollte: Mir liefern sie Bilder, die perfekt zu *meinen* Abstürzen passen. Zu den Momenten, in denen sich die Welt für mich umgekehrt hat. In denen ich, ganz plötzlich oder mit Anlauf, »upsidedown« in der Düsternis festhänge. Bilder wie diese:

Maxine sitzt auf dem Friedhof im Schneidersitz am Grab ihres toten Bruders. Er starb in Staffel drei, wurde ebenfalls von einem Monster geholt. Und Maxine hat zugesehen, wie er getötet wurde – gelähmt vor Angst und Fassungslosigkeit. Erst als er tot am Boden lag, war sie zu ihm gelaufen und hatte seinen Namen geschrien, voller Schmerz und Verlust. Nun betrachtet sie seinen Grabstein, nachdem sie ihm einen Brief vorgelesen hat, in dem sie sich entschuldigt. In dem sie ihn um Verzeihung bittet, weil sie ihm nicht hatte helfen können.

Gefühle, die ich kenne. Auch ich stand hilflos am Bühnenrand, als mein Bruder starb. Auch ich konnte es nicht verhindern. Schuldgefühle bilden eine Säule, die ein hervorragender Stützpfeiler für eine Depression ist.

Maxine faltet ihren Brief an den Bruder zusammen und steckt ihn zurück ins Kuvert. Und da verdunkelt sich der Himmel. Es schiebt sich ein Schatten ins Bild, über Maxines Gesicht, die mit bangem Blick nach oben schaut. Der Schatten breitet sich aus, plötzlich ist es stockduster, alle Farben sind ausgelöscht, und Maxine weiß: Der Dämon kommt. Vecna heißt er, und Maxine reißt aus, rennt durch die unwirtliche Upsidedown-Welt und wehrt sich so gut sie kann. Leider nicht gut genug.

Während sie dem Dämon zu entkommen versucht, nehmen ihre besten Freunde, Dustin, Lucas und Steve, wahr, wie sich Maxine verändert. Zumindest das, was sie von außen sehen können. Da sitzt Maxine bei strahlendem Sonnenschein im Schneidersitz auf dem Brudergrab – und wird plötzlich ganz starr. Die Freunde berühren sie, sie sprechen mit ihr, schütteln sie schließlich. Doch Maxine zuckt in Trance – und obwohl ihre Freunde bei ihr sind, können sie ihr nicht helfen. Obwohl sie für sie da sind. Maxine ist upsidedown, dort, wo die anderen nicht hinkommen. Und ihr Kampf dauert an. Vecna ist ihr auf den Fersen, die Welt brennt, Flammen werfen das einzige Licht und sie rennt und rennt – und ihre Angst kann ich in diesem Moment, in Frankreich im Bett, mit dieser dusseligen US-Serie auf dem kleinen Bildschirm meines Smartphones, eins zu eins nachvollziehen.

Musik wird schließlich der Schlüssel, mit dem die Freunde zu Maxine Kontakt aufnehmen können. Sie erfahren, dass Musik Gegenden im Hirn zugänglich machen kann, die sonst nicht erreichbar sind. Sie setzen Maxine ihren Walkman auf – genauso einen, wie ich ihn in den Achtzigern hatte, die kleinen Kopfhörer mit dünnem Schaumstoff bezogen, meine waren orange, ihre sind grau. Ein Walkman, wie ich ihn als Kind mit ins Bett genommen hatte, wenn ich mich fürchtete. Davor, in der Nacht allein zu sein. Mich im Dunkeln zu verlieren. Von Monstern gejagt zu werden.

Sie wählen Maxines Lieblingssong: Kate Bush mit »Running up that hill«. Dieses Lied erklingt nun – und erreicht Maxine in der Upsidedown-Welt.

> *If I only could,*
> *I'd make a deal with God,*
> *And I'd get him to swap our places,*
> *Be running up that road,*
> *Be running up that hill,*
> *Be running up that building.*
> *If I only could.*[57]

Und da öffnet sich in all dem Horror, dem Maxine ausgesetzt ist, ein kleines Fenster, ein Weg zurück in die Welt, in der die Freunde warten, in der Liebe spürbar ist, in der die Sonne scheint und in der Monster und Dämonen nur Traumgestalten sind. Vecna hält Maxine im Klammergriff, aber sie reißt sich los und rennt davon. Sie strauchelt, sie rappelt sich wieder auf, sie rennt, sie bringt alle Kraft auf. Kate Bush singt. Und Maxine springt durch eine kleine Öffnung in ihre heile Welt und stürzt in die Arme ihrer Lieben, die sie halten. Sie ist der Upsidedown-Welt entkommen. Dieses Mal. Erschöpft und gezeichnet.

Hört sich ein bisschen dicke an, aber tatsächlich fühle ich mich ähnlich, wenn ich im Loch stecke. Wenn mir andere doch helfen wollen, es aber nicht können, und ich mich selbst, aus eigener Kraft, herausarbeiten muss. Und genauso wichtig, so heilsam, so rettend ist dann für mich: Musik.

»Wo Sprache aufhört, fängt die Musik an.« Soll E. T. A. Hoffmann gesagt haben. Und auch: »Die Musik schließt dem Menschen ein unbekanntes Reich auf; eine Welt, die nichts gemein hat mit der äußeren Sinnenwelt, die ihn umgibt und in der er alle durch Begriffe bestimmbaren Gefühle zurücklässt, um sich dem Unaussprechlichen hinzugeben.«

Ich bin ungemein dankbar, dass ich den Schlüssel zu diesem Reich habe, dass Musik das mit mir macht. Denn es scheint nicht selbstverständlich zu sein. Einer meiner Lieblingskollegen hat mir einst auf einem Musikfestival, nachdem ich gerade moderiert und später zu einem meiner favorisierten Künstler getanzt hatte, gesagt, er beneide mich darum. Beneide mich, Musik so sehr fühlen zu können. Er könne dies nicht, sei jemand, der immer nur nebenbei Radio höre und auch in Konzerten seiner Wahl mehr auf die Noten oder auch den Text achte, als sich vom Gesamtwerk und der Melodie davontragen zu lassen. Von den geheimnisvollen Kräften, die zwischen den Notenlinien sitzen, die man nur spüren und nicht verstehen kann.

Es mag aufgefallen sein, dass ich einigen Kapiteln Zeilen aus den Songs von Bosse vorangestellt habe.

Axel »Aki« Bosse ist wie ich in Braunschweig bzw. der Umgebung aufgewachsen, wir tanzten zur selben Zeit in denselben Indie-Clubs, er fünf Jahre jünger als ich, ich habe ihn mit seiner ersten Band auf Festivals, als Kumpels von mir in anderen Bands spielten, die vor und nach ihm auftraten, gesehen, wir sind uns einige Male über den Weg gelaufen, wirklich kennengelernt haben wir uns damals nicht.

Irgendwann sind wir uns im *aspekte*-Studio begegnet, das muss 2019 gewesen sein, sein Album »Alles ist jetzt« war gerade erschienen, und ich stellte ihm hinter den Kulissen recht unbedarft die Frage, ob er auch schon mal einen Achtsamkeitskurs absolviert habe. Der Albumtitel hatte mich auf diese Spur gebracht. Eine etwas zu naheliegende Schlussfolgerung, wohl klare Projektion von mir. Denn Aki zog fragend die Augenbraue hoch und verneinte.

Zweieinhalb Jahre und einen Klinikaufenthalt meiner- seits später traf ich ihn erneut im Kontext der Sendung. Es ging um »Klassismus« und wie sehr die Herkunft den Lebensweg prägt, wie sehr die soziale Klasse, aus der man stammt, hemmen und einschüchtern kann, wenn man ihr entwächst. Ein Thema, mit dem ich mich auskenne. Mir ging es am Tag des Drehs nicht gut. Ich zeigte es nicht. Und dann stand da der fröhliche Aki, bereit, seinen Song »Das Paradies« zu spielen, der mit folgenden Zeilen be- ginnt: »Es gab dort genug für alle, und alle waren sich genug, keine Depressionen und kein Selbstbetrug …«, und als er mich unumwunden und konkret fragte: »Hey, wie geht's dir heute?«, sagte ich unumwunden und konkret: »Scheiße!« Während unsere Kamerapositionen einge-richtet wurden, bekam er einen Schwall schlechte Vibes von mir entgegengebrettert, mit gesenkter Stimme – ich erzählte ihm vom zweiten Todestag meines Vaters, von der Demenz meiner Mutter, von dem Sendungsthema, das mich pikste. Und Aki hörte geduldig zu und war einfach da. Zugegeben, er konnte auch nicht wirklich weg – musste ja auf seiner Position stehen bleiben, bis die Lichtsituation stimmte. Aber er blieb auch noch nach dem Auftritt zugewandt und interessiert. Und lud mich nach Braunschweig zu seinem Konzert zwei Wochen spä-ter im Staatstheater ein.

Ich besuchte es mit einer guten Freundin, die mir in den übelsten Momenten der letzten Jahre eine große Stütze gewesen war, traf auch noch weitere Leute aus vergan-genen Braunschweig-Zeiten. Und dann kam Bosse, sah und schwitzte. Und all die Liter Wasser, die er über die Schweißdrüsen verlor, gab ich über die Tränendrüsen ab. Alles, was sich rund um den Todestag meines Vaters an-gestaut hatte, entlud sich von Song zu Song mehr. Und endlich war da wieder das Gefühl, das ich zuletzt während einer Körpermeditation in der Klinik erlebt hatte. Wir hatten damals flach am Boden gelegen, sollten wie üb-lich unserem Atem folgen und dann eine Position einneh-men, die uns in dem Moment entsprach. Ich rollte mich instinktiv in Embryonalhaltung zusammen, umarmte mich selbst und hielt mich. Und schlagartig gingen alle

Schleusen auf. Ich weinte Rotz und Wasser auf das Klinik-parkett, die komplette Meditation über, also circa 20 Minuten lang, was eine gefühlte Ewigkeit war. Die Trauer um das tote Nachbarskind, die Trauer um meinen Vater, die Trauer um mich – all das floss aus mir heraus. Zum Schluss war ich leer, was sich großartig anfühlte – denn nun war da Platz für Neues, Gutes. Die Mitmeditierenden wiederum waren irritiert, einer sagte mir, er habe sich gar nicht konzentrieren können, so sehr hätte ich ihm leidgetan. Und ich grinste ihn breit an und sagte mit rot verquollenen Augen: »Oh, das tut mir leid – das war gar nicht nötig. Mir geht's super!«

Ebendiesen Stöpsel-Zug-Effekt hatte das Bosse-Konzert. Zum Song »Vater« schluchzte ich laut und hemmungslos in den Saal, was nur meine Freundin mitbekam und mich inniglich drückte, »Dein Hurra« ließ mich an meine Tochter denken und Liebe, Liebe, Liebe spüren, »Sunnyside« stärkte mich, und »Vier Leben« erhob ich umgehend zu meiner neuen Achtsamkeitshymne – egal, ob der Sänger, der da die Bühne volltropfte, jemals in so einem Kurs gewesen war oder nicht.

Und ich renn als hätten wir vier Leben, doch wir haben nur eins. Als könnten wir vier Leben leben, als müssten wir überall sein. Und ich renn, ich renn und renn und renn, dem einen hinterher, als hätten wir vier Leben – vier.

BOSSE, VIER LEBEN[58]

Und immer mehr drängte sich die Frage auf: Warum trafen mich all diese Songtexte so dermaßen ins Herz, warum waren sie so passgenau für mich und meine wackelige Seele geschrieben? Vielleicht, weil der Songschreiber all die Höhen und Tiefen auch schon durchfühlt hatte?

Im Rahmen der lit.cologne, im März 2023, just am Geburtstag meines Vaters, bekomme ich die Gelegenheit, Aki zu fragen. Am Abend steht er zu seinen Texten ohnehin Rede und Antwort, »Die schönste Zeit mit den Lyrics von Bosse« heißt die Veranstaltung. Nach der Show spreche ich ihn an und frage:

KS: Wie kann das sein, dass du so texten kannst, dass die Songs so passgenau Menschen trösten, die diesen Mist durchleben – etwa mich?

AB: Also ich bin kein Spezialist, was das Thema Depressionen angeht. Ich bekomme aber immer wieder Briefe von Leuten und kommuniziere auch viel mit Menschen, die eine Depression haben. Sie bezeichnen dann oft Zeilen von mir als hilfreich oder tragend, die sich um das Thema Einsamkeit drehen. Oder Mut machen. Mir sagen Menschen mit Depressionen oft, dass sie sich zum Beispiel im Album »Wartesaal« besonders wiederfinden. Im Titelsong geht's um volle Köpfe und ums Warten aufs Glücklichsein. Das betrifft ja alle, das sind nun mal die großen Menschheitsthemen, auch meine Lebensthemen.

KS: Allerdings. Ich hab das so erlebt, dass die großen Lebensthemen in der Depression zu groß, zu viel, zu intensiv geworden sind – ein bisschen so, als wenn du überall im Haus deine zig Elektrogeräte anschmeißt, und wenn auch noch der Heizlüfter läuft, springt vor Überlastung die Sicherung raus – und alles wird dunkel. Ich sag dir, dann ist's super, wenn von irgendwoher ein grelles Blinken kommt und das Schwarz ein bisschen aufhellt. (Bosse lächelt dieses besondere, so freundliche Bosse-Lächeln) »Dein Hurra« hab ich diesem Buch vorangestellt.

AB: Das ist schön. In dem Song geht es darum, genau dann da zu sein, wenn es Leuten, die einem wichtig sind, schlecht geht. Ich hoffe, da war jemand bei dir? (Ich nicke) Für manche kann das auch der Therapeut oder die Therapeutin sein. Ich bin da ja Fan von, ich finde, auf der ganzen Welt sollte es am besten automatisch für jeden und jede Gesprächsstunden geben, in denen man sich öffnen und zeigen kann, in dem jemand zuhört und auch mal das Maul hält – jemand, der einfach da ist.

KS: Hast du denn Therapieerfahrung?

AB: Nee. Aber ich kenne viele Therapeuten und Therapeutinnen, notfalls hole ich mir Beratung im Freundeskreis. Ich schließe aber nicht aus, dass ich nicht auch mal amtliche Therapie brauche – bei dem Job, den ich habe. Wenn man nach außen viel macht und auch viel einstecken muss, wenn man sich in vielen öffentlichen Extremsituationen bewähren muss und Verantwortung für die vielen Mitarbeiter und Mitarbeiterinnen hat, finde ich es gut zu wissen, dass diese Möglichkeit da ist. Aktuell kann ich Druck noch ganz gut aushalten und viel mit Sport kompensieren. Meine Tools sind die Laufschuhe, die Boxhandschuhe, meine Boxpuppe und mein Tennisschläger.

Ich weiß, wenn ich körperlich nicht fit bin, hängt mein Geist oft hinterher und dann überfordern mich Sachen schnell.

KS: Wann setzt du diese Tools besonders oft ein?

AB: Für die Psyche sind die Schreibphasen bei mir das Schlimmste. Da grübele ich viel, komme manchmal nicht weiter und denke auch hin und wieder, dass das alles eigentlich nicht viel Wert hat, was ich hier so mache. Ich habe das Gefühl, je älter ich werde, umso schwieriger wird's, weil meine Ansprüche an mich wachsen. Als ich 20 war, habe ich einfach rausgehauen und ciao. So ist das schon lange nicht mehr. Jetzt wird's immer wichtiger, und wenn was wichtiger wird, wird es auch schwieriger.

KS: Wachsen deine Ansprüche an dich selbst, weil du denkst, die Fans haben sicher auch eine andere Erwartungshaltung, nach dem Motto: Der muss aber bitte das Niveau halten oder sogar ausbauen?

AB: Klar, das ist ein Teufelskreis. Aber mein härtester Kritiker bin immer noch ich. Ehrlich, da hilft es mir schon, manchmal zu sehen, dass meine Musik für manche wertvoll ist – dass sie auf Beerdigungen gespielt wird, dass sich Menschen von ihr durch Krankheiten begleiten lassen, durch Trauer. Ich hab das nie als meinen Grundauftrag angesehen, und doch ist es natürlich schön und macht wohl auch Sinn.

KS: »Vier Leben« zitiere ich auch. Für mich ein Hohelied auf die Achtsamkeit. Dabei hast du ja noch nie einen Kurs gemacht ...

AB: Hab ich auch nicht. Aber Achtsamkeit gehört ja zu den wichtigsten menschlichen Umgangsformen – also achtsam sein mit sich selbst und mit anderen, empathisch, aber auch voller Selbstliebe. Und offen. Das finde ich schon sehr erstrebenswert, und Songs darüber, zum Beispiel auch »Alles ist jetzt«, sind kleine Reminder – auch an mich selbst. Alles, was ich singe, muss ich ja nicht zwingend selbst hinkriegen, in jeder Lebenssituation – muss ja niemand – aber bei den guten Sachen will ich das schon gern.

KS: Wie ziehst du denn bitte selbstfürsorglich Grenzen in deinem Leben – kannst du gut »Nein« sagen?

AB: Voll! Nachdem ich jahrelang sehr viel »Ja« gesagt habe. Ich hatte das Gefühl, dass vor allem die Sachen, die ich nur Leuten zuliebe getan habe, mich wie so kleine Spitzen immer weiter in die absolute Müdigkeit, in die totale Erschöpfung getrieben haben, sodass irgendwann auch die kleinsten »Jas« riesengroß und folgenreich geworden sind, weil es meist doch so viel Arbeit nach sich zog. Ich musste redlich lernen, »Nein« zu sagen. Mittlerweile kann ich besser erspüren, wenn es sein muss. Wenn mich jemand fragt, kannste mal eben machen oder haste mal eben Zeit für ein Interview, spüre ich schnell, ob ich zu- oder absagen sollte, weil ich meinen Gesundheitsterminkalender im Kopf habe. Zum Beispiel aktuell weiß ich einfach: Bis hierhin hat durch den Winter viel Licht gefehlt, ich saß in der Schreibphase viel im geschlossenen Raum – das hat mich in eine Verfassung gebracht, in der ich jetzt nicht so abliefern könnte wie während einer High-Promo-Phase, für die ich auch körperlich trainiert und mich ausgeschlafen hätte. Wenn mich also jetzt jemand fragen würde, »kannste in drei Tagen bei so 'nem Fernsehschnack mitmachen, da ist wer ausgefallen«, würde ich definitiv sagen: »Nee«. Weil ich wüsste, da bin ich gerade zu müde für.

KS: »Sunnyside« – wie bist du auf den Song gekommen?

AB: Der setzt genau da an, wo der Schmerz nicht mehr spitz ist, sondern eher stumpf. Und wo wieder so ein bisschen Licht durch die Risse scheint. Da läuft jemand, dem es schlecht ging, durch den Park und sieht wieder Dinge, die gut sind. Noch nicht wunderschön. Aber man ist ja auch nur Richtung Sunnyside unterwegs und noch nicht ganz da.

KS: Wenn das nicht mal das Auftauchen aus einer Episode beschreibt ...

AB: Es geht tatsächlich ums Auftauchen. Tunnelende. Mir kam die Idee zum Song, als ich mit dem Nightliner durch den Elbtunnel gefahren bin. Da wusste ich, ah, gleich wenn man da vorne rauskommt, dann fängt es an zu ballern. Dann kommt die Sonne, der Hafen, dann wird es gut. Dann pulsiert wieder das Leben, fließt die Energie. Krankheit und Schmerz sind ja eine Verkettung von vielem. Ich nehme mal ein körperliches Beispiel: Erst verklemme ich mir den unteren Lendenwirbel, dann geht meine rechte Hüfte schief, dann meine Schulter, dann tut irgendwann mein Nacken weh und schließlich habe ich Zahnschmerzen. Das eine zieht das andere nach. Wenn man es aber schafft, diese Kettenreaktion zu unterbrechen, wenn man es schafft, wieder etwas pulsieren zu lassen, weil der Chiropraktiker vielleicht zweimal sehr gut knack gemacht hat: Dann spürt man, man kann wieder dahin, wo man gerne sein möchte – man war bisher nur komplett blockiert. Da kann man wieder hin, selbst wenn noch ein bisschen die Arschbacke wehtut.

KS: Mag ich, das Bild. So einen leichten Zug hab ich manchmal noch in der Arschbacke, seelisch gesehen. Also, ich merke, du findest es okay, dass deine Songs in einem Buch über Depressionen zitiert werden?

AB: Voll, wenn's hilft. Ich meine, da sind ja schon viele Schritte erfolgt, es wird immer häufiger über Depression geredet und auch geschrieben – aber auch hier sind wir noch lange nicht auf der Sunnyside, sondern gehen in die Richtung. Es ist noch lange nicht gut. Die Krankheit muss noch ernster genommen werden.

Und ich murmele: Steter Tropfen höhlt den Stein.

Und ich freue mich: finde es wunderbar, Bosse zitieren zu können. Finde es wunderbar, dass es Texte wie die seinen gibt.
Wunderbar, dass schon so viele Schreibende passende Worte für Gefühle gefunden haben. Und auch für die

Momente, in denen Gefühle unerträglich werden und die Seele kapituliert – die Sicherung rausfliegt.

Ich habe es bereits zu Beginn des Buches gesagt: Ihre Worte, ihre ehrlichen Worte über ihre Depression, waren mir Licht in stockdusterer Nacht. Und halfen mir, mein anderes Gesicht auszuleuchten, es ins Rampenlicht zu holen, es genau studieren zu können und nicht zu verstecken. »Das andere Gesicht«: Mir kam dieser Buchtitel recht schnell. Ich habe mein anderes Gesicht lange verborgen – vor dem Außen, aber vor allem auch vor mir selbst. Ich fand es hässlich, peinlich, Furcht einflößend – wenn ich es bemerkte, wollte ich es partout nicht haben. Und doch gehörte und gehört es phasenweise zu mir. Wegschauen hilft nicht.

Wenn ich von dem einen und dem anderen Gesicht schreibe, meine ich natürlich nicht Dr. Jekyll und Mr. Hyde. Es geht hier nicht um eine gespaltene Persönlichkeit. Und auch nicht um ein Gesicht, wie es sich im Film »Der Exorzist« zeigt, wenn sich der Kopf nach hinten verdreht. Das andere Gesicht ist nicht Ausdruck meiner Persönlichkeit, es ist auch kein Dämon, den es mit allen Kräften zu bekämpfen gilt.

Es spiegelt sich darin eine Krankheit, nicht mehr und nicht weniger, die hin und wieder durch die Tür spaziert – manchmal habe ich ihr diese Tür sogar unbewusst aufgehalten. Nun, da das andere Gesicht endlich auch mal im Rampenlicht steht, bin ich wachsamer geworden. Ich schaue genau hin und merke hoffentlich, wenn es zuckt.

Und kann dann tun, was ich tun kann, um gegenzusteuern. Oder ich beobachte die Zuckungen und warte ab – wohl wissend, dass jede Episode vorbeigeht, irgendwann. Ich übe mich in Akzeptanz, dass es dieses andere Gesicht von mir gibt.

Für mich geht es auf diese Weise in die richtige Richtung. Auch wenn's hier und da noch zwickt.

Dann biste wieder auf der Sunnyside
Ab da geht alles von allein
Weil du loslässt und heilst und endlich wieder aufgehst

BOSSE, SUNNYSIDE

MEIN DANKESCHÖN

Ich danke meiner Familie, allen voran M. und C., meiner Homebase. Danke, dass ihr da seid!

Ich danke meinen Freund*innen, von schräg gegenüber und auch von fern (und doch so nah!): Ich hoffe, ihr wisst, wie lieb und teuer ihr mir seid, wie oft ihr mich gerettet habt, wie verbunden ich mich mit euch fühle – selbst wenn ich im Loch sitze, weiß ich, dass ihr da seid und auf mich wartet, bis ich wieder rausgekrabbelt bin. Danke dafür!!!

Ich danke Torsten Sträter, Miriam Davoudvandi, Benjamin Maack, Till Raether, Teresa Enke, Gesine Schwan, Sophie Passmann, Eva Jahnen, Sabine Magnet, Curse, Zoë Beck, Atze Schröder, Ronja von Rönne, Daniel S. Scholz, Petra Meibert, Bert te Wildt, Torsten Barnhofer, Johannes Michalak und Ulrich Ott. Und allen, die nicht in diesem Buch vorkommen, aber an anderer Stelle ihr anderes Gesicht gezeigt und damit Mut und Kraft gegeben haben.

Ich danke Bosse für sein Braunschweig-Konzert, seine direkte Art und sein »Ja« zu unserem Interview, ich danke Niels Frevert für sein wundervolles Lied »Immer noch die Musik«, das ich am Tag des Todes meines Vaters angefangen habe zu hören und das mich immer noch begleitet, in guten wie in schlechten Zeiten, ich danke Christiane Falk, dass sie mich mitgenommen hat zur Grönemeyer-Party in

2019, ich danke dem dortigen DJ, weil Tanzen befreit und tröstet, ich danke Peter Schiering, der mir den leckersten Trostkuchen aus der Konditorei geschenkt hat, ich danke allen Kolleg*innen, die wussten, ahnten und mich sein ließen, ich danke meinem Chef und allen Chef*innen, die Diversität in allen Formen anerkennen, ich danke Chris Cornell für sein Sein und seine Stimme, ich danke Radiohead und Thom Yorke, die mehrfach meine Retter waren und das Medikament in der seelischen Hausapotheke, das ich am regelmäßigsten einwerfe, und Arcade Fire, die in Köln sicher nur für mich gespielt haben. Ich danke Benedict Wells, weil er Musik liebt und so fantastisch darüber (und über alles andere!) schreiben kann, dass ich sie zwischen den Zeilen höre und spüre, ich danke Matt Haig für alle Worte, die er jemals zu Papier und in dieses komische Social Media gebracht hat, um dieses zu entgiften.

Hier ein letzter, ein allerletzter Einschub:

When you are open about anxiety and depression people mark you down as a miserable person. I'm not a miserable person. I'm an intense person. When I feel happiness or love I feel those things intensely, and I feel pain intensely. It's the price of feeling.

MATT HAIG AUF INSTAGRAM IM MAI 2020

Ich danke all jenen, die ich in der Klinik kennenlernen durfte und mittlerweile Freundin und Freund nennen darf, ich danke all den Ärzt*innen und Therapeut*innen, die mich wieder aufgerichtet und begleitet haben, ich danke G. und B. und meinen MBSR-Ausbilder*innen und namentlich und ausgesprochen der tollen Lisa, weil sie stark ist und mich als Erste bestärkt hat, so ein Buch zu schreiben. Ich danke allen, die dieses Buch gelesen haben, allen, die dieses Buch gelesen haben und mich weiter buchen und keinen Vorurteilen aufsitzen. Ich danke der Stiftung Deutsche Depressionshilfe, der Deutschen DepressionsLiga, dem Verein Freunde fürs Leben und der Robert-Enke-Stiftung für die engagierte Aufklärungsarbeit. Ich danke dem Kölner Karneval und Yoga am Strand, ich danke dem Kölner Speisemeister für die Seelennahrung und überhaupt Kölle, meiner Herzensstadt. Und meiner wundervollen Lektorin Helga, die bei der vorangegangenen Aufzählung dachte, ich mache Witze. Mache ich nicht: gutes Essen, Yoga und auch der Karneval haben mich schon oft gerettet. Ich danke meinem Hund Maui, der immer spürt, wie es mir geht, und zur Stelle ist, wenn ich flauschiges Fell unter meiner Hand brauche. Na, und dann natürlich noch dem Kollegen Jo, dessen Buch über Freundschaft ich in der Klinik gelesen habe und dem er Worte von Friedrich Schiller vorangestellt hat – und mich so, ohne es zu ahnen, mit auf die Idee zu diesem Buch gebracht hat:

Verbunden werden auch die Schwachen mächtig.

Wir ersetzen hier bitte »die Schwachen« durch »die von der Krankheit Gebremsten«. Sorry, Friedrich.

Und nun: Genug der fremden und eigenen Worte. Außer vielleicht noch ein mittelgroßes »Hach!« und dies:

Das Leben ist gut. Immer wieder und trotz allem.

LITERATUR, MUSIK, PODCASTS, DIE DIE LEERE FÜLLEN

BUCHEMPFEHLUNGEN:

Altmann, Andreas: »Gebrauchsanweisung für das Leben«, Piper, München/Berlin 2017.

Beck, Zoë: »Depression. 100 Seiten«, Reclam, Ditzingen 2021.

Carrère, Emmanuel: »Yoga«, Matthes & Seitz, Berlin 2022.

Curtis, Scarlett (Hrsg.): »It's okay not to be okay«, Carlsen, Hamburg 2021.

Dogs, Christian Peter, Poelchau, Nina: »Gefühle sind keine Krankheit. Warum wir sie brauchen und wie sie uns zufrieden machen«, Ullstein, Berlin 2017.

Durante, Ambra: »Black Box Blues«, Wallstein, Göttingen 2020.

Fuhljahn, Heide: »Kalt erwischt – Wie ich mit Depressionen lebe und was mir hilft«, Diana, Zürich 2016.

Glistrup, Karen: »Was ist bloß mit Mama los?«, Kösel, München 2013.

Haig, Matt: »Ziemlich gute Gründe, am Leben zu bleiben«, dtv, München 2019.

Hartjes, Maaike: »Burnout. Ein Comic Tagebuch«, Patmos, Ostfildern 2019.

Hölzl, Britta, Brähler, Christine (Hrsg.): »Achtsamkeit – Mitten im Leben«, O. W. Barth, München 2015.

Jahnen, Eva: »Die Gedanken sind Blei«, Groh, Germering 2021.

Johnstone, Matthew und Ainsley: »Mit dem schwarzen Hund leben. Wie Angehörige und Freunde depressiven Menschen helfen können, ohne sich dabei selbst zu verlieren«, Kunstmann, München 2009.

Johnstone, Matthew: »Mein schwarzer Hund. Wie ich meine Depression an die Leine legte«, Kunstmann, München 2016.

Kabat-Zinn, Jon: »Im Alltag Ruhe finden. Meditationen für ein gelassenes Leben«, Knaur menssana, München 2015.

Koppitz, Sonja: »Spinnst du? Warum psychische Erkrankungen ganz normal sind«, rowohlt, Hamburg 2022.

@kriegundfreitag: »Psyche, du kleiner Schlingel«, Lappan, Oldenburg 2021.

Krömer, Kurt: »Du darfst nicht alles glauben, was du denkst. Meine Depression«, Kiepenheuer & Witsch, Köln 2022.

Kurth, Michael »Curse«: »199 Fragen an dich selbst«, rororo, Hamburg 2022.

Lehrhaupt, Linda, Meibert, Petra: »Stress bewältigen mit Achtsamkeit. Zu innerer Ruhe kommen durch MBSR«, Kösel, München 2014.

Louise, Clara: »Über mir die Wolke. Eine hoffnungsvolle Geschichte für dunkle Tage«, Rowohlt, Hamburg 2021.

Maack, Benjamin: »Wenn das noch geht, kann es nicht so schlimm sein«, Suhrkamp nova, Berlin 2020.

Meckel, Miriam: »Brief an mein Leben. Erfahrungen mit einem Burnout«, rororo, Hamburg 2019.

Meibert, Petra: »Der Weg aus dem Grübelkarussell. Achtsamkeitstraining bei Depression, Ängsten und negativen Selbstgesprächen. Das MBCT-Buch«, Kösel, München 2014.

Ott, Ulrich: »Meditation für Skeptiker«, Droemer, München 2015.

Plath, Sylvia: »Die Glasglocke«, Suhrkamp, Frankfurt am Main 2018.

Polak, Oliver: »Der jüdische Patient«, Kiepenheuer & Witsch, Köln 2014.

Prieß, Mirriam: »Burnout kommt nicht nur von Stress«, Südwest, München 2016.

Raether, Till: »Bin ich schon depressiv oder ist das noch das Leben?«, rowohlt, Hamburg 2021.

Schlenz, Kester: »Ich bin bekloppt ... und ich bin nicht der Einzige. Mein Weg aus der Psychokrise«, Goldmann, München 2022.

Schreiber, Daniel: »Allein«, Hanser, Berlin 2021.

Solomon, Andrew: »Saturns Schatten«, S. Fischer, Frankfurt am Main, 2001.

Stewart, James, Romnéy, K: »Dinosaurier-Therapie«, Eichborn, Köln 2022.

Sträter, Torsten: »Du kannst alles lassen, du musst es nur wollen«, Ullstein, Berlin 2022.

Te Wildt, Bert, Schiele, Timo: »Burn on. Immer kurz vorm Burnout. Das unerkannte Leiden und was dagegen hilft«, Droemer, München 2021.

Treleaven, David: »Traumasensitive Achtsamkeit«, arbor, Freiburg 2019.

»Vom Buffet der guten Laune nehm ich die sauren Gurken. Komische Kunst über Depressionen«, Lappan, Oldenburg 2022.

Von Rönne, Ronja: »Ende in Sicht«, dtv, München 2022.

Vorsamer, Barbara: »Mein schmerzhaft schönes Trotzdem – Leben mit der Depression«, dtv, München 2022.

Wallace, David Foster: »Der Planet Trillaphon im Verhältnis zur üblen Sache«, Kiepenheuer & Witsch, Köln 2018.

Welding, Carlotta: »Fühlen lernen. Warum wir so oft unsere Emotionen nicht verstehen und wie wir das ändern können«, Klett-Cotta, Stuttgart 2021.

Wells, Benedict: »Hard Land«, Diogenes, Zürich 2021.

Weßling, Kathrin: »Drüberleben. Depressionen sind doch kein Grund, traurig zu sein«, Goldmann, München 2013.

Williams, Mark, Teasdale, John, Segal, Zindel, Kabat-Zinn, Jon: »Der achtsame Weg durch die Depression«, arbor, Freiburg 2011.

Windscheid, Leon: »Besser fühlen. Eine Reise zur Gelassenheit«, Rowohlt, Hamburg 2021.

EMPFEHLENSWERTE PODCASTS:

Cassalette, Moritz, »Enke – Leben und Tragik eines Torhüters«, NDR 2019.

Schröder, Atze und Windscheid, Leon: »Betreutes Fühlen – Sonderfolge: Bin ich depressiv?«, Juni 2021.

Hotel Matze, »Nora Tschirner – Wie hast du gelernt, zufrieden zu sein?«, März 2019.

Stiftung Deutsche Depressionshilfe/NDR info, »Raus aus der Depression«: Folge mit Benjamin Maack, 8.8.2021/Folge mit Clara Louise, 25.7.2021/Folge mit Jasmin Schreiber, 11.7.2021.

Davoudvandi, Miriam/wdr cosmo, »Danke, gut«, sämtliche Folgen seit August 2020.

MUSIK, MUSIK, MUSIK – WEIL SPRACHE ALLEIN NICHT IMMER AUSREICHT

Bosses Songs – sämtliche

Enno Bunger – Regen

Niels Frevert – Immer noch die Musik/Blinken am Horizont

Tocotronic – Ich öffne mich/Jackpot/Über mich/Im Zweifel für den Zweifel

Kasalla – Immer noch do

Radiohead – Pyramid Song/How to disappear completely/Exit music und natürlich immer wieder CREEP

Moderat – Bad Kingdom/Reminder

Arcade Fire – Unconditional I/Afterlife

Placebo – Life's what you make it/Bosco

Nine Inch Nails – Every day is exactly the same

Alles von Leonard Cohen (sagt auch Ronja)

Elfterklang – Modern Drift (sagt auch Miriam)

Kate Bush – Running up that hill

Chris Cornell – Imagine

The The – This is the day
Sufjan Stevens – Death with dignity
The Tamper Trap – Sweet disposition
Beck – Wave
Sia – Breathe me/Elastic heart/The church of what's happening
    now/Music
Lea Porcelain – I am ok
The Cinematic Orchestra – To built a home
Depeche Mode – Home
Villagers – Nothing arrived
Françoiz Breut – Si tu disais
Ludovico Einaudi/Daniel Hope – Life
London Grammar – Nightcall/Bitter Sweet Symphony
Moby – Why does my heart feel so bad
Junip – Your life your call
Asgeir – Heart shaped box
Clyde Otis – This bitter earth
Boy – July
Bill Ryder Jones – Don't be scared – I Love you
Zola Jesus – Skin
Thom Yorke – Suspirium
Badly Drawn Boy – Silent Sigh
Tame Impala – Let it happen
Michael Andrews/Gary Jules – Mad World
Band of horses – No one's gonna love you
Supergrass – Moving
altJ – Get better

ANMERKUNGEN

1 Axel Bosse, Judith Holofernes, »Dein Hurra« vom Album »Engtanz«, OTON Musikverlag, Wintrup Musikverlag 2016

2 https://www.tagesspiegel.de/wissen/jeder-funfte-beschaftigte-mit-depressions-erfahrung-4287799.html. Abgerufen März 2023

3 Katja Thimm, »Alleingelassen«, in: »Der Spiegel«, 4.7.2020

4 Axel Bosse, Benjamin Griffey, »Krumme Symphonie« vom Album »Engtanz«, OTON Musikverlag, 25/8 Musikverlag/BM6 Rights Management 2016

5 https://www.rki.de/DE/Content/Service/Presse/Pressemitteilungen/2022/05_2022.html

6 »Manchmal bin ich nur Passagier in meiner Welt«, Artikel von Hannes Soltau im »Tagesspiegel« vom 10.10.2022, S. 24

7 https://mitvergnuegen.com/hotelmatze/nora-tschirner

8 https://www.zeit.de/zeit-magazin/2019/52/anschlag-breitscheidplatz-terroropfer-therapie-rainer-rothe?utm_referrer=https%3A%2F%2F www.google.com%2F

9 J. K. Rowling, »Harry Potter und der Gefangene von Askaban«, Carlsen-Verlag 1999, Seite 87f.

10 Axel Bosse, Benjamin Griffey, »Steine« vom Album »Engtanz«, OTON Musikverlag, Wintrup Musikverlag 2016

11 *aspekte*-Sendung vom 30.7.2021: »Diagnose Depression – der neue Umgang mit der verschwiegenen Volkskrankheit«

12 Benjamin Maack, »Wenn das noch geht, kann es nicht so schlimm sein«, Suhrkamp nova, Berlin 2020, S. 26

13 Benjamin Maack, »Wenn das noch geht, kann es nicht so schlimm sein«, Suhrkamp nova, Berlin 2020, S. 37

14 Benjamin Maack, »Wenn das noch geht, kann es nicht so schlimm sein«, Suhrkamp nova, Berlin 2020, S. 48

15 Jan Klaas Mueller, Dirk von Lowtzow, Arne Zank, »Über mich« aus dem Album »Die Unendlichkeit«, Vertigo, Berlin 2018

16 https://www.rki.de/DE/Content/GesundAZ/P/Psychische_Gesundheit/EBH_Bericht_Psychische_Gesundheit.pdf?__blob=publicationFile

17 Axel Bosse, »Drei Millionen« vom Album »Taxi«, OTON Musikverlag 2009

18 Scarlett Curtis: »It's okay not to be okay: Inspirierende Persönlichkeiten sprechen über psychische Gesundheit.« Hg. von Carlsen 2021

19 Zoë Beck: »Depression. 100 Seiten«, Reclam, Ditzingen 2021

20 https://sz-magazin.sueddeutsche.de/kino/nora-tschirner-depression-interview-90087?reduced=true

21 Ebenda

22 © Zoe Beck 2017

23 Rick Jacobsen, »Vom Wunsch nach Grandiosität«, in: »*FonoForum – Klassik und High Fidelity*«, 1.7.2011

24 Ebenda

25 https://www.google.com/search?client=safari&rls=en&q=can+music+make+you+sick+pdf&ie=UTF-8&oe=UTF-8

26 https://static1.squarespace.com/static/5981ffde914e6bc993575278/t/5 9cd0c5f46c3c43c96190d82/1506610315886/CMMYS_WEB.pdf

27 Antje Schomaker, »Ich muss gar nichts«, Concord Music Publishing LLC, Sony/ATV Music Publishing LLC 2021

28 Ebenda

29 https://www.deutsche-depressionshilfe.de/pressematerial-barometer-depression

30 Till Raether, »Bin ich schon depressiv oder ist das noch das Leben?«, Rowohlt, Hamburg 2021, S. 77

31 Ebenda, S. 11

32 Ebenda, S. 15

33 Kester Schlenz: »Ich bin bekloppt ... und ich bin nicht der Einzige. Mein Weg aus der Psychokrise«, Goldmann, München 2022

34 NVL Unipolare Depression Langfassung Version 3.1., 2022, S. 34, Punkt 2.3.4

35 https://www.fr.de/ratgeber/gesundheit/wenn-eine-depressive-verstimmung-chronisch-wird-11071401.html

36 Hörbar Rust, Interview mit Sophie Passmann vom 14.6.2020

37 Sophie Passmann über Frank Ocean. Verlag Kiepenheuer & Witsch, 2019, S. 23f.

38 Karen Glistrup, »Was ist bloß mit Mama los?«, Kösel, München 2013

39 Ebenda

40 https://chrispaul.de/wp-content/uploads/2021/01/BeitragPS_0.pdf

41 https://www.aerzteblatt.de/nachrichten/63871/Studie-Berichterstattung-zu-Enke-Suizid-sensibilisiert-Deutsche-fuer-Depression

42 https://robert-enke-stiftung.de/wp-content/uploads/2020/11/Infoheft_Krankheitsbild_Depression.pdf S. 10

43 Ebenda

44 Zeitbild Wissen, »No. Maybe. Okay. Wie geht es mir?«, Juni 2022

45 https://www.spektrum.de/news/postpartale-depression-stimmungs-tief-statt-mutterglueck/2091750

46 https://www.aerzteblatt.de/archiv/54466/Postpartale-Depression-Vom-Tief-nach-der-Geburt

47 Axel Bosse, »Sunnyside« vom gleichnamigen Album, OTON Musik-verlag 2021

48 NVL, Langfassung, Version 3.1., Punkt 4.4.1, S. 66

49 Kuyken, W., Hayes, R., Barrett, B., Byng, R., Dalgleish, T., Kessler, D., Lewis, G., Watkins, E., Brejcha, C., Cardy, J., Causley, A., Cowderoy, S., Evans, A., Gradinger, F., Kaur, S., Lanham, P., Morant, N., Richards, J., Shah, P., Sutton, H., Vicary, R., Weaver, A., Wilks, J., Williams, M. Taylor, R., Byford, S. (2015). Effectiveness and cost-effectiveness of mindfulness-based cognitive therapy compared with maintenance antidepressant treatment in the prevention of depressive relapse or recurrence (PREVENT): a randomised controlled trial. The Lancet, 386, 63–73

50 Portia Nelson, »There's a hole in my sidewalk. The romance of Self-Discovery«, Atria Books/Beyond Words, New York 1994

51 https://www.bptk.de/wp-content/uploads/2023/01/20230110_pm_bptk_Kleine-Anfrage-zur-Zukunft-der-psychotherapeutischen-Ver-sorgung.pdf

52 https://ptk-nrw.de/themenschwerpunkte/versorgungsplanung

53 Beatrix Gerstberger, »Wer kann mir helfen?«, in: »Stern«, 4.5.2023)

54 Katja Thimm, »Alleingelassen«, in: »Der Spiegel«, 4.7.2020, S. 44f.

55 https://www.rki.de/DE/Content/GesundAZ/P/Psychische_Gesundheit/EBH_Bericht_Psychiche_Gesundheit.pdf?_blob=publicationFile

56 https://www.welt.de/regionales/hamburg/article243881163/Psycho-therapie-Nachfrage-nach-Therapieplaetzen-ist-in-der-Stadt-beson-ders-hoch.html

57 © Kate Bush 1985

58 Axel Bosse, »Vier Leben« vom Album »Kraniche«, OTON Verlag 2013

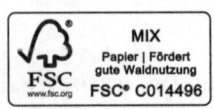

MIX
Papier | Fördert
gute Waldnutzung
FSC® C014496
FSC
www.fsc.org

1. Auflage 2023

© 2023, Verlag Kiepenheuer & Witsch, Köln
Alle Rechte vorbehalten
Covergestaltung: Barbara Thoben, Köln
Gesetzt aus der Calluna
Satz: Wilhelm Vornehm, München
Druck und Bindung: GGP Media GmbH, Pößneck

ISBN 978-3-462-00504-2

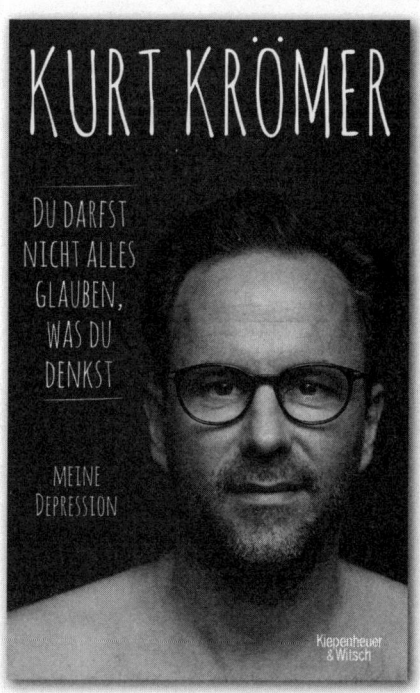

Alexander Bojcan ist trockener Alkoholiker, alleinerziehender
Vater und er war jahrelang depressiv. Auf der Bühne und im
Fernsehen spielt er Kurt Krömer. Er will sich nicht länger ver-
stecken. Dieses Buch ist der schonungslos offene und gleich-
zeitig lustige Lebensbericht eines Künstlers, von dem die
Öffentlichkeit bisher nicht viel Privates wusste. Es ist kein
Leidensbericht, sondern eine komische und extrem außerge-
wöhnliche Liebeserklärung an das Leben und die Kunst.

Kiepenheuer
& Witsch

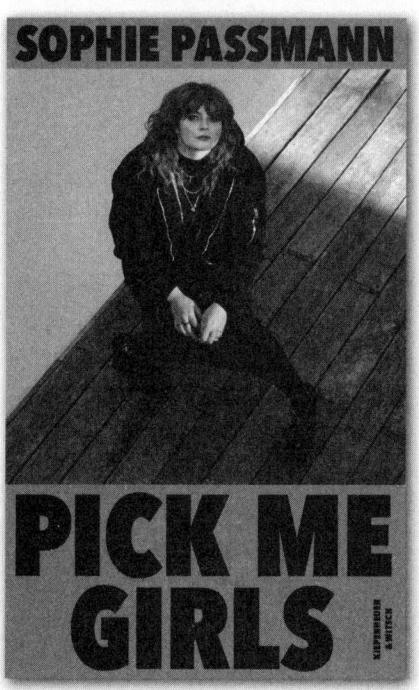

Sophie Passmann hat mit »Pick me girls« nicht nur ihr persönlichstes Buch geschrieben, sondern auch eine kluge Auseinandersetzung mit dem männlichen Blick. Ihr Memoir zeichnet ein stellvertretendes Frauenleben nach und wirft die Frage auf: Welche Version ihrer selbst hätte Sophie Passmann sein können, wenn das Patriarchat nicht existieren würde?

Kiepenheuer & Witsch

Sophie Passmann
über Frank Ocean

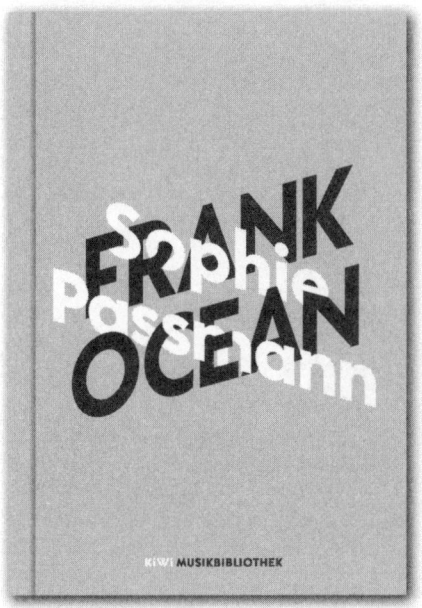

Frank Oceans Album Blonde ist für Sophie Passmann ein Souvenir aus einer Zeit, in der nichts gut war. Und doch ist es das Album ihres Lebens. Es erschien in dem Sommer, in dem sie in Arztpraxen saß, mal ominöse, mal seriöse Pillen nahm, sich hektisch verliebte und alles in allem brachial lebte. Song für Song seziert sie das Album und damit ihre Gefühle. Sophie Passmann zeigt auf ihre unnachahmliche Weise, wie eng Musik mit dem verknüpft ist, was man so Leben nennt.